W. F. Dick   F. W. Ahnefeld   P. Knuth   (Hrsg.)

Logbuch der Notfallmedizin

Springer-Verlag Berlin Heidelberg GmbH

W.F. Dick   F.W. Ahnefeld   P. Knuth   (Hrsg.)

Logbuch
der
Notfallmedizin

Algorithmen und Checklisten

3., aktualisierte und erweiterte Auflage

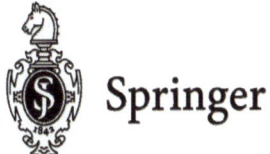

Springer

Professor Dr. med. Dr. h. c. Wolfgang F. Dick, FRCA
Klinik für Anästhesiologie
Klinikum der Johannes-Gutenberg-Universität Mainz
Langenbeckstraße 1, D-55131 Mainz

Professor Dr. med. Dr. h. c. Friedrich Wilhelm Ahnefeld
Steinhövelstraße 9, D-89075 Ulm

Professor Dr. med. Peter Knuth
Berufsverband Deutscher Internisten e.V.
Schöne Aussicht 5, D-65193 Wiesbaden

ISBN 978-3-540-43647-8   ISBN 978-3-642-55797-2 (eBook)
DOI 10.1007/978-3-642-55797-2

Die Deutsche Bibliothek CIP-Einheitsaufnahme
Logbuch der Notfallmedizin : Algorithmen und Checklisten / W. F. Dick ... (Hrsg.). - 3., aktualisierte und erw. Aufl.
- Berlin ; Heidelberg ; New York ; Hongkong ; London ; Mailand ; Paris ; Tokio ; Springer, 2003
    ISBN 978-3-540-43647-8

http://www.springer.de/medizin

© Springer-Verlag Berlin Heidelberg 1997, 2000, 2003
Ursprünglich erschienen bei Springer-Verlag Berlin Heidelberg New York 2003

Umschlaggestaltung: de'blik, Berlin
Satz: AM-productions GmbH, Wiesloch
Gedruckt auf säurefreiem Papier   SPIN 10875148   106/3160 Re - 5 4 3 2 1 0

Vorbemerkungen

Die ständige Konferenz für den Rettungsdienst und die *Sektion Rettungswesen und Katastrophenmedizin* der *Deutschen interdisziplinären Vereinigung für Intensiv- und Notfallmedizin* begrüßen ausdrücklich die Erarbeitung der vorliegenden Algorithmen als einen seit langer Zeit erforderlichen Versuch, notfallmedizinische Qualität zu definieren. Sie sehen diese Algorithmen als Beginn eines Entwicklungsprozesses an, der im Sinne des Fortschritts und der Fortschreibung medizinischen Wissens modifiziert und geändert werden kann. In diesem Sinne befürworten sie diese Algorithmen als Orientierung notfallmedizinischen Handelns.

Vorwort zur 3. Auflage

Die in der 3. Auflage des Logbuchs dargestellten Algorithmen und Checklisten für wesentliche notfallmedizinische Krankheitsbilder sind eine Fortschreibung des Versuchs, notfallmedizinisches Wissen anhand anerkannter Empfehlungen und Leitlinien – insbesondere unter Berücksichtigung der ILCOR-Leitlinien 2000 – als Checklisten und Ablaufdiagramme darzustellen und sie gleich zur Orientierung für notfallmedizinisches Handeln zu machen. Sie sind keinesfalls Ersatz für Lehrbücher der Notfallmedizin. Sie setzen vielmehr umfassende notfallmedizinische Kenntnisse und Fähigkeiten (Facharztwissen) voraus (s. BGH-Urteil zur Qualität der außerklinischen Notfallmedizin). Die AHA hat 1992 in den publizierten Guidelines festgestellt: „Although algorithmus provide a good cookbook, the patients always requires a thinking cook." Diese Aussage kennzeichnet treffend den Begriff „Leitlinien", vor allem die notwendige Qualität der Notärzte.

Die vielfältigen konstruktiven Anregungen für eine 3. Auflage sind in allen wesentlichen Punkten berücksichtigt worden, zu einzelnen Kapiteln kamen weitere Literaturangaben hinzu, die Algorithmen wurden soweit irgend möglich nach einem standardisierten Schema (DIN) vereinheitlicht. Dabei erwiesen sich jedoch auch die vorgegebenen Strukturen solcher Schemata als zum Teil wenig hilfreich.

Die Tatsache, daß auch die 2. Auflage vergriffen ist, zeigt uns, daß für ein solches Logbuch mit Checklisten und Algorithmen nach wie vor ein Bedarf besteht. Das Experiment der 1. und 2. Auflage hat zugleich die Unzulänglichkeiten und Schwächen aufgezeigt, die mit jeglichem neuen Projekt verbunden sind. Vergleicht man die Leitlinien des ILCOR zur einfachen kardiopulmonalen Reanimation und zur erweiterten kardiopulmonalen Reanimation 2000 mit den früheren, so sind diese inzwischen durch intensive Diskussionen und Konsensfindungen wesentlich vereinfacht worden.

Auch die ILCOR-Leitlinien 2000 sind an vielen Stellen mit Hinweisen zur „evidence based medicine" nur dürftig ausgestattet, wenngleich sich die Situation gegenüber den früheren Leitlinien verbessert hat. Trotz einer fast unübersehbaren Literatur fehlen oft einschlägige Untersuchungen mit klaren und durch korrekte Studien belegte Aussagen. Zahlreiche Aussagen erfüllen daher nach wie vor nicht die Kategorien 1 oder 2 a, sondern allenfalls die Kategorie 2 b.

Die Gründe dafür werden deutlich, wenn man bedenkt, daß ein Wirkungsvergleich zweier Medikamente für die kardiopulmonale Reanimation in der präklinischen Notfallmedizin mehr als 5000 Patienten/Gruppe erfordert eine Zahl, die viele von entsprechenden Studien abhalten dürfte, da solche Studien kaum oder gar nicht finanzierbar und organisierbar sind. Hinzu kommen zunehmende Schwierigkeiten mit der Genehmigung randomisierter kontrollierter Studien durch Ethikkommissionen.

Diejenigen, die sich trotzdem in das Wagnis einer Multicenterstudie begeben, sind häufig enttäuscht, wenn deren Aussagewert auch nach Einschluß von mehr als 5000 Patienten keinesfalls gesichert ist (s. Combined Analysis der ACD/CPR, Amiodaron etc.).

Diese Gründe zeigen auf, warum es so schwierig ist und wohl immer schwieriger wird, konsensfähige Leitlinien zu finden, die noch dazu einer ständigen Überprüfung und Fortschreibung bedürfen.

Auch diese 3. überarbeitete Auflage birgt notwendigerweise Unzulänglichkeiten und Unwägbarkeiten in sich.

Deshalb soll und kann das Logbuch keinen offiziellen Charakter haben, kein Ersatz vorliegender Leitlinien der Fachgesellschaften oder der DIVI sein. Aus den dargestellten, aber auch aus juristischen Gründen kann es keine Verbindlichkeit für die Anwendung von Leitlinien geben. Wir haben in interdisziplinärer Zusammenarbeit, die die Notfallmedizin als Grundlage jeder Empfehlung erfordert, den Versuch unternommen, im internationalen Schrifttum anerkannte diagnostische und therapeutische Grundsätze in eine Form zu bringen, die dem praktisch tätigen Notfallmediziner Orientierung und Hilfe vermitteln kann. Auch mit der Publikation der 3. Auflage erbitten wir kritische Hinweise und Anregungen für Änderungen oder Ergänzungen. Nur gemeinsam können wir ein Optimum in dieser Aufgabenstellung erreichen – ein Maximum wird es nie geben, da es sich nicht um die Wartung einheitlicher technischer Systeme, sondern um die Wiederherstellung eines biologischen, individuell geprägten Organismus handelt.

Mainz/Ulm/Wiesbaden, im Herbst 2002

W.F. Dick
F.W. Ahnefeld
P. Knuth

Inhalt

Inhalt

Kapitel 5
Respiratorische Notfälle im klinischen Bereich
T. Welte

Kapitel 12
**Dokumentation, Scores, Qualitätsmanagement im präklinischen
und unmittelbar klinischen Bereich**
Hp. MOECKE UND T. SCHLECHTRIEMEN

Inhalt

Autorenverzeichnis

Beck, A.
Chirurgische Universitätsklinik und Poliklinik
Abteilung für Unfallchirurgie
Klinikum der Universität Ulm
Steinhövelstraße 9, 89075 Ulm

Biberthaler, P., Dr.
Chirurgische Klinik und Poliklinik
Klinik der Universität München Innenstadt
Ludwig-Maximilians-Universität
Nussbaumstr. 20, 80336 München

Büchler, M., Prof. Dr.
Chirurgische Klinik
Universitätsklinik Heidelberg
Im Neuenheimer Feld 110, 69121 Heidelberg

Dirks, B., Dr. Dr.
Universitätsklinik für Anästhesiologie, Sektion Notfallmedizin
Klinikum der Universität Ulm
Prittwitzstraße 43, 89075 Ulm

Domres, B., Prof. Dr.
Klinik und Poliklinik für Allgemeinchirurgie
Klinikum der Erhard-Karls-Universität Tübingen
Hoppe-Seyler-Straße 3, 72076 Tübingen

Eberle, B., Priv.-Doz. Dr.
Klinik für Anästhesiologie
Klinikum der Johannes-Gutenberg-Universität Mainz
Langenbeckstraße 1, 55131 Mainz

Enhuber, K.
Notfallmedizin und Rettungswesen
Klinikum der Universität München
Ludwig-Maximilians-Universität München
Nußbaumstraße 20, 80336 München

Feist, N., Dr.
Klinik für Anästhesiologie
Klinikum der Eberhard-Karls-Universität Tübingen
Hoppe-Seyler-Straße 3, 72076 Tübingen

Gervais, H., Priv.-Doz. Dr.
Klinik für Anästhesiologie
Klinikum der Johannes-Gutenberg-Universität Mainz
Langenbeckstraße 1, 55131 Mainz

Harloff, M., Dr.
Medizinische Klinik I
St.-Elisabeth-Klinik
Kapuzinerstraße 4, 66740 Saarlouis

Haugk, M., Dr.
Allgemeines Krankenhaus der Stadt Wien
Abteilung für Notfallmedizin
Währinger Gürtel 18–20, 1090 Wien
Österreich

Hennes, H.-J., Dr.
St. Johannesgesellschaft
Johannesstraße 9–17, 44137 Dortmund

Kanz, K.-G., Dr.
Chirurgische Klinik und Poliklinik
Klinikum Innenstadt der Ludwig-Maximilian-Universität
Nußbaumstraße 20, 80336 München

Keßel, G., Dr.
Neurochirurgische Klinik und Poliklinik
Klinikum der Johannes-Gutenberg-Universität Mainz
Langenbeckstraße 1, 55131 Mainz

Kinzl, L., Prof. Dr.
Chirurgische Universitätsklinik und Poliklinik
Abteilung für Unfallchirurgie
Klinikum der Universität Ulm
Steinhövelstraße 9, 89075 Ulm

Lackner, C.K., Dr.
Notfallmedizin und Rettungswesen
Klinikum der Universität München
Ludwig-Maximilians-Universität München
Nußbaumstraße 20, 80336 München

Lipp, M., Prof. Dr. Dr.
Klinik für Anästhesiologie
Klinikum der Johannes-Gutenberg-Universität Mainz
Langenbeckstraße 1, 55131 Mainz

Manger, A., Dr.
Klinik für Anästhesiologie
Klinikum der Eberhard-Karls-Universität Tübingen
Hoppe-Seyler-Straße 3, 72076 Tübingen

Mauer, D., PD Dr.
Deutsche Stiftung Organtransplantation
Adam-Karillon-Straße 23, 55118 Mainz

Metzger, R., Dr.
Chirurgische Klinik und Poliklinik
Klinik der Universität München Innenstadt
Ludwig-Maximilians-Universität
Nussbaumstr. 20, 80336 München

Moecke, Hp., Dr.
Institut für Notfallmedizin
Allgemeines Krankenhaus Barmbek
Rübenkamp 148, 22291 Hamburg

Morath, S., Frau Dr.
Chirurgische Klinik und Poliklinik
Klinik der Universität München Innenstadt
Ludwig-Maximilians-Universität
Nussbaumstr. 20, 80336 München

Mutschler, W., Prof. Dr.
Notfallmedizin und Rettungswesen
Klinikum der Universität München
Ludwig-Maximilians-Universität München
Nußbaumstraße 20, 80336 München

Nast-Kolb, D., Prof. Dr.
Abteilung für Unfallchirurgie
Universitätsklinikum Essen
Hufelandstraße 55, 45122 Essen

Nicolai, T., Prof. Dr.
Dr. von Haunersches Kinderspital
der Universität München
Lindwurmstraße 4 , 80337 München

Prengel, A., Priv.-Doz. Dr.
Klinik für Anästhesiologie, Intensiv- und Schmerztherapie
BG-Kliniken Bergmannsheil
Bürkle-de-la-Camp-Platz 1, 44789 Bochum

Rossi, R., Dr.
Klinik für Anästhesiologie und interdisziplinäre Intensivmedizin
Stadt- und Kreiskrankenhaus Ansbach
Strüther Berg 7, 91522 Ansbach

Ruchholtz, S., Dr.
Klinik für Anästhesiologie und Intensivmedizin
Universitätsklinikum Essen
Hufelandstr. 55, 45122 Essen

Schlechtriemen, Th., Dr.
Klinik für Anästhesiologie, Intensivmedizin,
Notfallmedizin u. Schmerztherapie
Klinikum Saarbrücken
Winterberg 1, 66119 Saarbrücken

G. Schmöller
Notfallmedizin und Rettungswesen
Klinikum der Universität München
Ludwig-Maximilians-Universität München
Nußbaumstraße 20, 80336 München

Schneider, Th., Dr.
Medizinischer Dienst der Krankenversicherung Rheinland-Pfalz
Albiger Straße 19 d, 55232 Alzey

Sterz, F.R., Prof. Dr.
Allgemeines Krankenhaus der Stadt Wien
Abteilung für Notfallmedizin
Währinger Gürtel 18–20, 1090 Wien
Österreich

Stratmann, D., Dr.
Institut für Anästhesiologie
Klinikum Minden
Friedrichstraße 17, 32427 Minden

Sturm, J., Prof. Dr.
Klinik für Unfall- und Wiederherstellungschirurgie
Klinikum Lippe-Detmold GmbH
Röntgenstraße 18, 32756 Detmold

Thierbach, A., Dr.
Klinik für Anästhesiologie
Klinikum der Johannes-Gutenberg-Universität Mainz
Langenbeckstraße 1, 55131 Mainz

Waydhas, C., Prof. Dr.
Chirurgische Klinik und Poliklinik, Abteilung für Unfallchirurgi
Universitätskrankenhaus Essen
Hufelandstraße 55, 45147 Essen

Weilemann, L.S., Prof. Dr.
II. Medizinische Klinik und Poliklinik
Klinikum der Johannes-Gutenberg-Universität Mainz
Langenbeckstraße 1, 55131 Mainz

Welte, T., Dr.
Zentrum für Innere Medizin, Klinik für Kardiologie
Angiologie und Pneumologie
Medizinische Klinik der Otto-von Guericke-Universität
Leipziger Straße 44, 39120 Magdeburg

Wolcke, B., Dr.
Klinik für Anästhesiologie
Klinikum der Johannes-Gutenberg-Universität Mainz
Langenbeckstraße 1, 55131 Mainz

Einleitung

Die Begriffe „Standards, Normen, Empfehlungen, Richtlinien, Leitlinien" sind in unterschiedlicher Bedeutung als Werkzeuge für das Qualitätsmanagement erforderlich. Von diesen Begriffen können für die ärztlich verantwortete Notfallmedizin aber nur „Empfehlungen und Leitlinien" gelten, weil sich die Medizin kontinuierlich fortentwickelt, aber auch individuelle Besonderheiten eines Patienten das Vorgehen und die Maßnahmen nachhaltig beeinflussen. Der Begriff „Normen" darf nur für technische Produkte bzw. Produktabläufe verwendet werden.

Im Rahmen der Notkompetenz von Rettungsassistenten durchgeführte notfallmedizinische Maßnahmen müssen dagegen standardisiert sein. Für diesen Bereich werden Empfehlungen, Richtlinien und Leitlinien zu verpflichtenden Standards.

Als Hilfen für Bewältigunsstrategien des Qualitätsmanagements können Behandlungsprotokolle, Entscheidungsbäume, Checklisten und Algorithmen dienen, die den derzeit gültigen Stand der Diagnostik und Therapie eines Notfalls wiedergeben, darüber hinaus aber ständig im Fluß sind und kontinuierlich Modifikation erforderlich machen. Sie erlauben gerade in der Notfallmedizin einen raschen Überlick über die diagnostischen und therapeutischen Erfordernisse, ohne Gefahr zu laufen, Wesentliches zu übersehen.

Derartige Checklisten und Algorithmen beschreiben darüber hinaus die zur Zeit (!) gültige Qualität der Behandlung eines Notfalls und sind damit für die Kostenträger Verpflichtung, den augenblicklichen Stand der Medizin zu finanzieren. Tun sie dies nicht, sind sie ebenso für ihr Versäumnis verantwortlich zu machen wie ein Arzt, der die gültigen Empfehlungen und Leitlinien ohne guten Grund mißachtet.

Checklisten und Algorithmen sind in verschiedenen Konstruktionen und Erscheinungsformen verfügbar (DIN); sie können einfach strukturiert sein – wie z. B. die ERC-Leitlinien – oder in mehr komplexer Darstellungsweise eine Vielfalt medizinischen Wissens umfassen (AHA-Leitlinien). Manche sind so informativ, daß erläuternder Begleittext entfallen kann, andere bedürfen hier und dort einer erläuternden Ergänzung (Abb. 1 und 2).

Gerade die verschiedenartigen Konstruktionen sollen dazu dienen, Zusammenhänge verständlich zu machen und die Wege zur Entscheidungsfindung darzustellen, insbesondere aber zum ärztlichen Denken anzuregen. In der Praxis zeigen sie *einen* (nicht notwendigerweise *den*) strukturierten Lösungsweg auf und vermitteln dadurch trotz Zeitdruck Sicherheit.

Das ILCOR hat gemeinsam mit ERC, AHA etc. eine Unterteilung in solche Behandlungsmaßnahmen getroffen, die

- indiziert und definitiv nützlich: Klasse I;
- akzeptabel, wahrscheinlich nützlich: Klasse II a;
- akzeptabel, vielleicht nützlich: Klasse II b;
- nicht indiziert; eventuell schädlich: Klasse III

sind.

Für diese Aussagen muß auf wissenschaftliche Beweise zurückgegriffen werden können („evidence based medicine"). Es hat sich jedoch sehr rasch herausgestellt, daß eine solche Klassifizierung mangels wissenschaftlicher Beweise in vielen Bereichen nicht durchzuhalten ist. Wenn in den folgenden Checklisten und Algorithmen daher an einigen Stellen solche Klassifizierungen eingefügt sind, an vielen Stellen aber fehlen, so deshalb, weil entweder keine hinreichenden Beweise vorhanden sind oder aber gegenwärtig umfangreiche Studien zur Untersuchung einer solchen Fragestellungen durchgeführt werden.

Die Zentralstelle der deutschen Ärzteschaft zur Qualitätssicherung in der Medizin hat als gemeinsame Einrichtung der Bundesärztekammer und der Kassenärztlichen Bundesvereinigung im März 1998 eine Checkliste zur methodischen Qualität von Leitlinien herausgegeben. Sie ist untergliedert in

1) Fragen zur Qualität der Leitlinienentwicklung,
2) Fragen zu Inhalt und Form der Leitlinie,
3) Fragen zur Anwendbarkeit der Leitlinie.

Zu 1) werden Aspekte wie Verantwortlichkeit für Leitlinienentwicklung, Autoren der Leitlinie, Identifizierung und Interpretation der Evidenz, Formulierung der Leitlinienempfehlung, Gutachterverfahren und Pilotstudien, Gültigkeitsdauer/Aktualisierung der Leitlinie, Tranparenz der Leitlinienstellung abgefragt;
unter 2) Ziele der Leitlinie, Kontext, Klarheit, Eindeutigkeit, Nutzen, Nebenwirkung, Kosten, Ergebnisse und
unter 3) solche zur Verbreitung und Implementierung und Überprüfung der Anwendung.

Literatur

Deutsches Institut für Normung (1985) DIN-Katalog für technische Regeln, DIN 66001. Beuth, Berlin

Kanz KG, Eitel F, Waldner H, Schweiberer L (1994) Entwicklung von klinischen Algorithmen für die Qualitätssicherung in der Polytraumaforschung. Unfallchirurg 97: 303–307

Neue Empfehlungen des ILCOR (2000) „Einfache und erweiterte lebensrettende Sofortmaßnahmen", Notfall & Rettungsmedizin 5/1: 7–38

Zentralstelle der Deutschen Ärzteschaft zur Qualitätssicherung in der Medizin: (1998) „Checkliste methodische Qualität von Leitlinien". Köln 28. 02. 1998

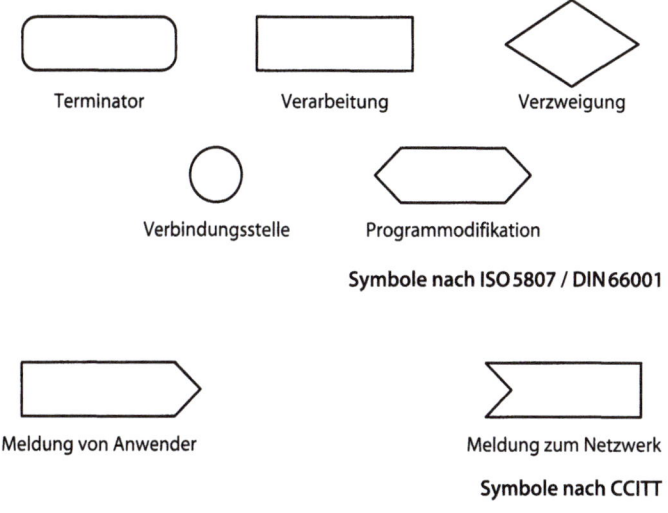

Symbole nach ISO 5807 / DIN 66001

Symbole nach CCITT

Abb. 1. Bedeutung der Symbole nach ISO 5807/DIN 66001/CCITT

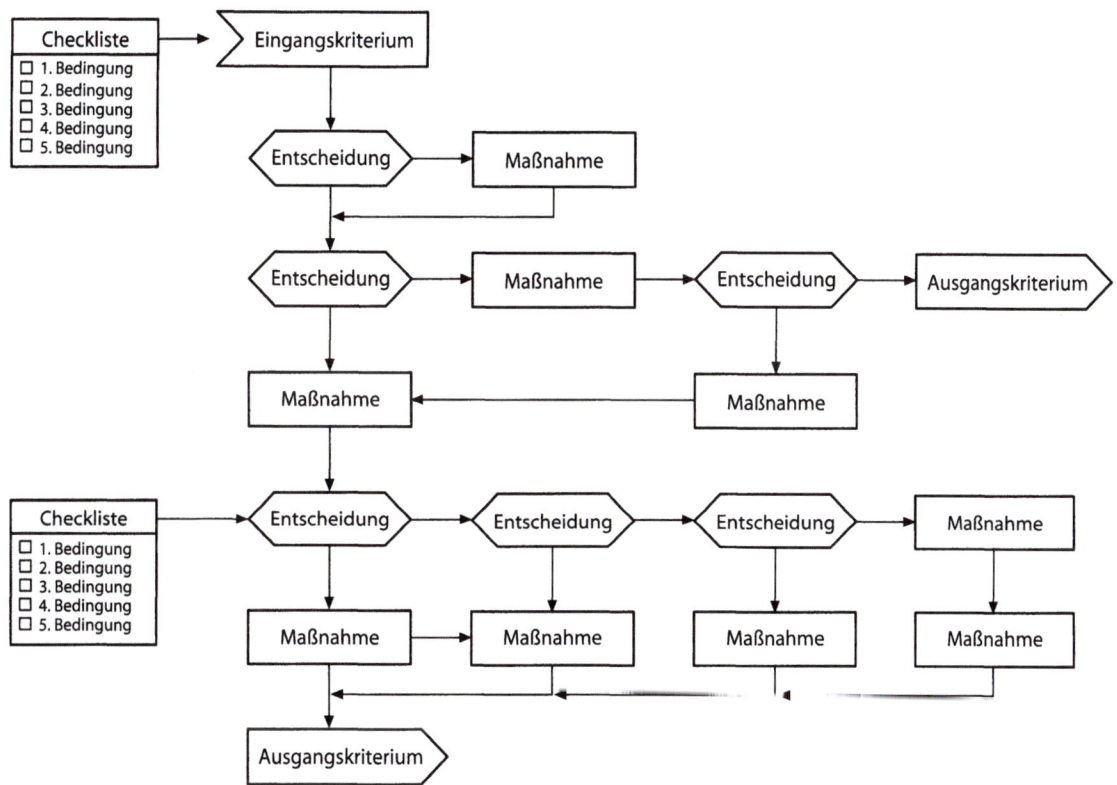

Abb. 2. Verknüpfung und logische Struktur von klinischen Algorithmen

Kapitel 1

Systematisches Vorgehen am Notfallort

R. Rossi

Hinweise

Die erste Checkliste macht darauf aufmerksam, daß eine initiale Gesamtübersicht erforderlich ist, um den Einsatzablauf von vornherein adäquat durchführen zu können.

Darauf folgt die erste Orientierung über den Patienten; wird dabei eine akute Lebensgefährdung erkennbar, werden lebensrettende Sofortmaßnahmen eingeleitet.

An die Abwendung der akuten Lebensgefahr schließt sich eine Basisuntersuchung anhand verschiedener Checklisten an. Sie ergibt eine Erstdiagnose, die ggf. anhand der Anamnese komplettiert wird.

Ziel der Erstversorgung ist nicht zuletzt, baldmöglichst die Transportfähigkeit unter adäquaten Bedingungen zu erzielen.

Der Transport selbst erfolgt unter Fortführung der eingeleiteten Maßnahmen in ein geeignetes Krankenhaus und wird mit einer angemessenen Übergabe abgeschlossen.

Systematisches Vorgehen am Notfallort

Gesamtüberblick verschaffen ➡ • Art des Notfalls?
              • Spezielle Gefährdungen?

Festlegung des Einsatzablaufes ➡ • Unterstützung für techni-
                sche Rettung nötig?
              • Aufgabenverteilung
              • Sichtung

Rettung, Lagerung   ➡ • Schaffung bestmöglicher
                Behandlungsbedingungen

Untersuchung, Behandlung ➡ • Prüfung der Vitalfunktionen
              • Sofortmaßnahmen
              • Systematische Basisunter-
                suchung
              • Erstbehandlung
              • Erweiterte körperliche Unter-
                suchung
              • Zusätzliche Maßnahmen

Transportvorbereitung   ➡ • Rettungsmittel festlegen
              • Zielkrankenhaus festlegen
              • Gezielte Voranmeldung

Transportdurchführung   ➡ • Kontinuierliche Überwachung
                und Behandlung
              • Übergabe
              • Dokumentation

Die bestmögliche Erstversorgung des Notfallpatienten erfordert ein systematisches und schrittweises Vorgehen aller Beteiligten. Nur durch disziplinierte Einhaltung von diagnostischen und therapeutischen Leitlinien in enger Zusammenarbeit mit technischer Rettung und /oder Polizei wird das Ziel einer schnellen und umfassenden Hilfe zu erreichen sein.

Ersteindruck/Sichtung
Unmittelbare vitale Bedrohung?

Allgemeiner Zustand	➡	• Spontanbewegungen?
		• Hautfarbe?
		• Turgor?
		• Körpertemperatur?

Bewußtseinslage	➡	• Orientierung zur Situation?
		• Befolgung einfacher Aufforderungen?
		• Bewußtseinstrübung?
		• Bewußtlosigkeit?

Atemfunktion	➡	• Klage über Atemnot?
		• Beeinträchtigung der Spontanatmung?
		• Atemstörung?
		• Atemstillstand?

Kreislauffunktion	➡	• Klage über Kreislaufstörung?
		• Beinträchtigung der Kreislauffunktion?
		• Kreislaufstörung?
		• Kreislaufstillstand?

Verletzungen	➡	• Klage über Schmerzen?
		• Hinweise auf Traumatisierung?
		• Weichteilverletzung? Fraktur?
		• Innere Organe?

Der Ersteindruck vom Patienten soll insbesondere auf die Erfassung bzw. den Ausschluß einer unmittelbaren vitalen Bedrohung ausgerichtet sein.

Im Vordergrund steht die Feststellung von Leitsymptomen zur Beurteilung der Vitalfunktionen, um hieraus Ansatzpunkte für die einleitende symptomatische Behandlung zu gewinnen.

Erstbehandlung
Lebensrettende Sofortmaßnahmen

Bewußtseinstrübung, Bewußtlosigkeit	➡	• Rettung • Lagerung • Ruhigstellung • Sauerstoffgabe
Ateminsuffizienz, Atemstillstand	➡	• Freimachen der Atemwege • Freihalten der Atemwege • Beatmung • Sauerstoffgabe
Kreislaufstörung, Kreislaufstillstand	➡	• Lagerung • Kardiopulmonale Reanimation • Venöser Zugang • Infusion, Medikamentengabe
Verletzung	➡	• Blutungsstillung • Wundabdeckeung • Lagerung • Volumenersatz

Die Wiederherstellung bzw. die Sicherung der Vitalfunktionen Atmung und Kreislauf durch die einfachen und erweiterten lebensrettenden Sofortmaßnahmen müssen auch ohne genauere Kenntnisse der Krankheitsursache und ohne differentialdiagnostische Überlegungen sofort einsetzen, um irreversible Schädigungen durch Hypoxie und Schock zu verhindern.

Basisuntersuchung
Erfassung von Leitsymptomen

Bewußtseinslage	➡	• Spontane Aktivitäten?
		• Angaben zu Beschwerden?
		• Anamneseerhebung?
		• Äußerung von Schmerzen?
		• Befolgung von Aufforderungen
		• Angaben von Schmerzen
Atemstörungen	➡	• Inspektion
		• Perkussion
		• Auskulation
		• Pulsoxymetrie
Kreislaufstörung	➡	• Pulstastung
		• kapillare Füllung
		• Blutdruckmessung
		• EKG-Monitoring
Verletzung	➡	• Inspektion
		• Palpation
		• Äußere Blutung?
		• Fehlstellung?
		• Aktive Beweglichkeit?
		• Palpationsbefung

Die etwas differenziertere Basisuntersuchung setzt ein, wenn eine perakute Lebensbedrohung durch Ausfall einer mehrerer Vitalfunktionen ausgeschlossen ist bzw. die symptomatische Elementartherapie bereits eingesetzt hat.

Leitsymptom Bewußtseinsstörung

Bewußtseinslage/Verhalten → • Bewußtseinstrübung
• Psychisch auffällig

Augen → • Pupillenweite, -reaktion, -form
• Bulbusstellung, -bewegung
• Cornealreflex
• Okulozephaler Reflex

Motorik, Körperhaltung → • Abnorme Motorik, Krämpfe
• Muskeltonusveränderungen
• Reflexstörungen
• Lähmungen

Sensibilität → • Reaktion auf Schmerz

Metabolische Situation → • Blutzuckerspiegel?
• Medikamenten-/
• Drogenwirkung

Bewußtseinsstörungen können sekundäre Folge von Atem- und/oder Kreis-
laufstörungen sein. Aber auch Trauma und Störungen des Metabolismus, einschließlich verschiedenster exogener und endogener Intoxikationen können
neurologisch-psychiatrische Krankheitsbilder auslösen. Die Erfassung der Glasgow Coma Scale sowie eine kursorische neurologische Untersuchung liefern
die in der Notfallmedizin erforderlichen Befunde für eine Ersttherapie.

Leitsymptom Atemstörung

Spontanatmung ausreichend? ➡ • Zyanose?
                              • Dyspnoe?
                              • Stridor?
                              • SpO2 < 90 %?

Ventilation vermindert? ➡ • Bradypnoe
                          • Unregelmäßige Atmung
                          • Atemzugvolumen gering

Ventilation normal ➡ • Stridor?
                      • Hyperventialtion?
                      • Einseitig vermindertes/
                        aufgehobenes Atemgeräusch
                      • Bronchospastik
                      • Rasselgeräusche
                      • Dämpfung
                      • Halsvenenstauung

Die klinische Befunderhebung steht ganz im Vordergrund der Erstuntersuchung und der Verlaufsbeurteilung des Patienten. Ergänzend sind die Pulsoxymetrie und ggf. weitere Meßwerte heranzuziehen und eine primäre bzw. sekundäre Atemfunktionsstörung zu erfassen.

Leitsymptom Kreislaufstörung

Angaben des Patienten	➡	• Dyspnoe
		• Brustschmerz
		• Schwindel
		• Übelkeit, Erbrechen
		• Palpitation
Befunde	➡	• Bewußtseinstrübung
		• Blässe/Zyanose
		• Zentralisation
		• Venenfüllung
		• Rasselgeräusche
		• Hautturgor/Ödeme
Puls / EKG	➡	• Pulsqualität
		• Bradykardie
		• Tachykardie
		• Arrhythmie
		• Blutdruck (Hypo-/Hypertension)
		• EKG-Befund

Ausgehend von Pulstastung und palpatorischer Blutdruckmessung liefern Auskulation der Brustorgane und Beurteilung des EKG-Kurvenverlaufs die zunächst erforderlichen Ansatzpunkte zur Erfassung einer therapiebedürftigen Kreislaufstörung.

Leitsymptom Verletzung

Allgemeinsymptome	➡	• Bewußtseinstrübung
		• Atemstörung
		• Kreislaufstörung

Lokalbefunde	➡	• Schmerz
		• Prellmarke/Schwellung
		• Wunde/Blutung
		• Fehlstellung
		• Funktionsausfall
		• Abnorme/keine Beweglichkeit
		• Durchblutungsstörungen
		• Sensibilität distal

Unfallablauf	➡	• Art des Unfalls
		• Unfallmechanismus
		• Verletzungstyp

Vorrangig ist die Erstuntersuchung auf die Erfassung bzw. den Ausschluß größerer äußerer und innerer Verletzungen ausgerichtet. Eine systematische Inspektion, Palpation und manuelle Untersuchung liefern die zunächst für die Lagerung und den Transport wichtigen Befunde.

Erstdiagnose

Bewußtseinslage   ➡
- Klar und
- orientiert oder
  - Bewußtseinstrübung
  - Koma

Atemfunktion   ➡
- Subjektiv bzw.
- objektiv suffizient oder
  - Ventilationsstörung
  - Intrapulmonale Störung des Gasaustauschs

Kreislauffunktion   ➡
- Stabil ohne/mit
- Herzrhythmusstörung oder
  - Schock
  - Koronarinsuffizienz

Verletzungen   ➡
- Äusserlich bzw.
- innerlich unverletzt oder
  - Weichteilschädigung
  - Luxation/Fraktur
  - Organverletzung

Die Erstdiagnose beim Notfallpatienten ist weniger auf die definitive Festlegung der Ursache und des Schweregrades der zugrundeliegenden Erkrankung bzw. Verletzung ausgerichtet. Die Erstdiagnose soll vielmehr die Beeinträchtigung der Vitalfunktionen erfassen und die Ansatzpunkte zur Sicherung der Atmung und des Kreislaufes liefern, die mit adäquaten Maßnahmen unmittelbar angegangen werden müssen.

Anamnese

Allgemein	➡	• Beschwerden • Äußere Umstände • Entwicklung
Bewußtseinslage	➡	• Primäre/sekundäre Bewußtseinsstörung • Hinweise auf Intoxikation, neurologisch-psychiatrische Erkrankung
Atemfunktion	➡	• Vorerkrankungen • Vormedikation
Kreislauffunktion	➡	• Vorerkrankungen • Vormedikation
Verletzungen	➡	• Unfallablauf

Die vom Patienten, von Anwesenden bzw. durch Erfassung der äußeren Umstände ermittelbaren anamnestischen Fakten ergänzen vielfach die körperlichen Untersuchungsbefunde und liefern weitere Ansatzpunkte für differenzierte Untersuchungen.

Transportvorbereitung

Geographische und	➡	• Regionale Verteilung der Behandlungseinrichtungen
meterologische Bedingungen		• Aktuelles Wetter, Tageszeit
Medizinische Infrastruktur	➡	• Versorgungskompetenz des Krankenhauses
Aktuelle Betten- und Behandlungskapazität	➡	• Notfallaufnahme • Erstbehandlungseinrichtungen • Operative Bereiche • Intensivtherapieeinheit
Kommunikation: Rettungsdienst - Krankenhaus	➡	• Direkte Informationsweitergabe • Gezielte Vorbereitung

Ziel der Erstuntersuchung und Behandlung vor Ort ist v.a. auch die baldmögliche Transportfähigkeit des Patienten. Die Kommunikation mit dem aufnehmenden Krankenhaus ist der Bestandteil der lückenlosen Rettungskette zur Sicherstellung der weiteren Behandlung in der spezifisch geeigneten Einrichtung.

Überwachung

Klinischer Befund   ➡   • Atemtätigkeit
- Zirkulation
- Blutung
- Neurologischer Zustand

Messungen   ➡   • Atemfrequenz
- Pulsfrequenz
- Blutdruck
- EKG
- Pulsoxymetrie
- $EtCO_2$
- Hautfarbe

Der Transport in das geeignete Krankenhaus muß unter kontinuierlicher Überwachung aller vitalen Parameter erfolgen und dabei den primären Behandlungserfolg durch systematische Weiterführung der Therapie absichern.

Kapitel 2

Systematisches Vorgehen im klinischen Bereich

F. Sterz und M. Haugk

Hinweise

Innerhalb der Rettungskette wird die Notaufnahme vielfach als ihr schwächstes Glied angesehen. Um so dringlicher ist eine gute Kommunikation zwischen Rettungsdienst und Klinik schon vor Erreichen der Notaufnahme, damit diese sich adäquat auf die Versorgung des Patienten vorbereiten kann (z. B. Bereitstellung von diversen Untersuchungsmethoden wie z. B. Computertomographie oder Herzkatheter). In der Notaufnahme muss für eine standardisierte Abfolge von Untersuchungen und Behandlungen innerhalb der kritischen Zeitintervalle gesorgt sein.

Die Übergabe der Informationen auf die nächsten Stationen der Versorgung und ggf. auf den innerklinischen Transport ist gleichbedeutend.

Notaufnahme I

Rettungsdienst (Notarzt oder Rettungsassistent)

Folgende Informationen sollten der Notaufnahme vor Eintreffen des Patienten vorliegen:
- Geschlecht und Alter des Patienten.
- Intubation, Beatmung, laufende Herzdruckmassage.
- Verdachtsdiagnose.
- Lokalisation von Verletzungen (z. B. Polytrauma).
- Sofortige operative Intervention (Grund) erforderlich oder wahrscheinlich?
- Sofortige Thrombolyse (Herzinfarkt) erforderlich oder wahrscheinlich?
- Bedarf an Blutkomponenten?
- Wahrscheinlich notwendige diagnostische Maßnahmen?
- Wahrscheinliche Eintreffzeit in der Klinik.

Die Klinik muß festlegen, wer diese Vorinformationen entgegennimmt.

Notaufnahme

Allgemeine Vorbereitungen
Festzuschreiben in einem verbindlichen Oragnisationsschema (Dienstanweisung):
- Vorhaltung und systematische Unterbringung (evtl. Farb- oder Symbolkodierung) der Geräte, des Instrumentariums, der Medikamente, des sonstigen Zubehörs, das für die klinische Erstversorgung des gesamten Spektrums von Notfallpatienten benötigt wird (Verantwortliche für Überwachung, Funktionskontrollen etc. benennen).
  Auswahl üblicherweise verwendeter Medikamente (Dosierung, Verdünnungen), evtl. Bereithaltung von vorbereiteten Sets (z. B. kardiopulmonale Reanimation, anaphylaktischer Schock, die schwierige Intubation).

Ablaufplanungen festlegen
- Ablaufschemata für die Anordnung von Maßnahmen, die sich aus den Vorinformationen des Rettungsdienstes ergeben.
- Festschreibung der Organisation und Maßnahmen (Alarmierungsplan) für die Erstversorgung mehrerer Notfallpatienten bis hin zur Abwicklung der Erstversorgung bei einem Großschadensereignis.
- Ärztliche Leitungsfunktion durch wen?
- Übernahme des Patienten vom Rettungsdienst durch wen? (Evtl. auch Besonderheiten bei Einsatz von Rettungshubschraubern beachten).
- Welche Ärzte, welches Pflegepersonal sind für die Erstversorgung vorgesehen (Begrenzung der Anzahl, um definierte Zuständigkeiten festzuschreiben). Wer kann bei Bedarf zusätzlich alarmiert werden?
- Festlegen eines Alarmierungssystems für Konsiliarärzte (Einzel- oder Sammelruf, z. B. bei Polytraumata über Funk).

- Festlegen eines Informationssystems, z. B. für Blutbank, Labor, Röntgen, sonstige diagnostische Einrichtungen.
- Festlegen des Transportes von Körperflüssigkeiten ins Labor und der Rückmeldung von Untersuchungsergebnissen.
- Wie wird das Untersuchungsmaterial eindeutig gekennzeichnet oder kodiert?
- Übersichtliches, stets aktualisiertes, auf die notwendigen Rufnummern begrenztes Telefonverzeichnis, Bereitstellung eines „Roten Telefons", das nur für Alarmierung, Rückfragen etc. aus der Notfallaufnahme benutzt werden darf
- Festlegung, wer ggf. notwendige Kontakte mit der Polizei, die Benachrichtigung von Angehörigen, eines Geistlichen übernimmt.
- Wer übernimmt die Feststellung der Personalien, die Verwahrung von Effekten, die Protokollierung des Verlaufs, das Ausfüllen von Begleitzetteln für das Labor?
- Wie, wo und durch wen werden begleitende Angehörige betreut?

Spezielle individuelle Vorbereitungen
nach den im Organisationsschema festgelegten Grundsätzen vor oder nach Eintreffen des Patienten (abhängig von der Vorinformation):
- Alarmierung der für die Erstversorgung vorgesehenen Ärzte, Schwestern und Pfleger,
- Alarmierung einer oder mehrerer Konsiliardienste,
- Vorinformation des OP (Operateur und Anästhesist), falls sofortige operative Intervention erforderlich oder auch nur wahrscheinlich ist,
- Vorinformation der für die Weiterbehandlung zuständigen intensivmedizinischen Einheit, des Labors, der Blutbank, ggf. auch anderer diagnostischer Einrichtungen,
- Vorbereitung zur Übernahme des Patienten,
- Vorbereitung des Behandlungsraumes: Geräte, Monitoring, Infusionslösungen, Medikamente und Zubehör, Abnahmevenülen für Laboruntersuchungen, Verlaufsprotokolle etc.

Übergabe

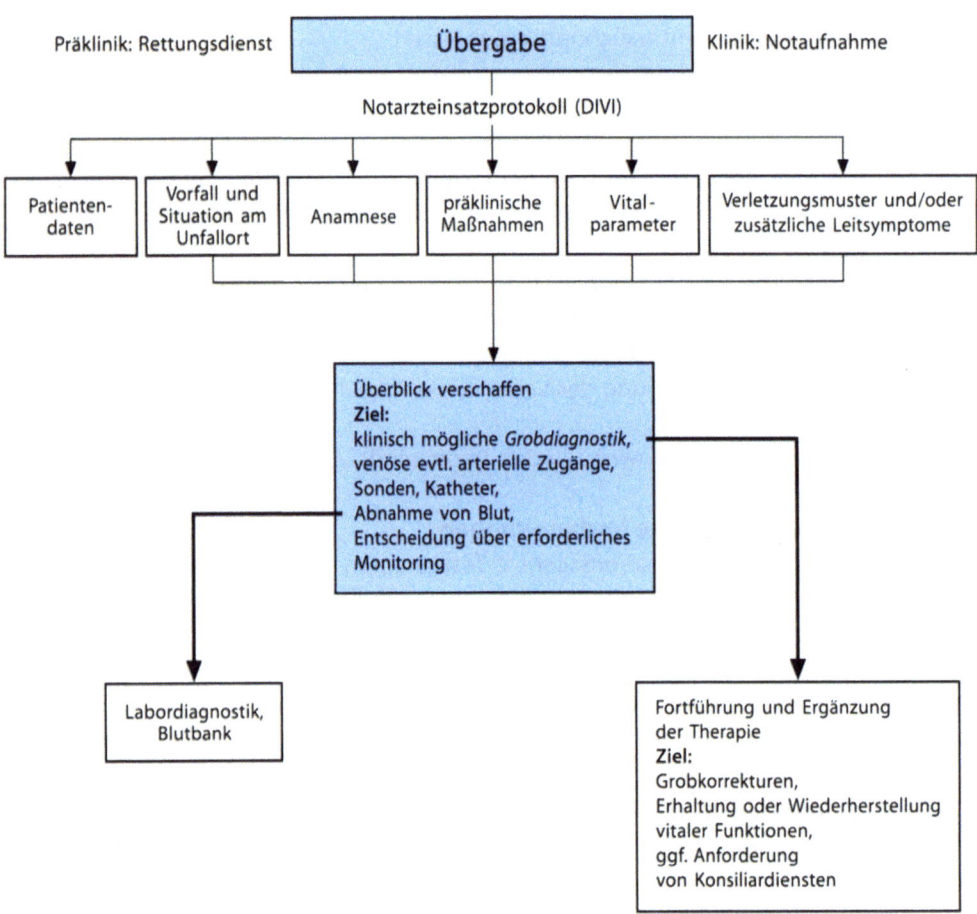

Präklinik: Rettungsdienst   **Übergabe**   Klinik: Notaufnahme

Notarzteinsatzprotokoll (DIVI)

| Patienten-daten | Vorfall und Situation am Unfallort | Anamnese | präklinische Maßnahmen | Vital-parameter | Verletzungsmuster und/oder zusätzliche Leitsymptome |

Überblick verschaffen
Ziel:
klinisch mögliche *Grobdiagnostik,*
venöse evtl. arterielle Zugänge,
Sonden, Katheter,
Abnahme von Blut,
Entscheidung über erforderliches
Monitoring

Labordiagnostik, Blutbank

Fortführung und Ergänzung
der Therapie
Ziel:
Grobkorrekturen,
Erhaltung oder Wiederherstellung
vitaler Funktionen,
ggf. Anforderung
von Konsiliardiensten

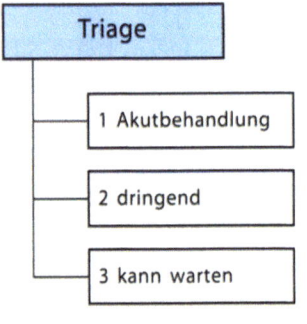

Triage

1 Akutbehandlung

2 dringend

3 kann warten

Triagezahl	1	2	3
Problem	Typische AP Dyspnoe Starker Schmerz Bewußtlosigkeit	Thorax-schmerz	Lange Anamnese (Tage)
Herzfrequenz-rhythmus (Schläge/min)	>140 <40	120–140 40–50	50–120
Blutdruck syst. (mm Hg)	>200 <80	180–200 80–100	100–180
Pulsoxymetrie S_aO_2 (%)	<85	85–94	95–100
Temperatur (°C)	>39	38–39	<38

Grobdiagnostik und Grobkorrektur

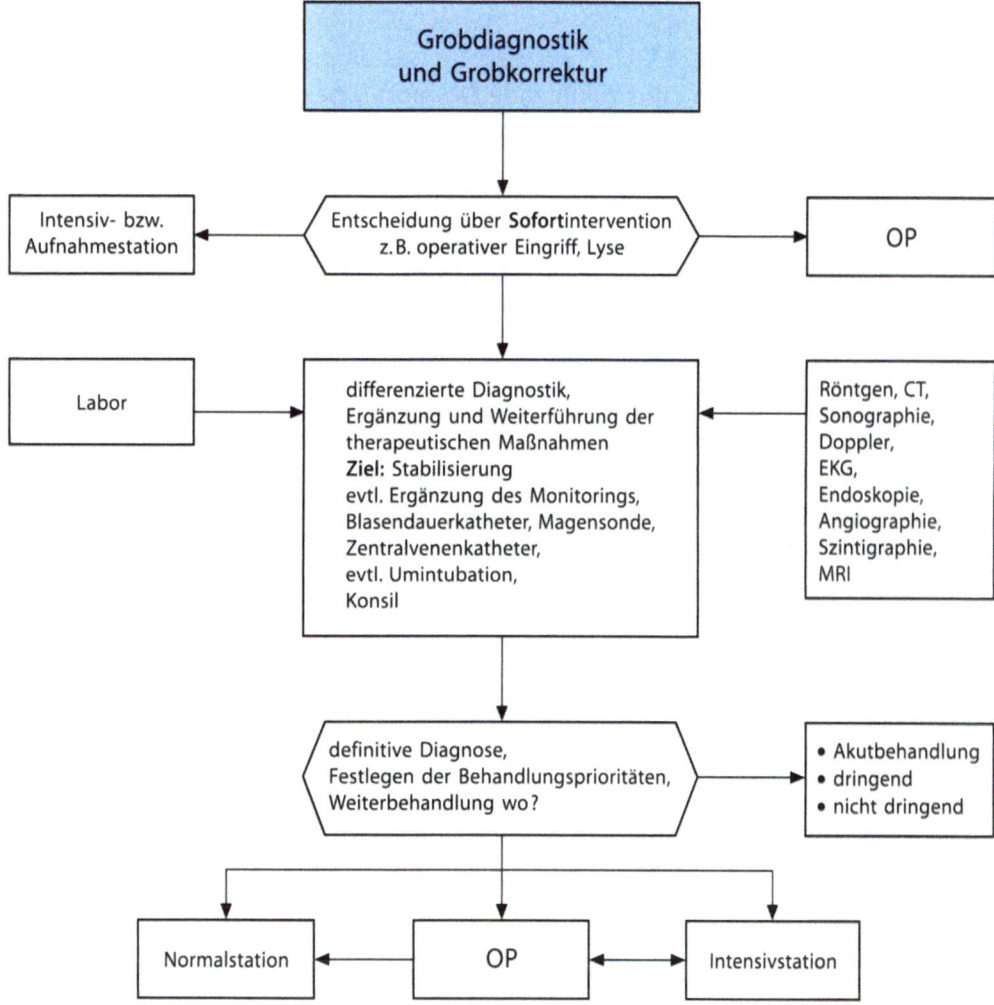

Notaufnahme II

Diagnostik

Die in der Notfallaufnahme durchzuführende Diagnostik ist maßgeblich von dem vorliegenden Krankheitsbild bzw. von differentialdiagnostischen Überlegungen abhängig; hier sind nur die Basismethoden angeführt, die kurzfristig verfügbar sein müssen. Empfehlenswert ist es jedoch, in Absprache mit den einzelnen Fachdisziplinen, die diagnostischen Basisanforderungen für Krankheitsbilder, einvernehmlich und verbindlich festzulegen, z. B. Polytrauma, Koma, Vergiftung, Herzinfarkt oder kardiozirkulatorische Insuffizienz, um zu vermeiden, daß der hinzugezogene Konsiliar für die Entscheidung bestimmte Untersuchungen nachfordern muss. Fehlen sie, geht kostbare Zeit verloren. Dazu soll auf die im folgenden dargestellten Algorithmen verwiesen werden. Auch sie sollten, um einen störungsfreien Ablauf der Versorgung in der Notfallaufnahme zu gewährleisten, innerhalb einer Klinik mit den evtl. beteiligten Fachabteilungen abgestimmt werden und in Form von Leitlinien Gültigkeit für den Versorgungsablauf haben.

1. Klinisch:
- Blutdruck, Herzfrequenz, Puls
- Atemfrequenz und Atemform
- Körpertemperatur
- Neurologischer Status
- Hautturgor
- SaO_2
- $ETCO_2$

2. Zusätzliche Untersuchungen:
- EKG
- Röntgen
- CT
- Sonographie, Doppler
- Endoskopie
- Angiographie
- Szintigraphie
- MRI

3. Laboruntersuchungen:
Blutgase und Säuren-Basen-Status
- CO-Hb, Met-Hb

Serum- oder Plasmakonzentrationsbestimmungen
- Glukose
- Gesamteiweiß
- Kreatinin, Harnstoff
- Natrium, Kalium

- Osmolalität im Serum
- Kalzium, Chlorid
- CRP
- Bilirubin
- Laktat

Aktivitätsbestimmungen
- SGOT, SGPT, LDH,
- Alkalische Phosphatase
- CK, CK-MB, TNT, TnI, Myoglobin
- Lipase

- *Hämatologische Untersuchungen*
- Hämoglobin
- Hämatokrit
- Erythrozyten
- Leukozyten
- Thrombozyten
- Differentialblutbild

Gerinnungsphysiologische Untersuchungen
- pTT
- Thromboplastinzeit nach Quick
- Fibrinogen
- D-Dimer

Urinuntersuchung
- Harnteststreifen
- Glukose
- Eiweiß
- Keton
- Osmolalität
- Toxikologie (Schnelltriagetests, z. B. Harndrogenscreening)
- Elektrolyte
- Erythrozyten
- Sediment (z. B. Kristalle bei Glykolvergiftung)

Liquor
- Sediment

4. Blutbank:
- Blutgruppenbestimmung, Kreuzprobe

Kapitel 3

Bewußtseinsstörungen im präklinischen und klinischen Bereich

H. GERVAIS UND L.S. WEILEMANN

Hinweise

Der Algorithmus „Bewußtseinsstörung" beginnt mit einigen allgemeinen Maßnahmen, die jedoch von essentieller Bedeutung sind.

Anhand von Sofortdiagnosen, wie Krampfanfall, Synkope etc. sowie Status
epilepticus, werden Sofortdiagnostik und Soforttherapie beispielhaft dargestellt.

Bewußtseinsstörung

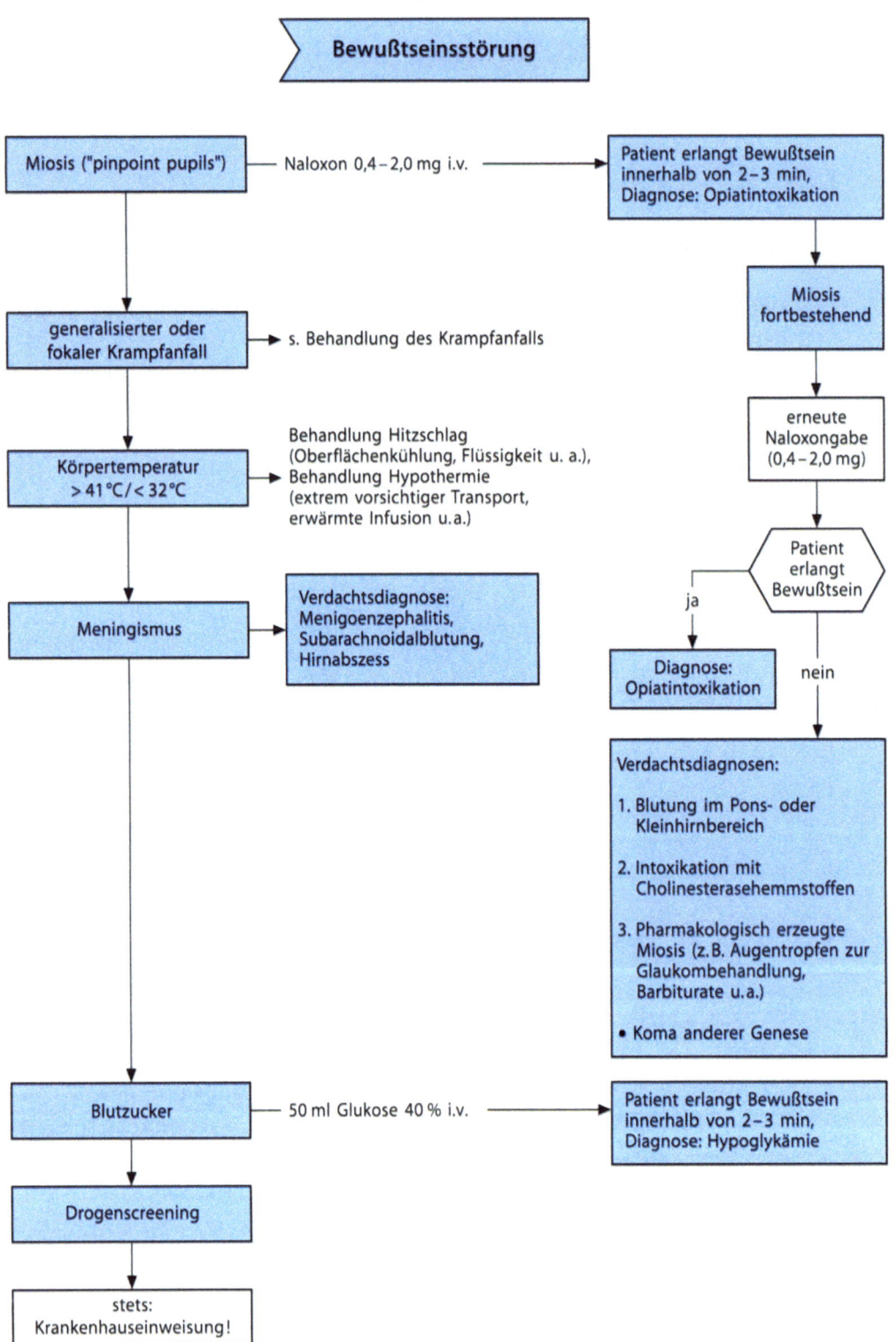

Status epilepticus

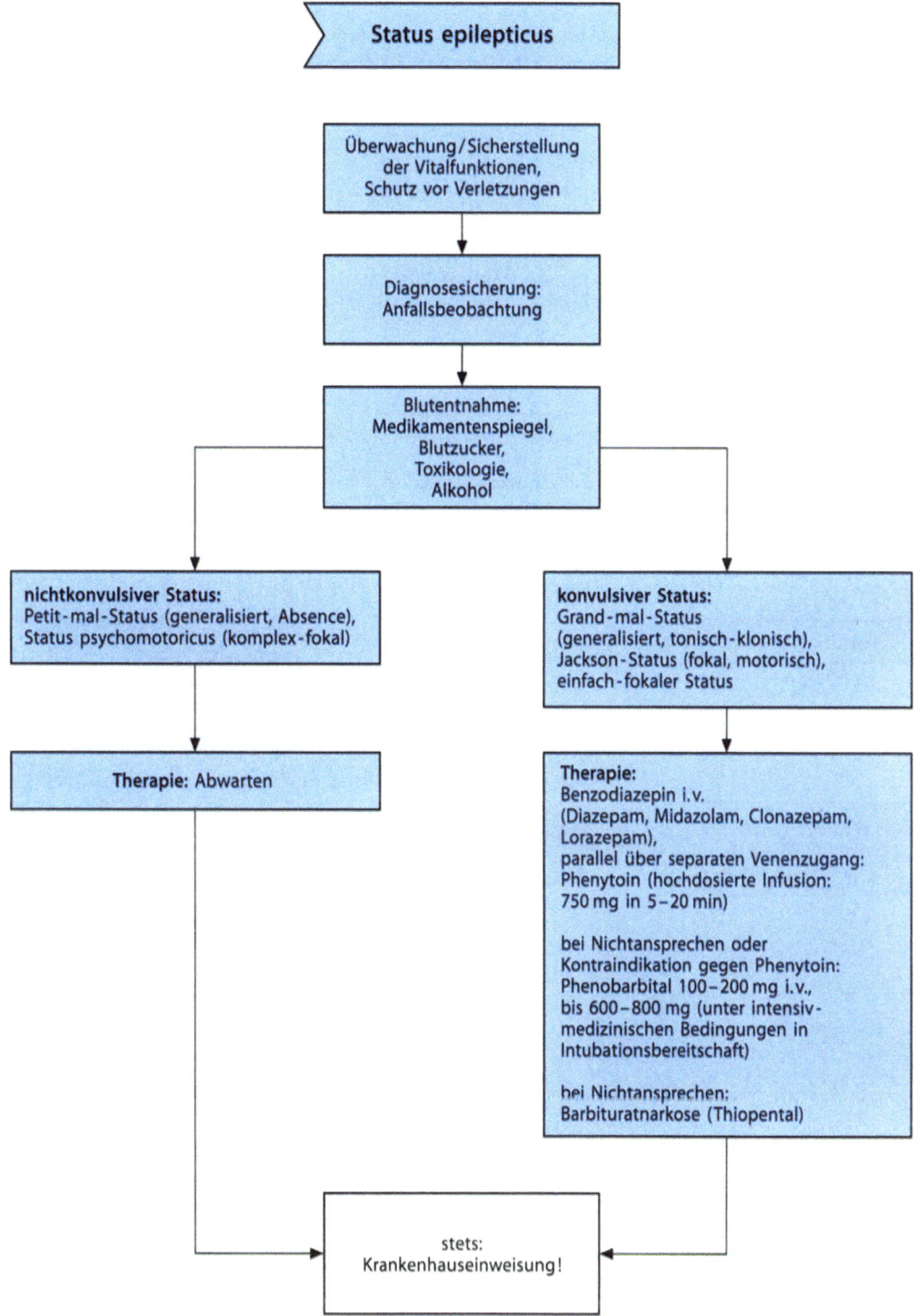

Krampfanfall, Synkope (Patient wach)

Venösen Zugang anlegen/Blutentnahme/glukosefreie Infusion (obligatorisch für Blutzucker, Asservierung)

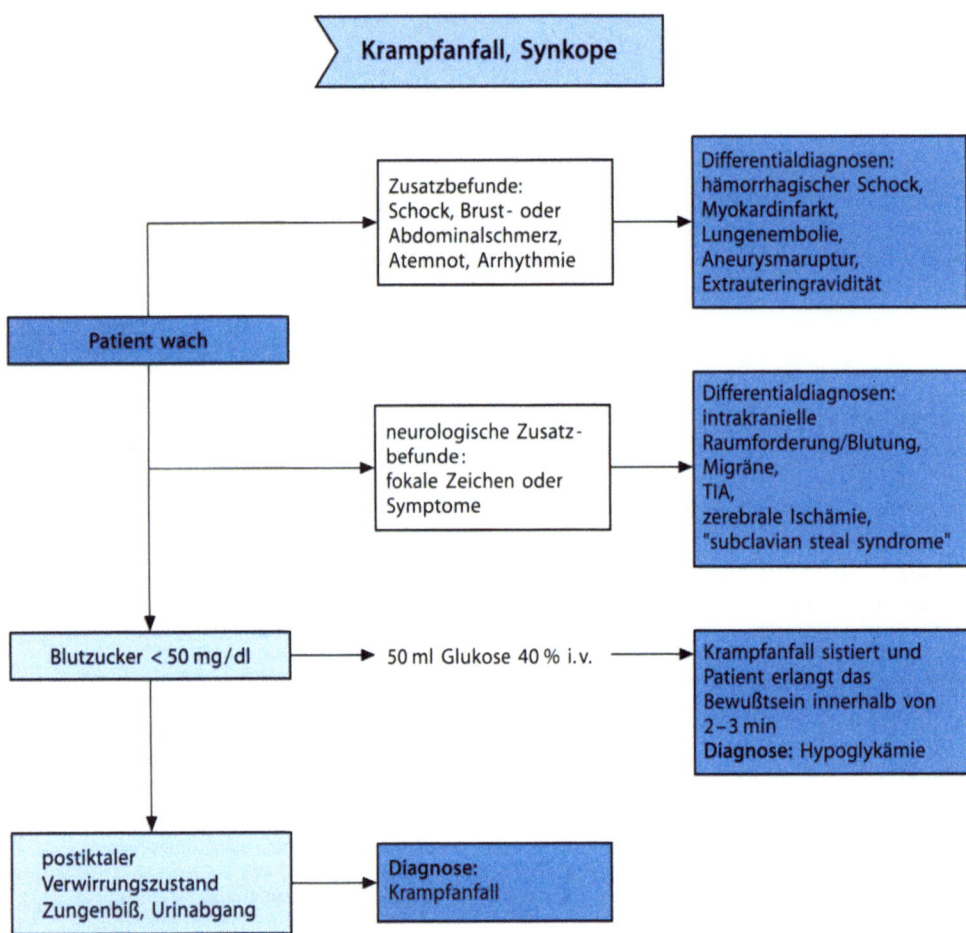

Krampfanfall, Synkope (Patient nicht ansprechbar)

Venösen Zugang anlegen/Blutentnahme/glukosefreie Infusion (obligatorisch für Blutzucker, Asservierung)

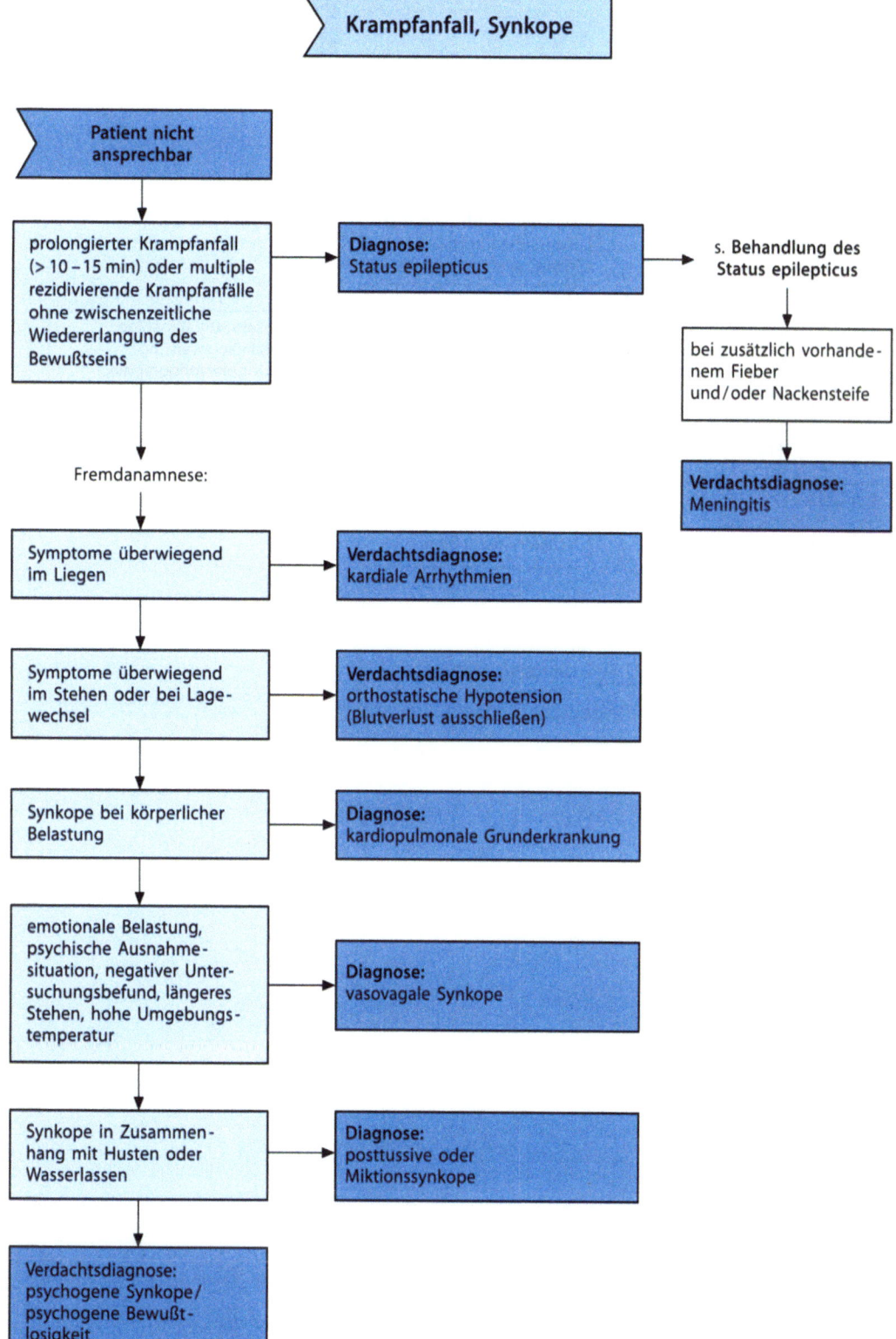

Akute Hemiparese

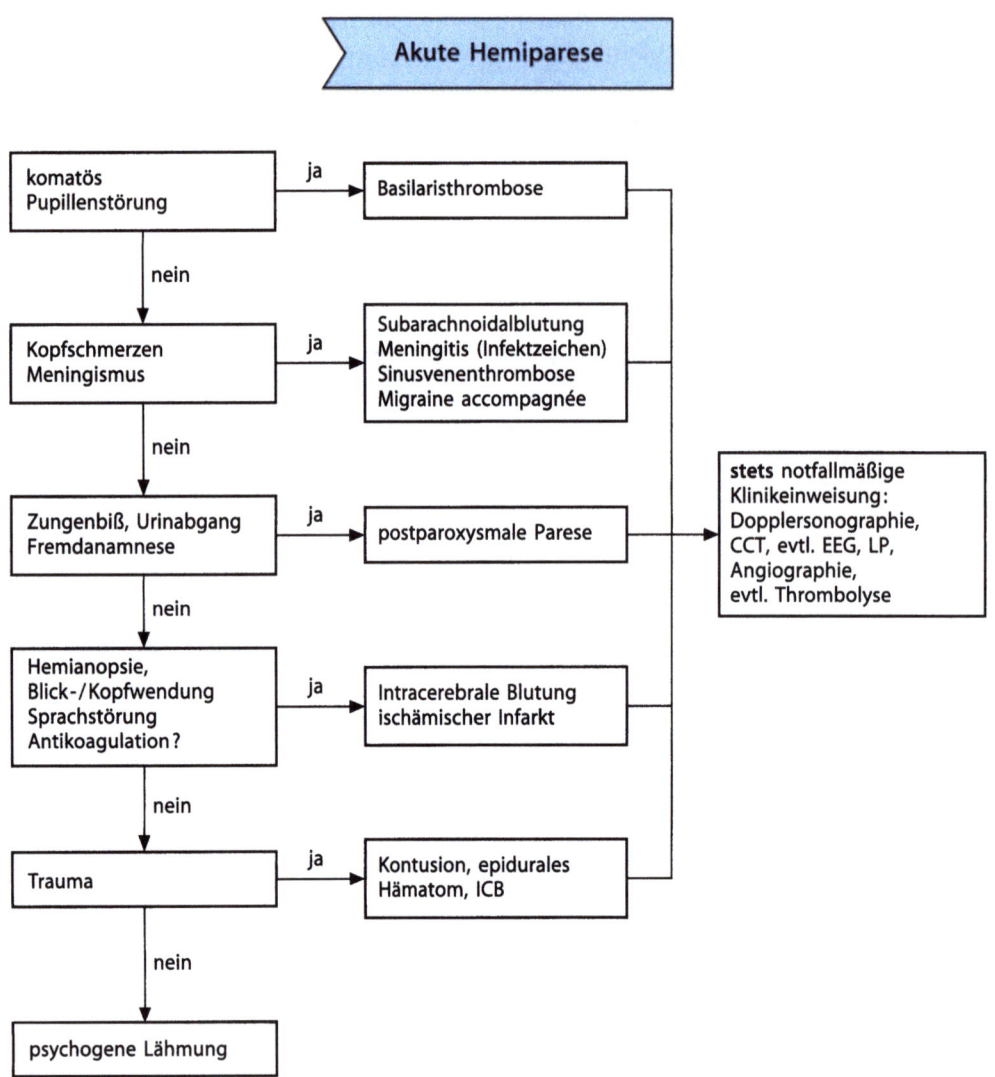

Endogene und exogene Ursachen der Bewußtseinsstörung

Exogene Ursachen

ja	nein	
☐	☐	Intoxikation

Endogene (zerebrale) Ursachen

ja	nein	
☐	☐	Schlaganfall
☐	☐	Raumforderung (supra- oder infratentoriell)
☐	☐	metabolische und septische Enzephalopathie
☐	☐	psychogenes Koma
☐	☐	epileptischer Anfall
☐	☐	Katatonie, Stupor
☐	☐	Hypoxie, posthypoxisch
☐	☐	Enzephalitis

Kapitel 4

Respiratorische Notfälle im präklinischen Bereich

B. DIRKS

Hinweise

Der Übersichtsalgorithmus führt zunächst in die Vielfalt respiratorischer Probleme ein und korreliert 3 Kardinalsyndrome mit bestimmten Erscheinungsformen. Für die Symptomkomplexe Stridor, Spastik, Rasselgeräusche sowie Schmerz beim Atmen, Kußmaul-Atmung, Bradypnoe und Tachypnoe werden die Vorgehensweisen exemplarisch dargestellt. Es schließen sich Überlegungen zur weiteren Abklärung an.

Atemstörung

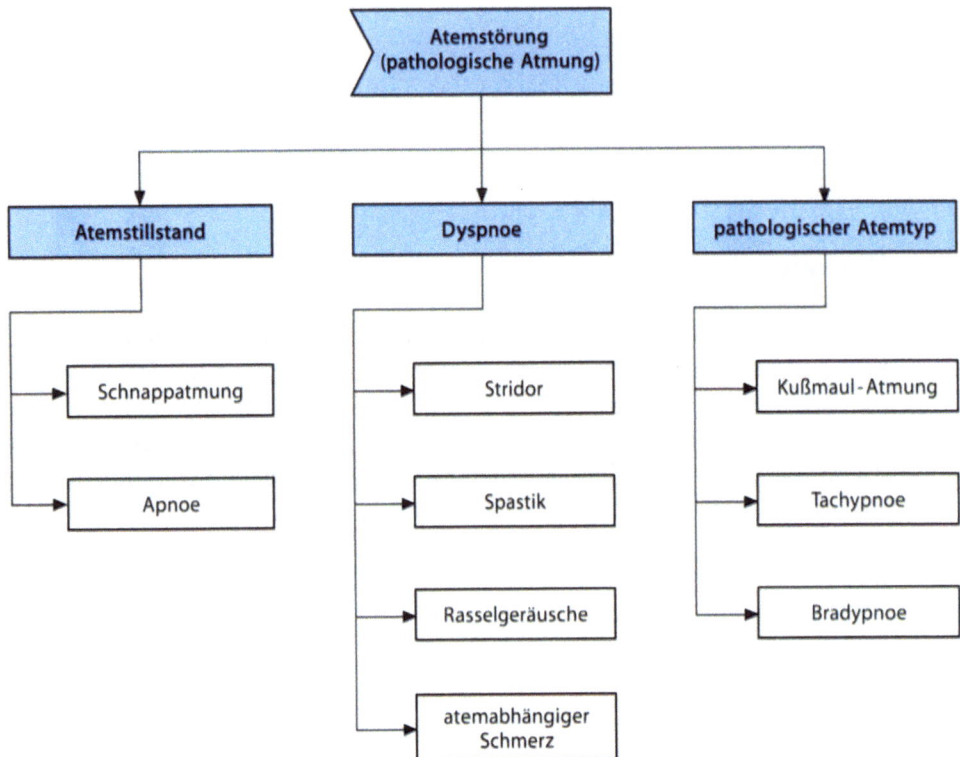

Dringlichkeit der präklinischen Intubation

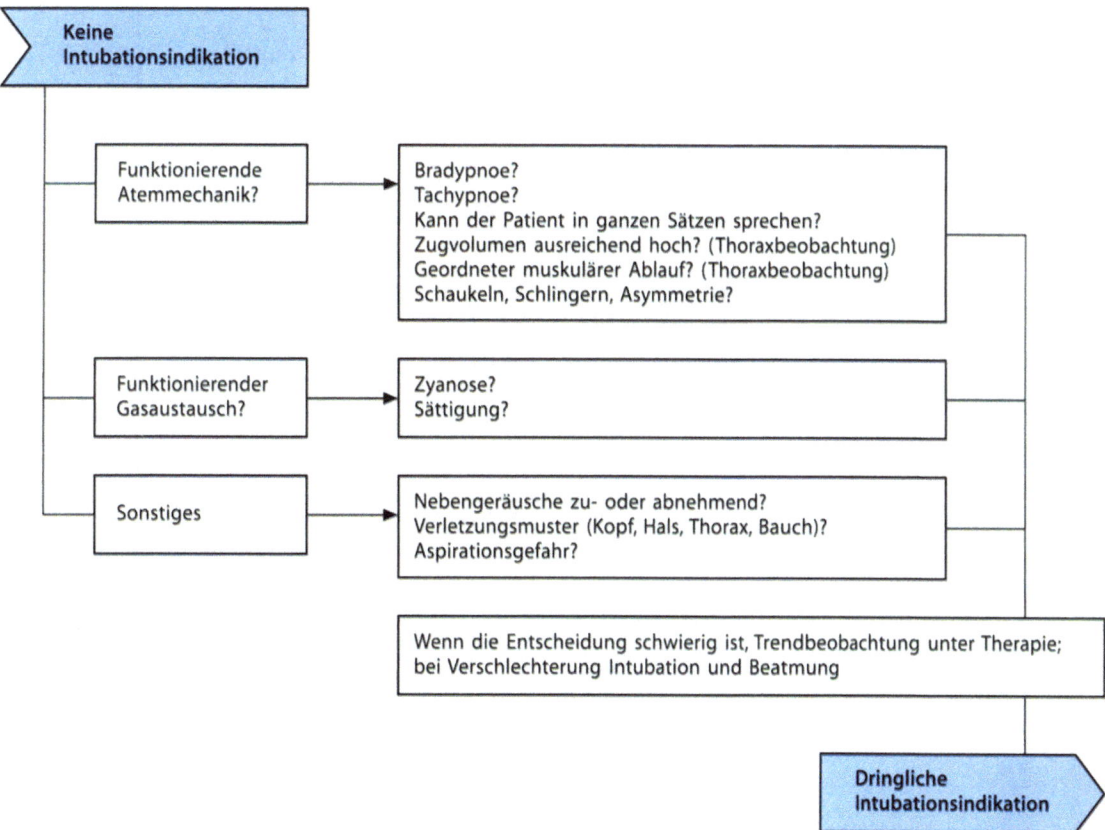

Stridor

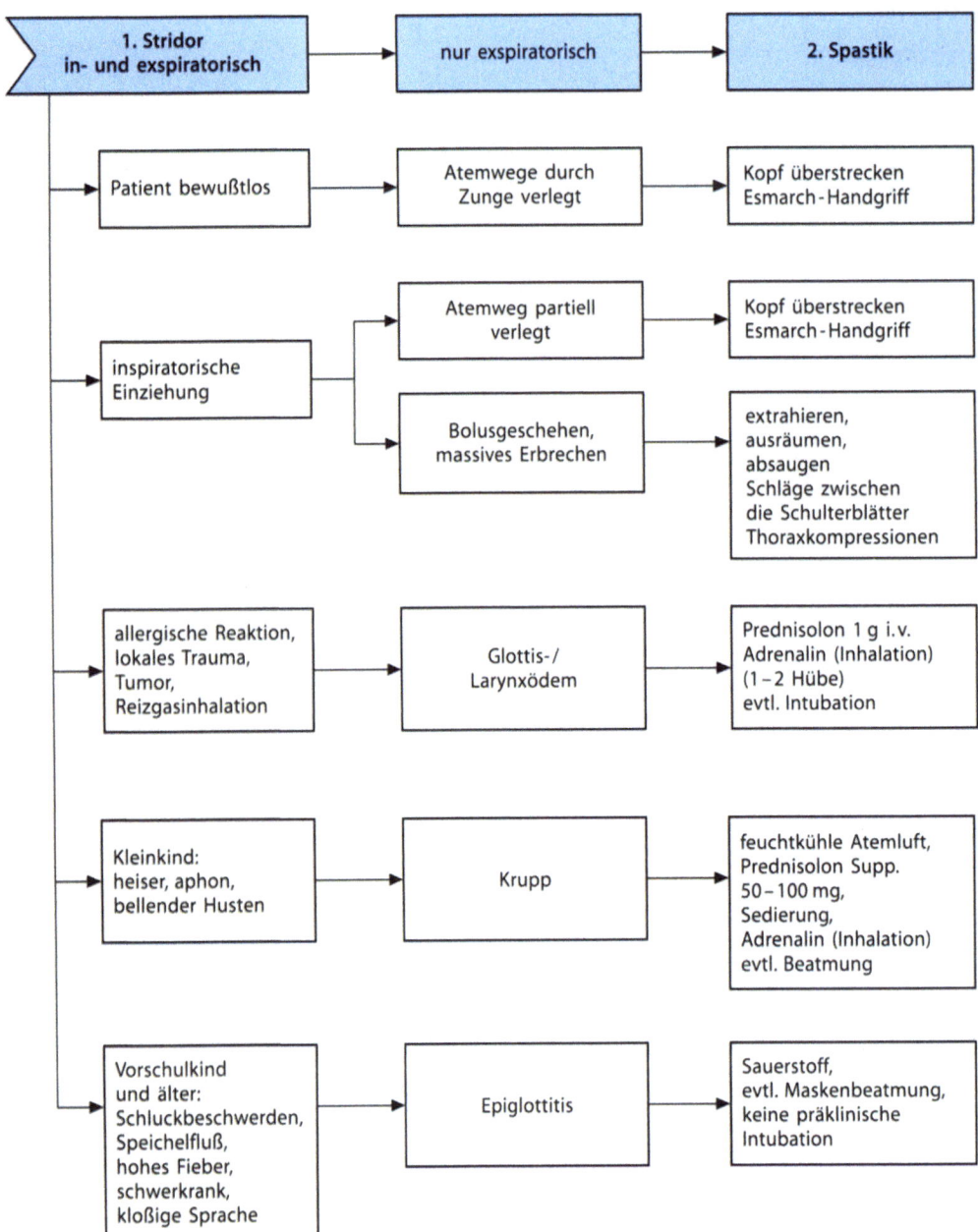

Spastik

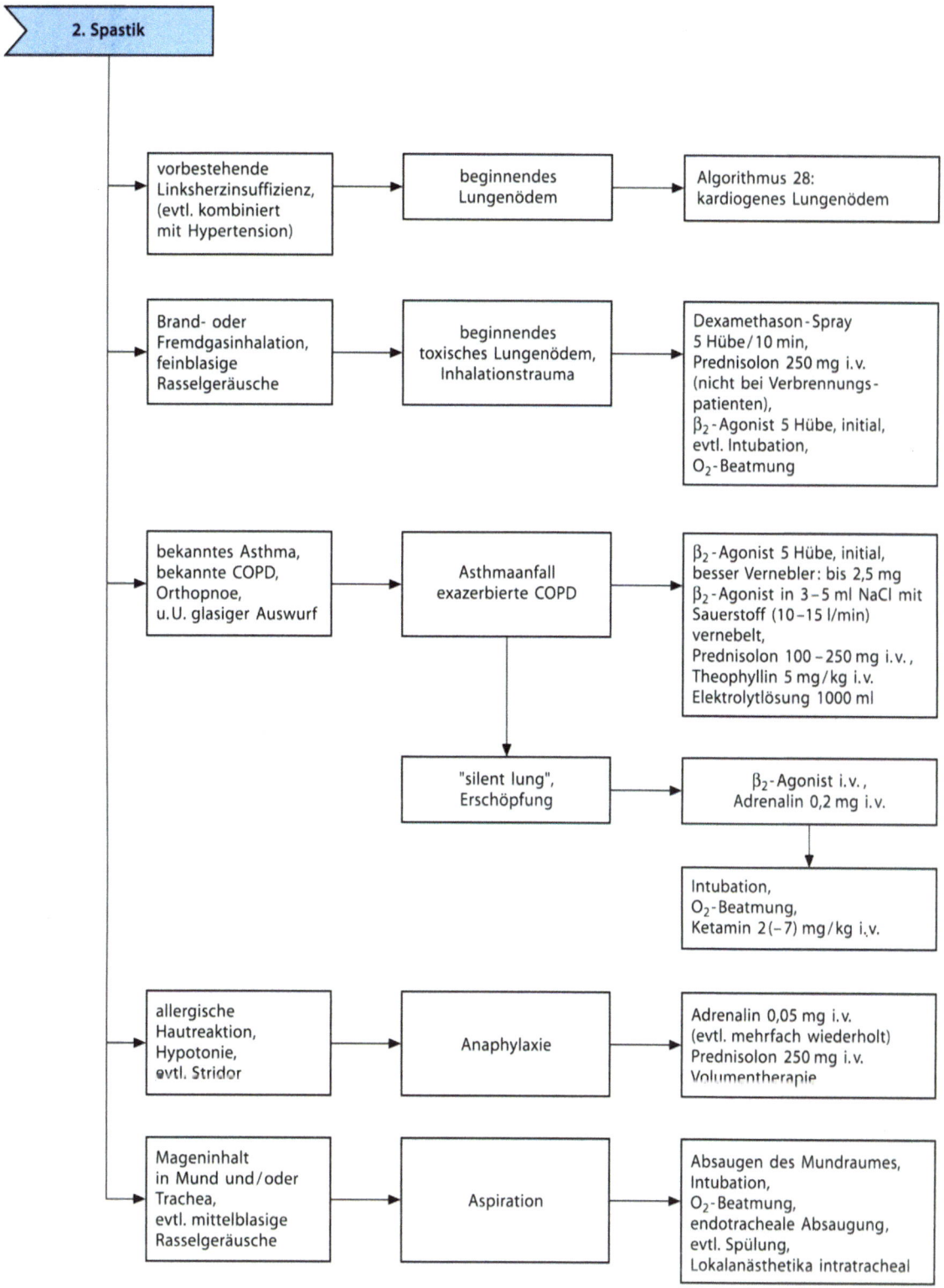

Rasselgeräusche

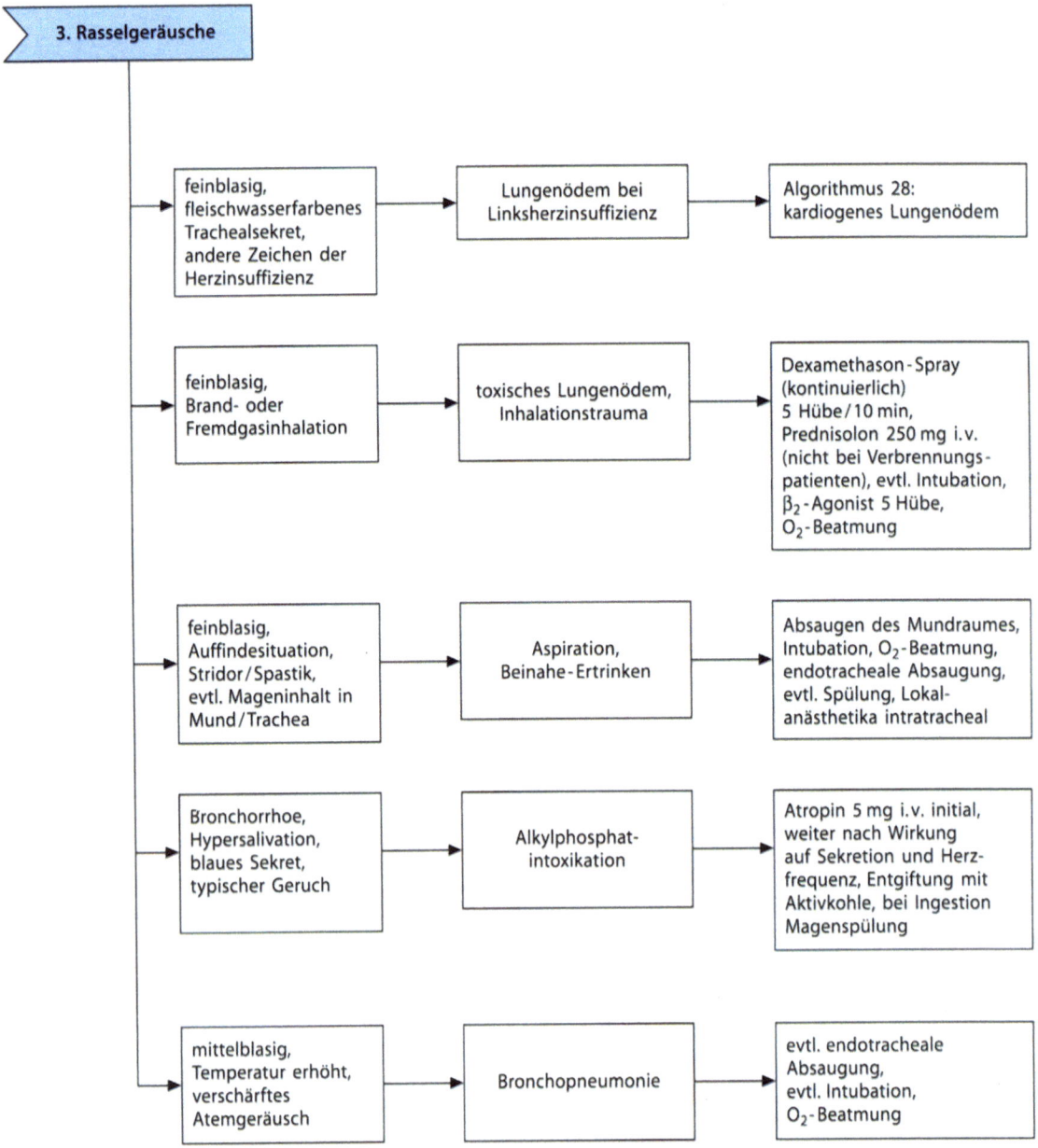

3. Rasselgeräusche

feinblasig, fleischwasserfarbenes Trachealsekret, andere Zeichen der Herzinsuffizienz	Lungenödem bei Linksherzinsuffizienz	Algorithmus 28: kardiogenes Lungenödem
feinblasig, Brand- oder Fremdgasinhalation	toxisches Lungenödem, Inhalationstrauma	Dexamethason-Spray (kontinuierlich) 5 Hübe/10 min, Prednisolon 250 mg i.v. (nicht bei Verbrennungs-patienten), evtl. Intubation, β_2-Agonist 5 Hübe, O_2-Beatmung
feinblasig, Auffindesituation, Stridor/Spastik, evtl. Mageninhalt in Mund/Trachea	Aspiration, Beinahe-Ertrinken	Absaugen des Mundraumes, Intubation, O_2-Beatmung, endotracheale Absaugung, evtl. Spülung, Lokal-anästhetika intratracheal
Bronchorrhoe, Hypersalivation, blaues Sekret, typischer Geruch	Alkylphosphat-intoxikation	Atropin 5 mg i.v. initial, weiter nach Wirkung auf Sekretion und Herz-frequenz, Entgiftung mit Aktivkohle, bei Ingestion Magenspülung
mittelblasig, Temperatur erhöht, verschärftes Atemgeräusch	Bronchopneumonie	evtl. endotracheale Absaugung, evtl. Intubation, O_2-Beatmung

Atemabhängiger Schmerz

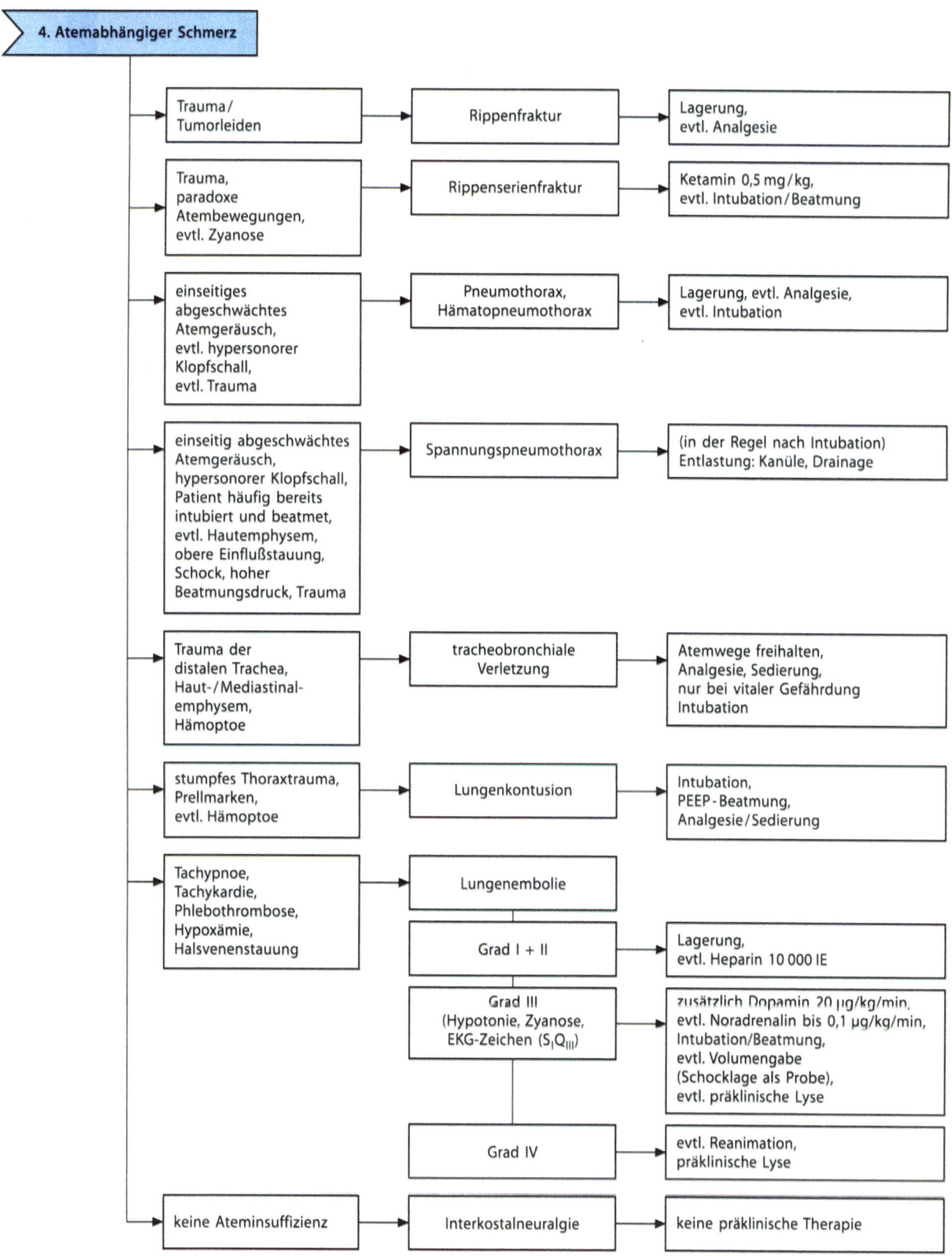

Kußmaul–Atmung

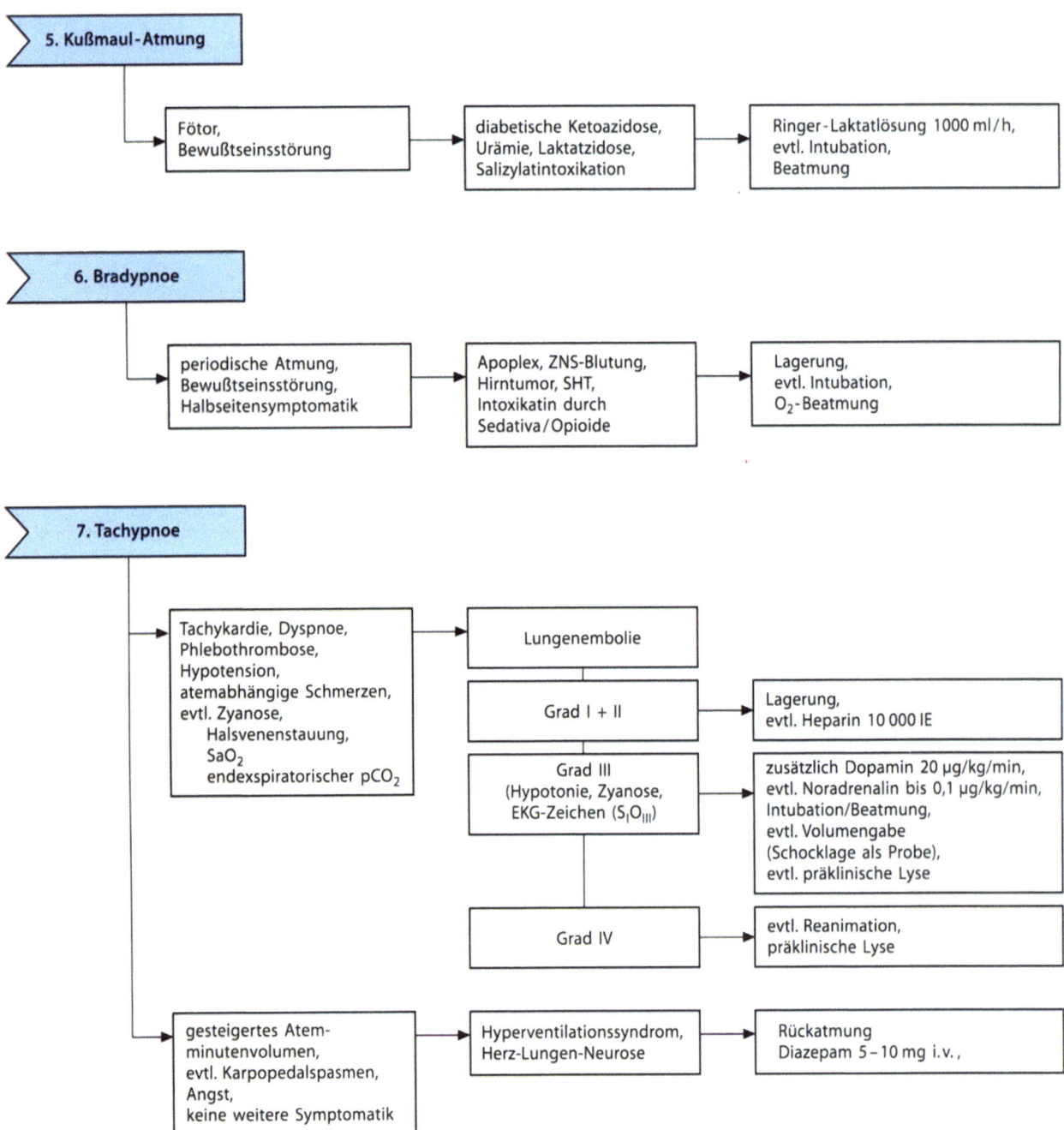

5. Kußmaul-Atmung

Fötor,
Bewußtseinsstörung

diabetische Ketoazidose,
Urämie, Laktatzidose,
Salizylatintoxikation

Ringer-Laktatlösung 1000 ml/h,
evtl. Intubation,
Beatmung

6. Bradypnoe

periodische Atmung,
Bewußtseinsstörung,
Halbseitensymptomatik

Apoplex, ZNS-Blutung,
Hirntumor, SHT,
Intoxikatin durch
Sedativa/Opioide

Lagerung,
evtl. Intubation,
O_2-Beatmung

7. Tachypnoe

Tachykardie, Dyspnoe,
Phlebothrombose,
Hypotension,
atemabhängige Schmerzen,
evtl. Zyanose,
Halsvenenstauung,
SaO_2
endexspiratorischer pCO_2

Lungenembolie

Grad I + II

Lagerung,
evtl. Heparin 10 000 IE

Grad III
(Hypotonie, Zyanose,
EKG-Zeichen (S_IO_{III})

zusätzlich Dopamin 20 µg/kg/min,
evtl. Noradrenalin bis 0,1 µg/kg/min,
Intubation/Beatmung,
evtl. Volumengabe
(Schocklage als Probe),
evtl. präklinische Lyse

Grad IV

evtl. Reanimation,
präklinische Lyse

gesteigertes Atem-
minutenvolumen,
evtl. Karpopedalspasmen,
Angst,
keine weitere Symptomatik

Hyperventilationssyndrom,
Herz-Lungen-Neurose

Rückatmung
Diazepam 5 – 10 mg i.v.,

Erweiterte Diagnostik Atmung

Anamnese

Symptomatik. Erstes derartiges Ereignis? Bekannte Lungenerkrankung? Reizhusten? Hustenattacken? Plötzlicher Schmerz? Medikamente? Allergie? Toxine? Reizgas? Infekt? Thrombophlebitis? Immobilisation? Trauma? Nahrungsaufnahme? Psychische Störung? Stress? Angst?

Inspektion

Auffindesituation. Atemexkursionen? Symmetrische, inverse, paradoxe Atmung? inspiratorische Einziehungen? Tachypnoe, Bradypnoe? Karpopedalspasmen? Zyanose? Blässe? Hämoptoe? Hypotonie? Schock? Einflußstauung? Prellmarke(n)? Hautemphysem? Forcierte Atembewegungen? Orthopnoe? Biot-/Kussmaul-Atemrhythmus? Maschinenatmung? Schnappatmung? Fehlende Phonation? Fehlendes Atemgeräusch? Fehlender Atemstoß?

Auskulation

Giemen exspiratorisch, exspiratorisch und inspiratorisch? Stridor? Einseitig/beidseitig abgeschwächtes Atemgeräusch? „Silent lung"? Fein-/mittel-/grobblasige Rasselgeräusche? Ventilgeräusch? Brummen?

Perkussion

Hypersonorer Klopfschall? Gedämpfter Klopfschall?

Monitoring

Pulsoxymetrie (Grenzen <85–90% <70% – Zyanose), Kapnometrie (im wesentlichen Verlaufsbeobachtung)

Respiratorische Notfälle im klinischen Bereich

T. WELTE

Akute Dyspone I – Notaufnahme

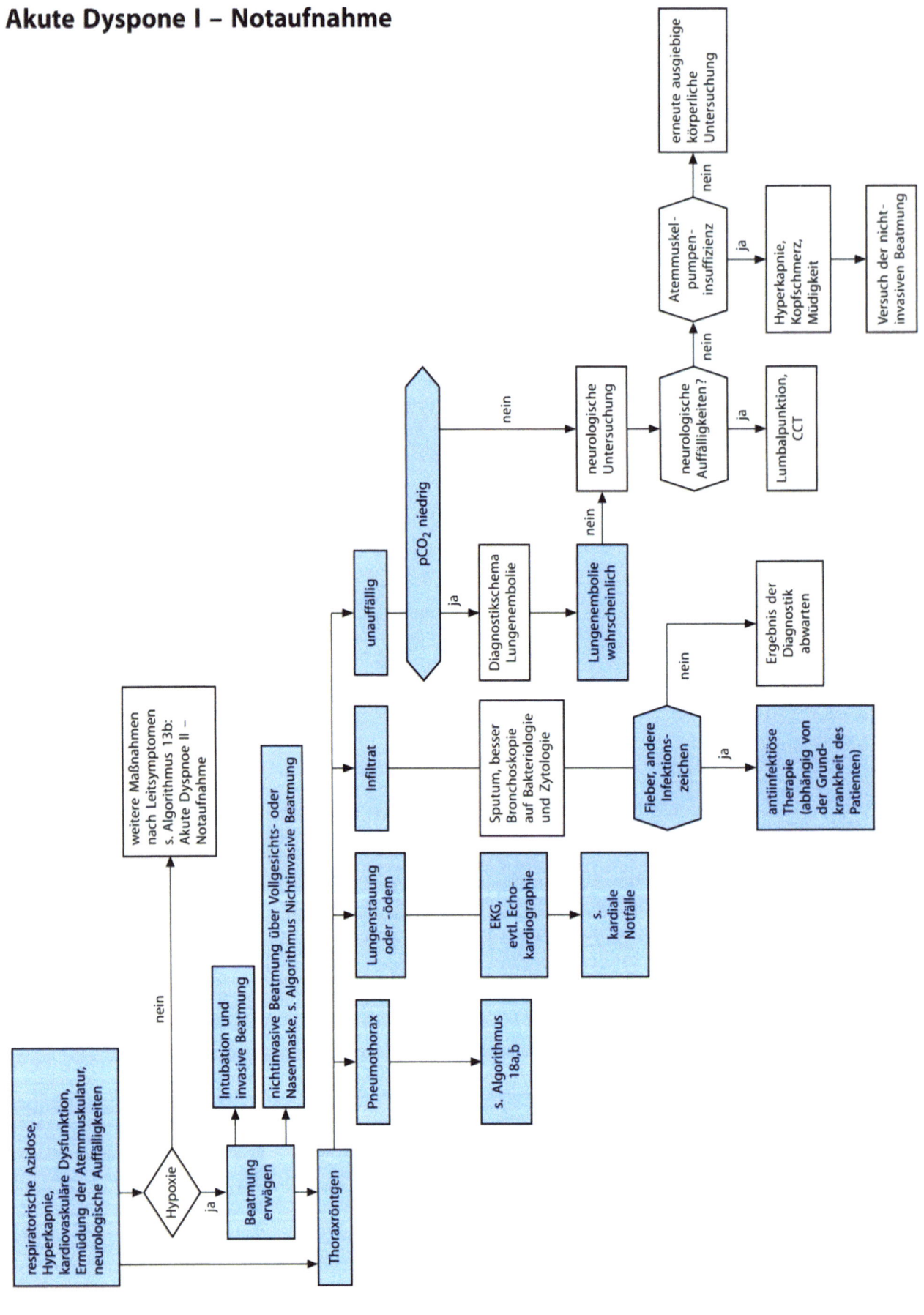

Akute Dyspnoe II – Notaufnahme

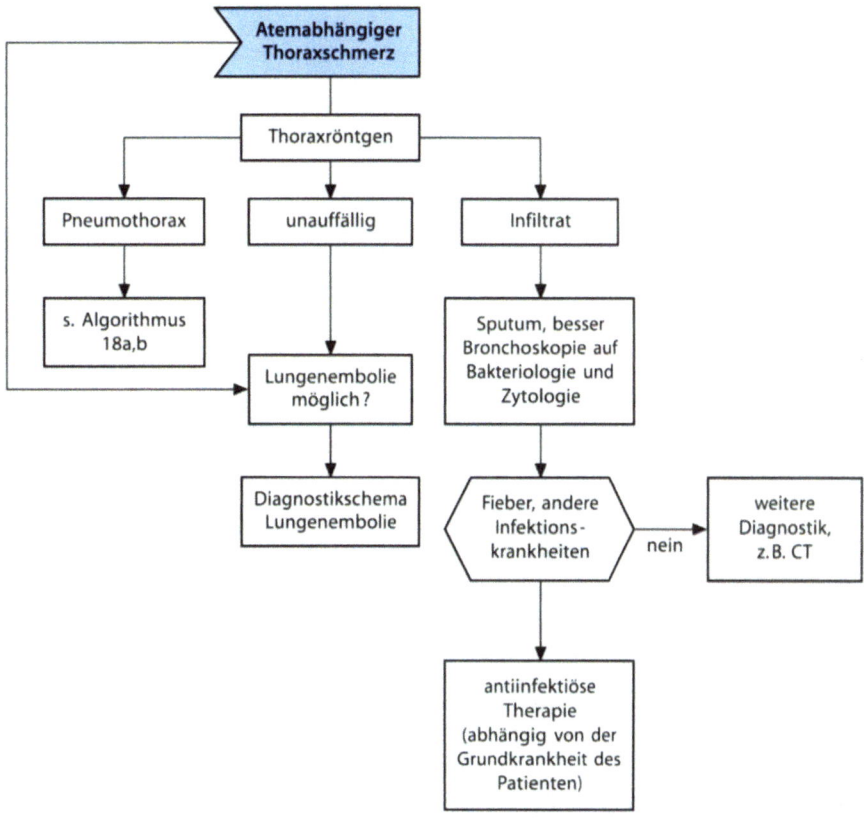

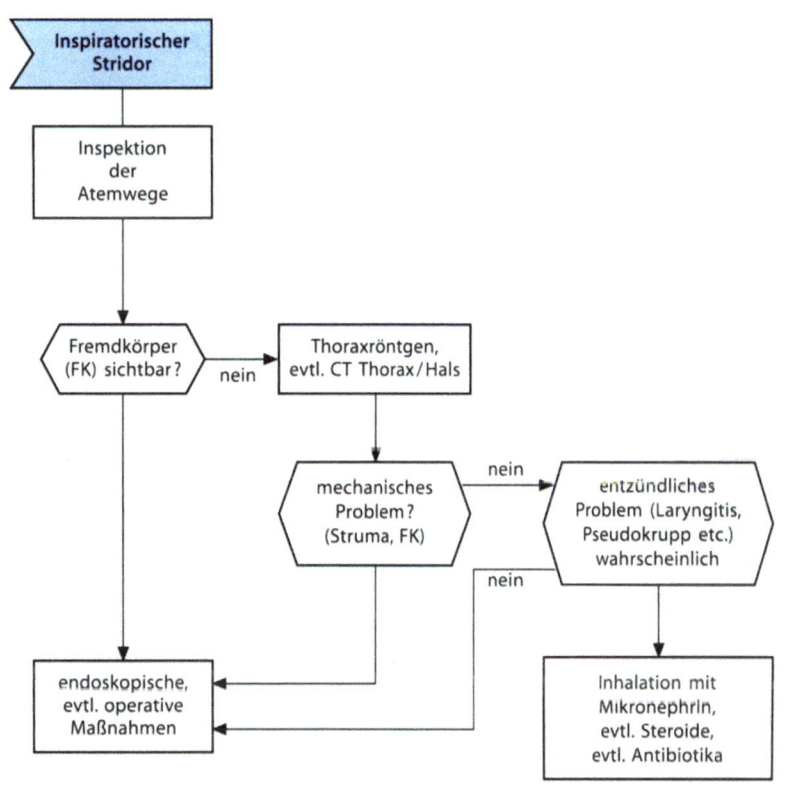

Akute Dyspnoe III – Notaufnahme

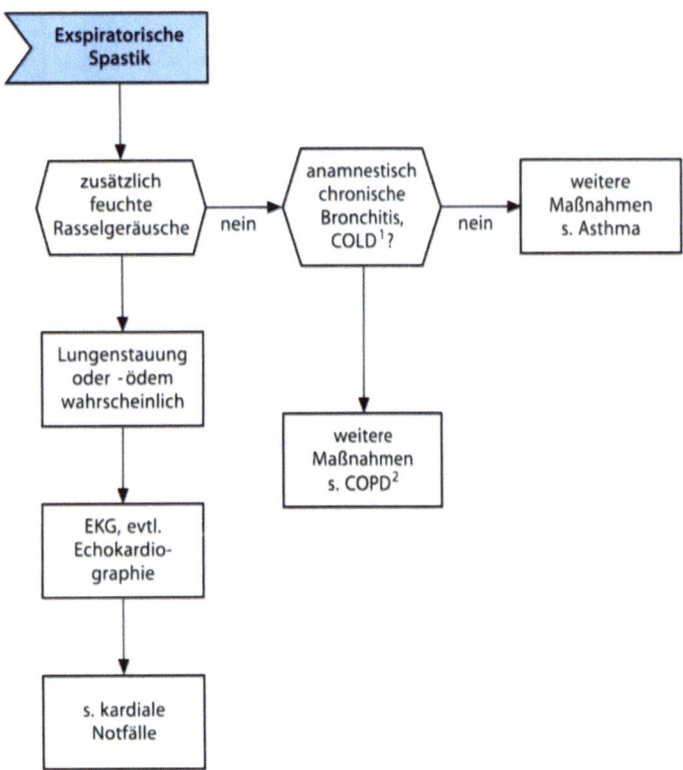

Akute Dyspnoe: Lungenembolie – Notaufnahme

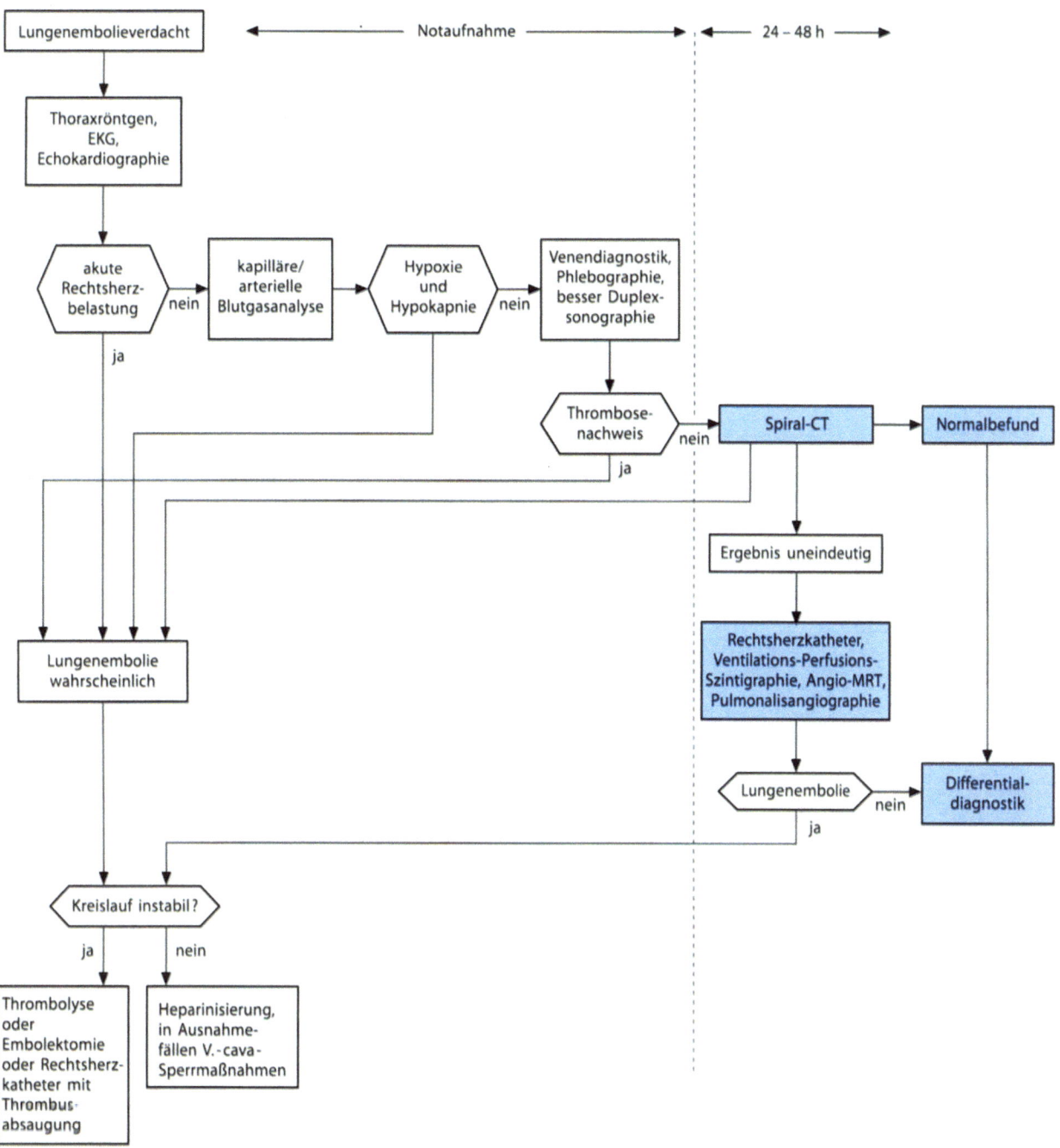

Akute Dyspnoe: Asthma bronchiale – Notaufnahme

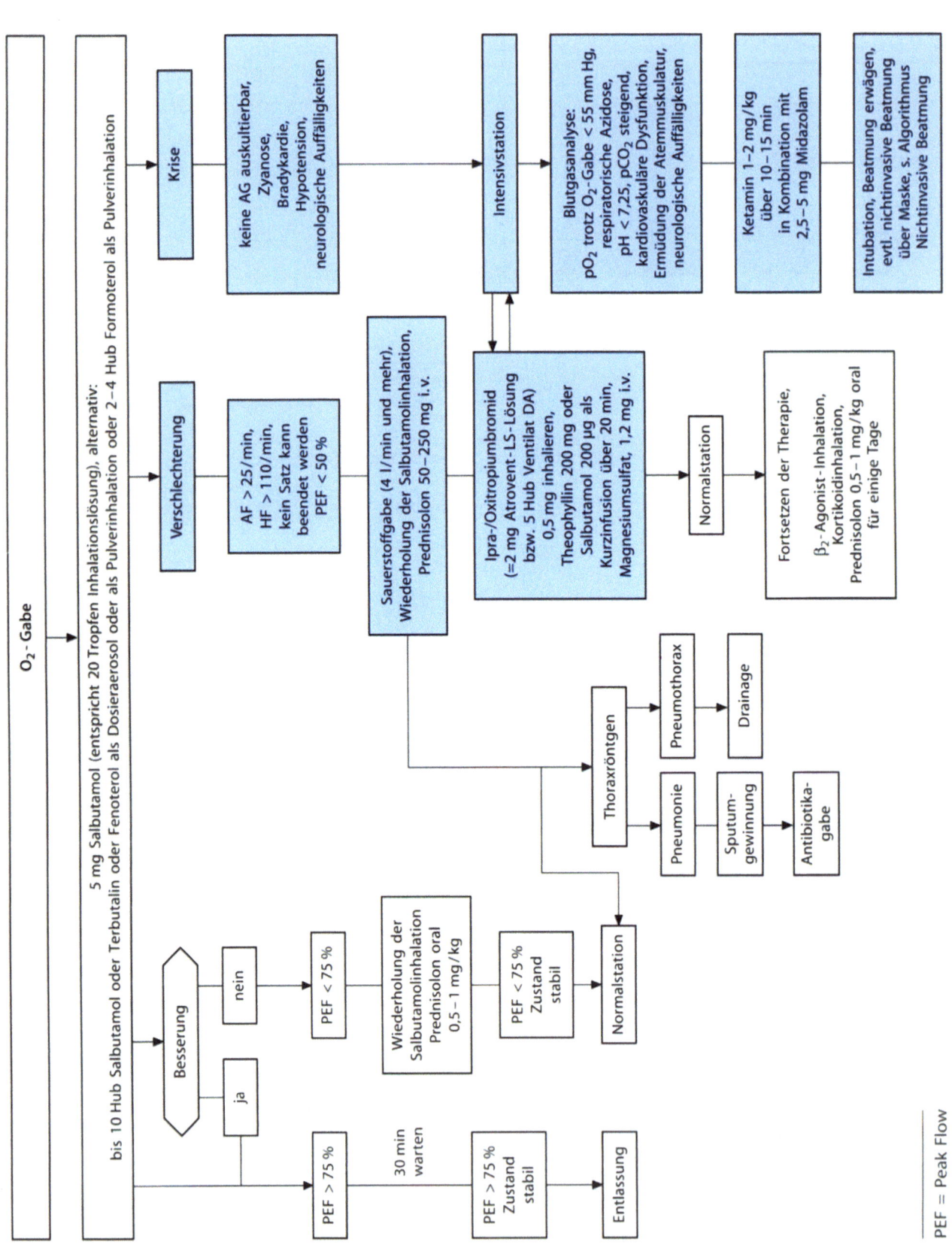

PEF = Peak Flow

Akute Dyspnoe: COPD[1] – Notaufnahme

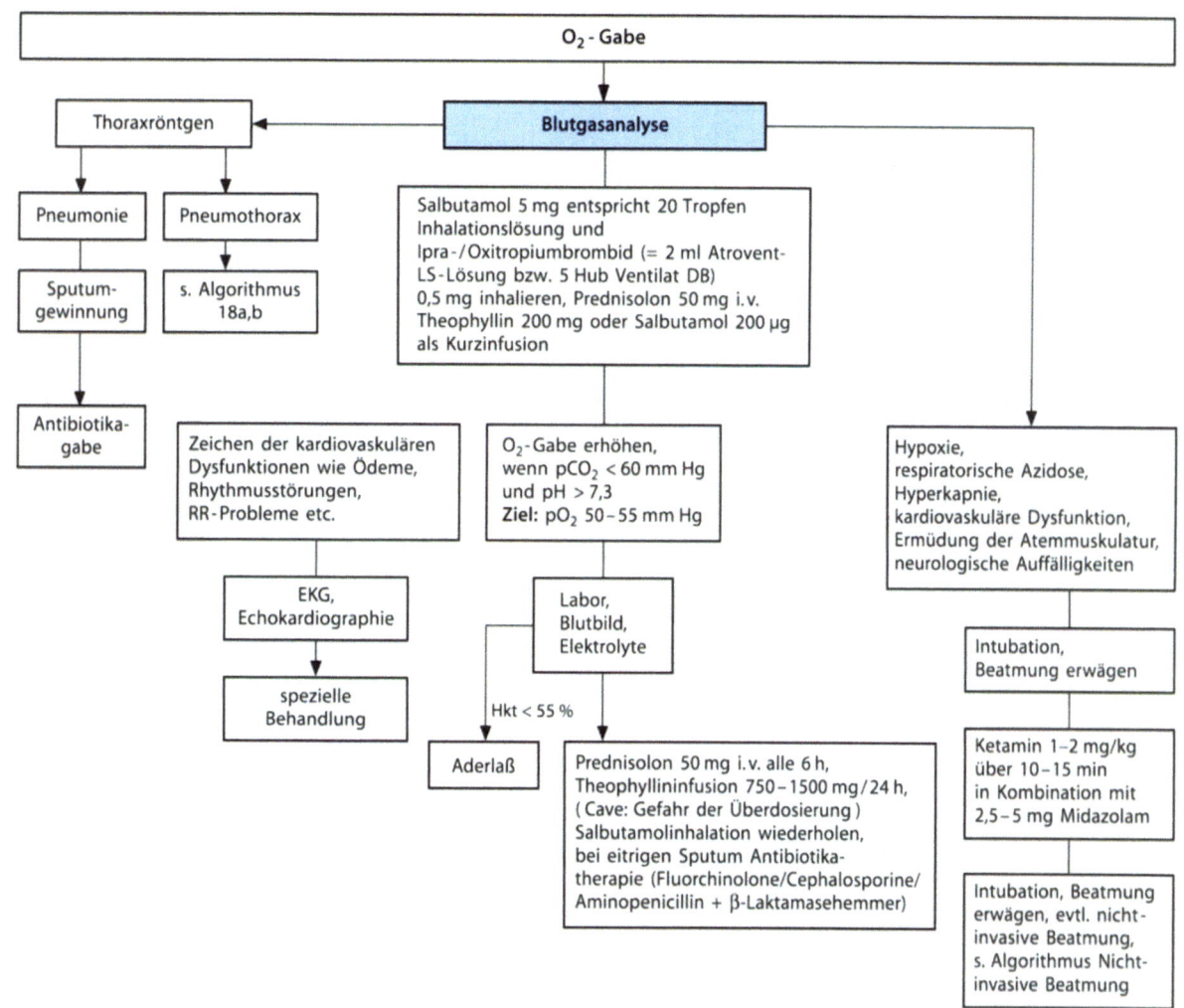

O₂-Gabe

Thoraxröntgen

Blutgasanalyse

Pneumonie

Pneumothorax

Salbutamol 5 mg entspricht 20 Tropfen
Inhalationslösung und
Ipra-/Oxitropiumbrombid (= 2 ml Atrovent-
LS-Lösung bzw. 5 Hub Ventilat DB)
0,5 mg inhalieren, Prednisolon 50 mg i.v.
Theophyllin 200 mg oder Salbutamol 200 µg
als Kurzinfusion

Sputum-
gewinnung

s. Algorithmus
18a,b

Antibiotika-
gabe

Zeichen der kardiovaskulären
Dysfunktionen wie Ödeme,
Rhythmusstörungen,
RR-Probleme etc.

O₂-Gabe erhöhen,
wenn $pCO_2 < 60$ mm Hg
und pH > 7,3
Ziel: pO_2 50–55 mm Hg

Hypoxie,
respiratorische Azidose,
Hyperkapnie,
kardiovaskuläre Dysfunktion,
Ermüdung der Atemmuskulatur,
neurologische Auffälligkeiten

EKG,
Echokardiographie

Labor,
Blutbild,
Elektrolyte

Intubation,
Beatmung erwägen

spezielle
Behandlung

Hkt < 55 %

Aderlaß

Prednisolon 50 mg i.v. alle 6 h,
Theophyllininfusion 750–1500 mg/24 h,
(Cave: Gefahr der Überdosierung)
Salbutamolinhalation wiederholen,
bei eitrigen Sputum Antibiotika-
therapie (Fluorchinolone/Cephalosporine/
Aminopenicillin + β-Laktamasehemmer)

Ketamin 1–2 mg/kg
über 10–15 min
in Kombination mit
2,5–5 mg Midazolam

Intubation, Beatmung
erwägen, evtl. nicht-
invasive Beatmung,
s. Algorithmus Nicht-
invasive Beatmung

[1] COPD: "Chronic obstructive pulmonary disease"

Nichtinvasive Beatmung

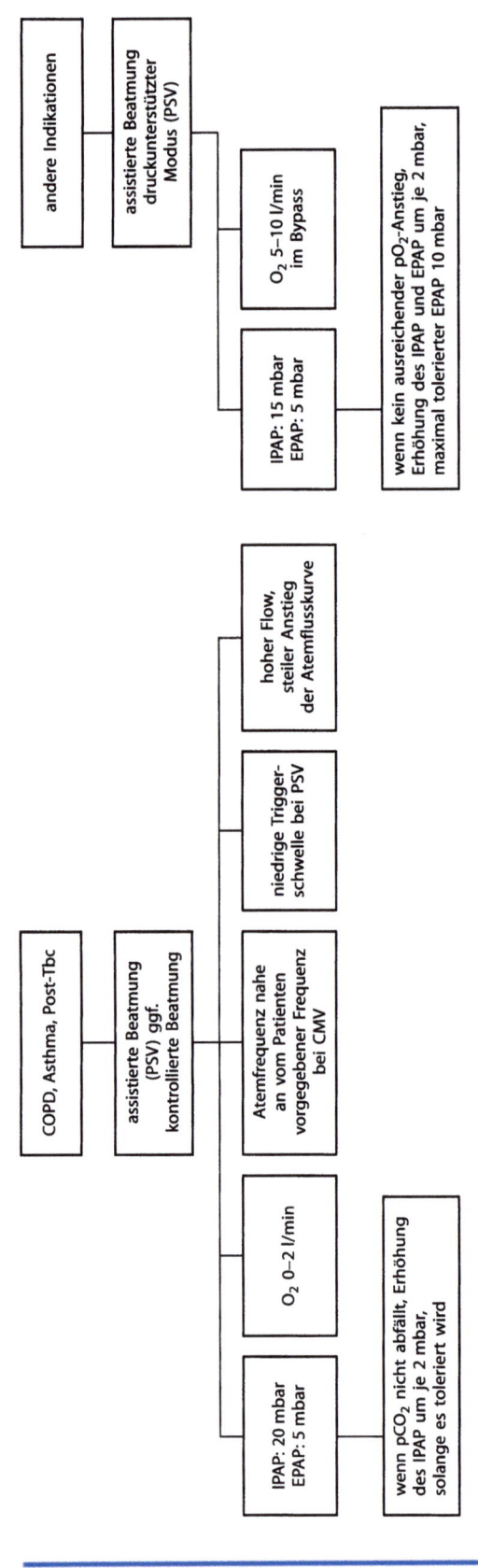

PSV = pressure support ventilation (ASB, AHD)
IPAP = inspiratorischer Druck
EPAP = exspiratorischer Druck (PEEP)

Anhang zum Algorithmus 17

Indikationen

- Exazerbation einer obstruktiven Atemwegserkrankung
- kardiogen bedingtes Lungenödem
- akute Verschlechterung einer neuromuskulären Erkrankung oder einer Wirbelsäulendeformität
- Post-Tuberkulose-Syndrom
- Thoraxtrauma oder andere Thoraxinstabilität

Kontraindikationen

- Atemstillstand
- Herz-/Kreislaufinstabilität (Herzinfarkt, kardiogener Schock, Hypotonie, maligne Herzrhythmusstörung)
- Bewußtseinseintrübung (Somnolenz → Koma)
- fehlende Mitarbeit des Patienten
- erhöhte Gefahr von Regurgitation und Aspiration (Schluckstörung, fehlender Hustenreflex)
- große Sputummengen

Abbruchkriterien

Hauptkriterien:
- Atemstillstand, Atempausen mit Bewußtseinsverlust oder Schnappatmung
- psychomotorische Agitation mit der Notwendigkeit der Sedierung
- Herzfrequenz < 50/min.
- hämodynamische Instabilität (RR mittel < 60 mmHg)

Nebenkriterien:
- Atemfrequenz > 35/min, Anstieg gegenüber Beginn der Beatmung
- pH < 7,30; Abfall während der Beatmung
- pO_2 > 40 mmHg trotz O_2 Gabe
- progredienter Bewußtseinsverlust
- Verschleimung, die mehrfach Bronchoskopien notwendig macht

Intubation immer bei Vorliegen eines Hauptkriteriums. Intubation nach 1-stündiger (COPD, Asthma, Post-Tbc) bzw. nach 15 minütiger (andere Indikationen) nichtinvasiver Beatmung beim Vorliegen zweier Nebenkriterien.

Großer Pneumothorax

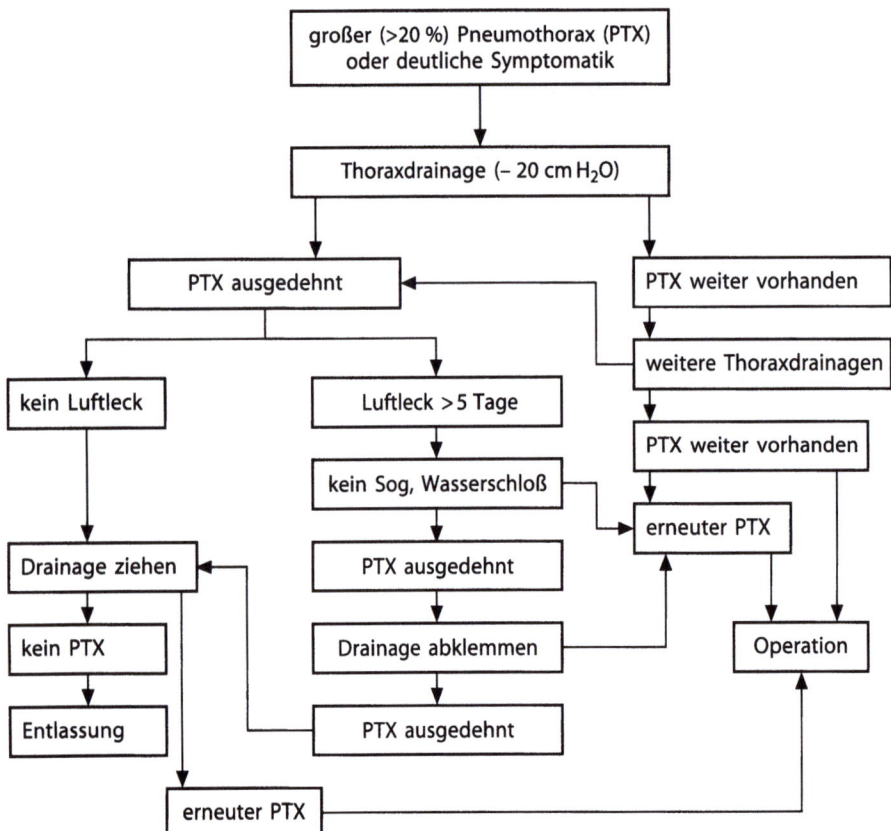

Kleiner Pneumothorax

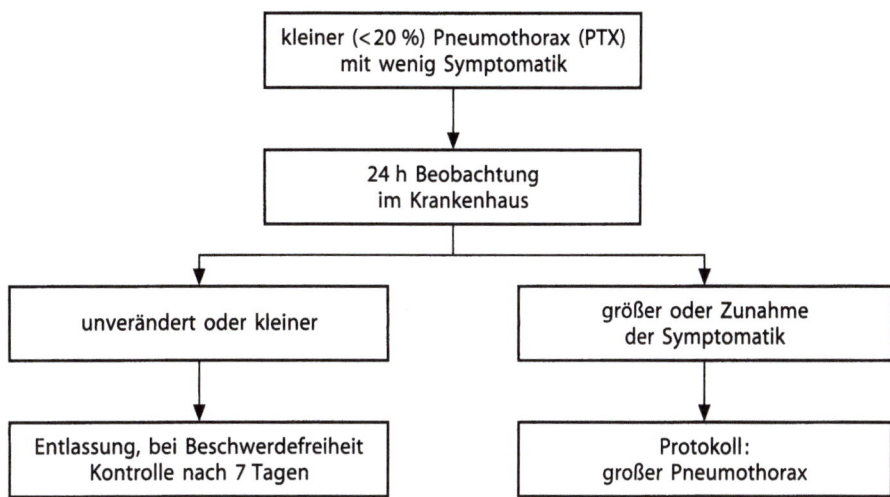

Kapitel 6

Kardiale Notfälle im präklinischen und klinischen Bereich

T. SCHNEIDER UND B. WOLCKE

Brustschmerz, Engegefühl, Dyspnoe

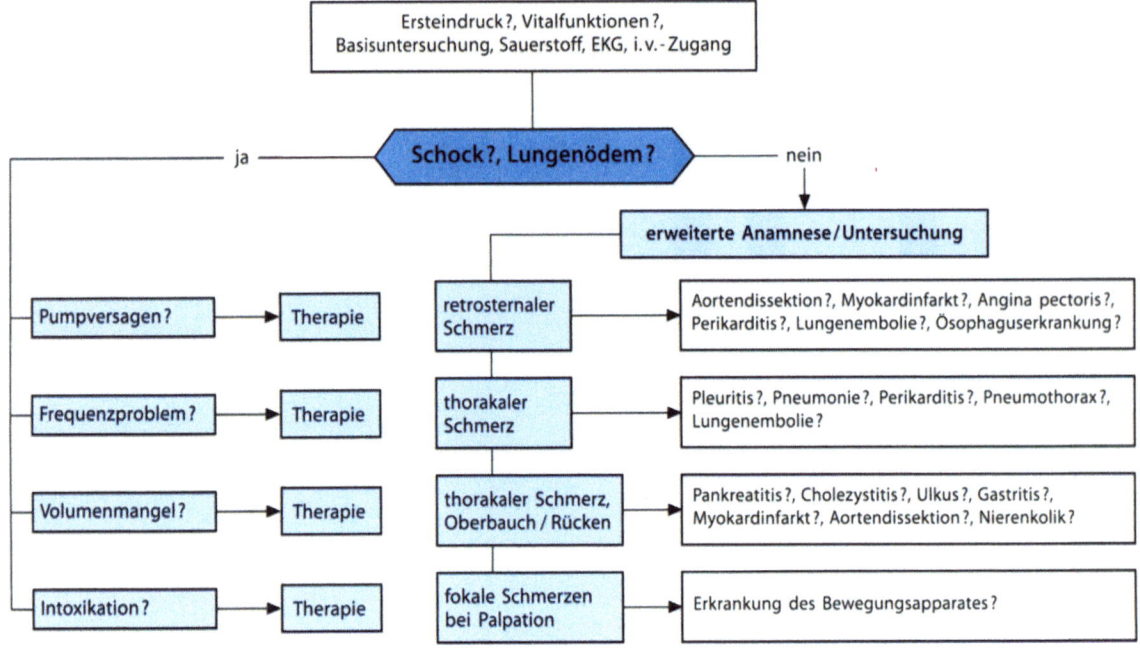

Angina pectoris, Myokardinfarkt

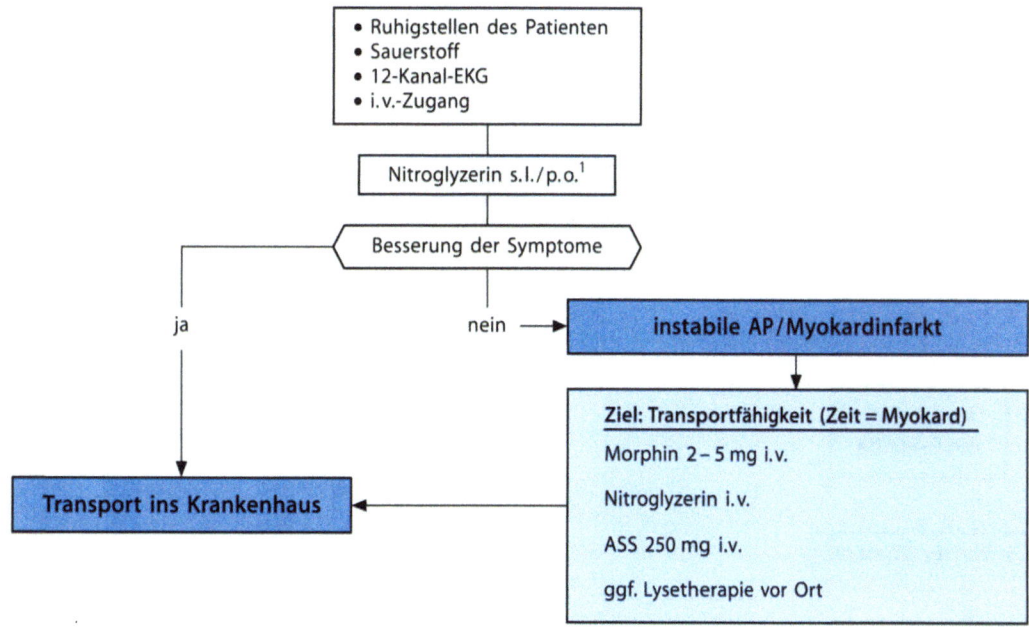

- Ruhigstellen des Patienten
- Sauerstoff
- 12-Kanal-EKG
- i.v.-Zugang

Nitroglyzerin s.l./p.o.[1]

Besserung der Symptome

ja

nein →

instabile AP/Myokardinfarkt

Ziel: Transportfähigkeit (Zeit = Myokard)

Morphin 2–5 mg i.v.

Nitroglyzerin i.v.

ASS 250 mg i.v.

ggf. Lysetherapie vor Ort

Transport ins Krankenhaus

---

[1] *Cave*: bei erniedrigten Blutdruckwerten (RR syst. <90 mmHg oder individueller Normaldruck deutlich überschritten).
Cave: bei Viagra-Einnahme innerhalb der letzten 24 h ist die Nitratgabe kontraindiziert.

Herzrhythmusstörungen

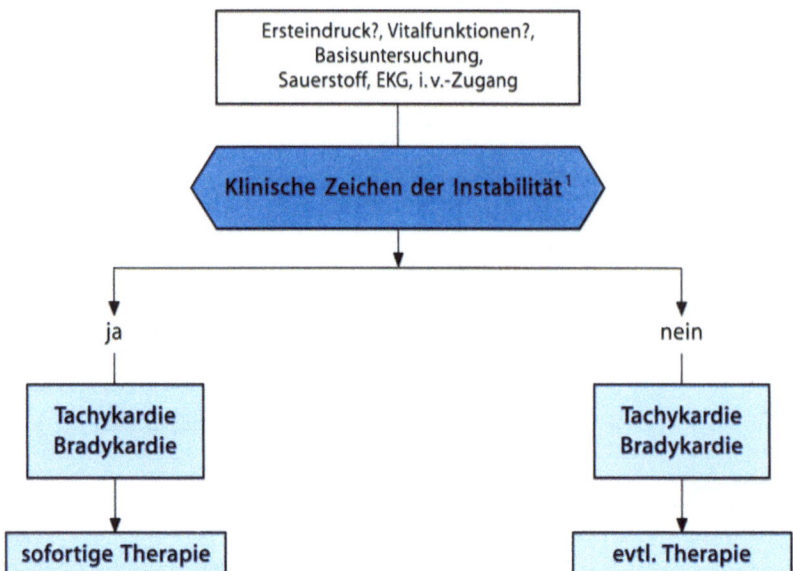

---

[1] Klinische Zeichen der Instabilität: – Hypotension (RR syst. <90 mmHg),
– Schock,
– Herzinsuffizienz,, PV-Stau,
– Stenokardien,
– Atemnot,
– Bewußtseinsstörungen,
– Herzfrequenz > 150/min,
– Herzfrequenz < 40/min.

Tachykardie mit schmalen Komplexen
(vermutete supraventrikuläre Tachykardie)

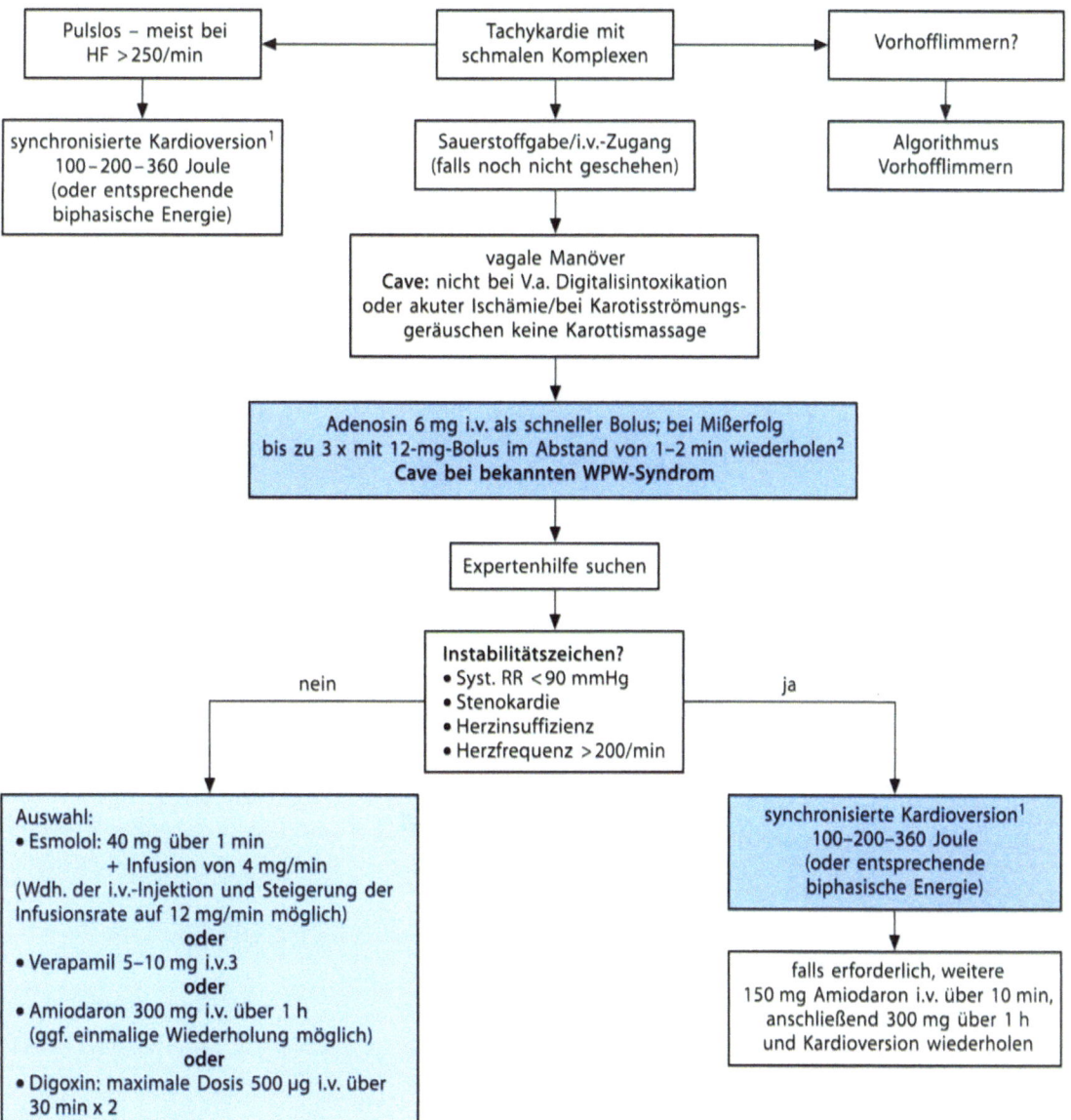

Dosierungen basieren auf einem Erwachsenen mit durchschnittlichem Körpergewicht.
[1] Kardioversion immer unter Sedierung/Kurznarkose.
[2] Theophyllin und verwandte Wirkstoffe blockieren den Effekt von Adenosin. Patienten
   mit Dipyridamol , Carbamazepintherapie oder denerviertem Herz haben einen
   verlängerten Effekt mit möglicherweise fatalem Ausgang (Asystolie).
[3] Nicht bei Patienten mit Betablockertherapie

Vorhofflimmern

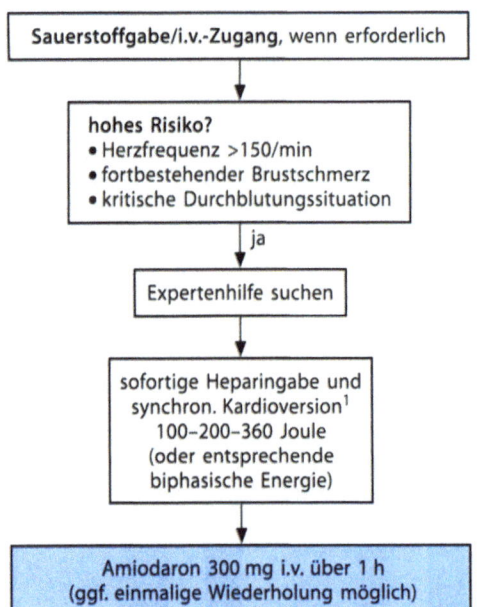

Sauerstoffgabe/i.v.-Zugang, wenn erforderlich

hohes Risiko?
- Herzfrequenz >150/min
- fortbestehender Brustschmerz
- kritische Durchblutungssituation

ja

Expertenhilfe suchen

sofortige Heparingabe und
synchron. Kardioversion[1]
100–200–360 Joule
(oder entsprechende
biphasische Energie)

Amiodaron 300 mg i.v. über 1 h
(ggf. einmalige Wiederholung möglich)

Dosierungen basieren auf einem Erwachsenen mit durchschnittlichem Körpergewicht
[1] Kardioversion immer unter Sedierung/Kurznarkose

Tachykardie mit breiten Komplexen

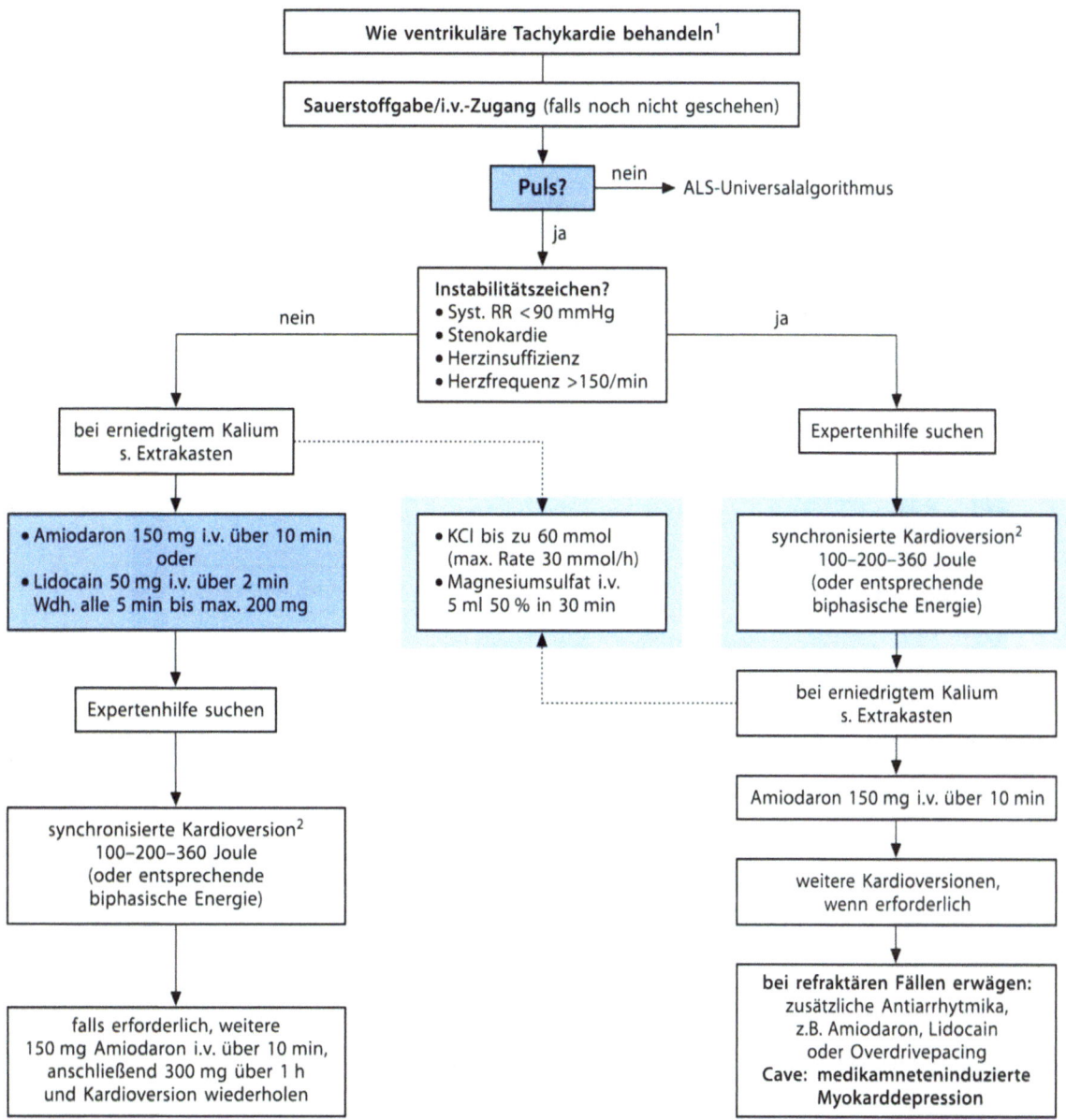

Wie ventrikuläre Tachykardie behandeln[1]

Sauerstoffgabe/i.v.-Zugang (falls noch nicht geschehen)

Puls? → nein → ALS-Universalalgorithmus

ja

Instabilitätszeichen?
• Syst. RR <90 mmHg
• Stenokardie
• Herzinsuffizienz
• Herzfrequenz >150/min

nein   ja

bei erniedrigtem Kalium
s. Extrakasten

Expertenhilfe suchen

• Amiodaron 150 mg i.v. über 10 min
  oder
• Lidocain 50 mg i.v. über 2 min
  Wdh. alle 5 min bis max. 200 mg

• KCl bis zu 60 mmol
  (max. Rate 30 mmol/h)
• Magnesiumsulfat i.v.
  5 ml 50 % in 30 min

synchronisierte Kardioversion[2]
100–200–360 Joule
(oder entsprechende
biphasische Energie)

Expertenhilfe suchen

bei erniedrigtem Kalium
s. Extrakasten

synchronisierte Kardioversion[2]
100–200–360 Joule
(oder entsprechende
biphasische Energie)

Amiodaron 150 mg i.v. über 10 min

falls erforderlich, weitere
150 mg Amiodaron i.v. über 10 min,
anschließend 300 mg über 1 h
und Kardioversion wiederholen

weitere Kardioversionen,
wenn erforderlich

bei refraktären Fällen erwägen:
zusätzliche Antiarrhytmika,
z.B. Amiodaron, Lidocain
oder Overdrivepacing
Cave: medikamneteninduzierte
Myokarddepression

Dosierungen basieren auf einem Erwachsenen mit durchschnittlichem Körpergewicht.
[1] Torsade de Pointes: Magnesium i.v. oder Overdrivepacing.
[2] Kardioversion immer unter Sedierung/Kurznarkose.

Bradykardie

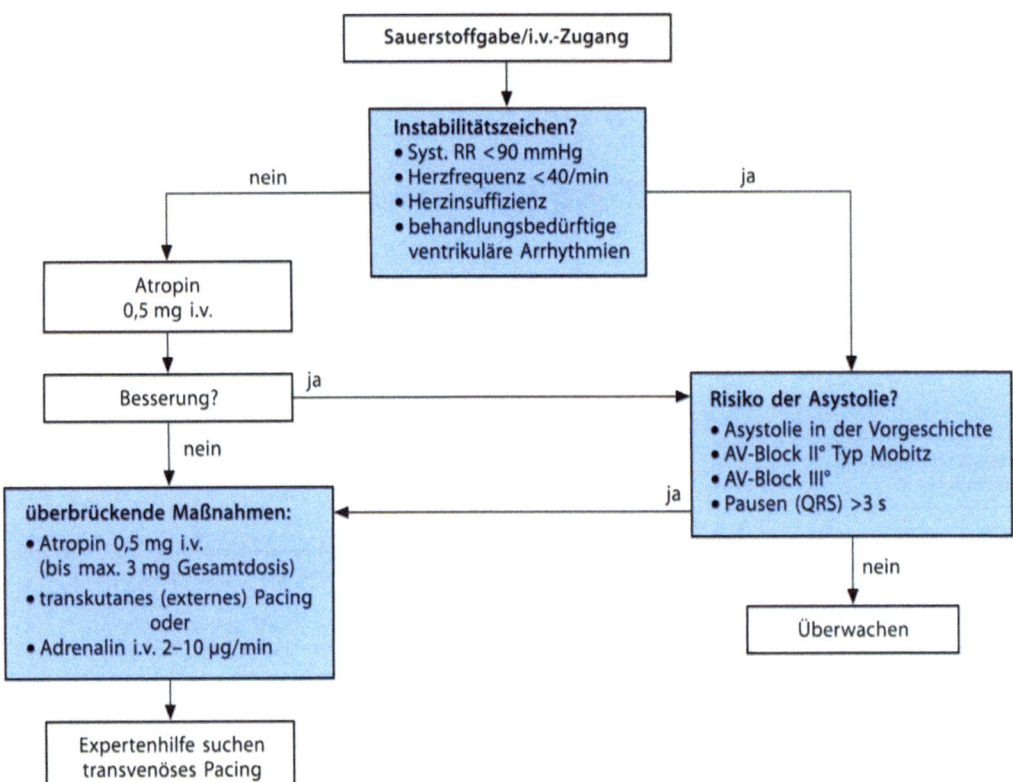

Kardioversion

Vorbereitung
- Sauerstoffgabe
- venöser Zugang
- Intubations- und Absaugbereitschaft
- Reanimationsbereitschaft (Adrenalin, ausreichend Personal)
- Medikamente aufziehen (Sedierung/ Adrenalin etc.

Sedierung

z.B. Etomidat, Midazolam, Diazepam, evtl. in Verbindung mit einem Opiat

synchronisierte Kardioversion
100, 200, 360 Joule[1]

Falls Verzögerungen bei der Synchronisation auftreten oder der Zustand des Patienten sich verschlechtert: sofortiger unsynchronisierter Schock.

[1] oder entsprechende Energie bei biphasischer Kardioversion.

Auffinden einer leblosen Person - Basismaßnahmen

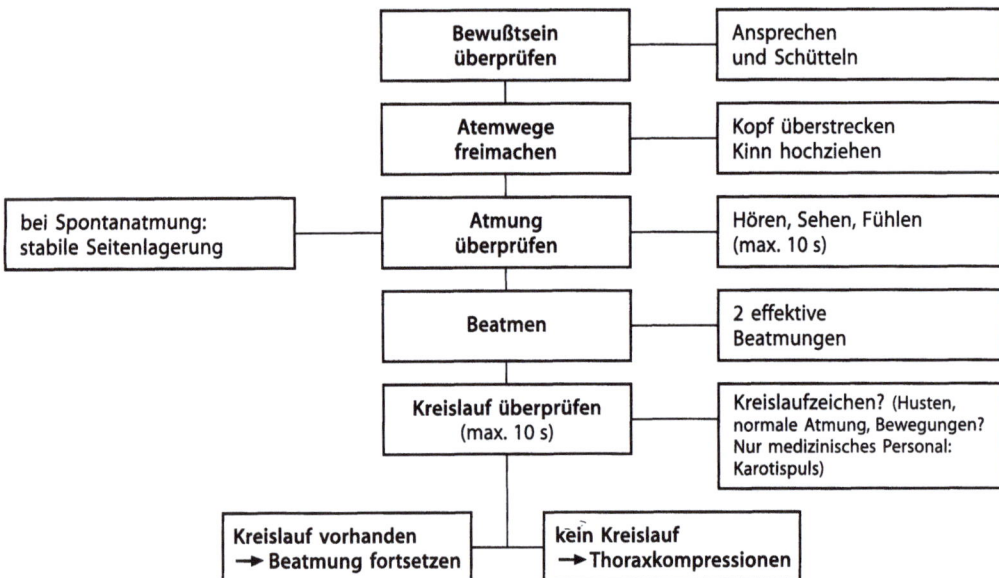

<table>
<tr><td>Bewußtsein überprüfen</td><td>Ansprechen und Schütteln</td></tr>
<tr><td>Atemwege freimachen</td><td>Kopf überstrecken Kinn hochziehen</td></tr>
<tr><td>bei Spontanatmung: stabile Seitenlagerung | Atmung überprüfen</td><td>Hören, Sehen, Fühlen (max. 10 s)</td></tr>
<tr><td>Beatmen</td><td>2 effektive Beatmungen</td></tr>
<tr><td>Kreislauf überprüfen (max. 10 s)</td><td>Kreislaufzeichen? (Husten, normale Atmung, Bewegungen? Nur medizinisches Personal: Karotispuls)</td></tr>
</table>

Kreislauf vorhanden → Beatmung fortsetzen

kein Kreislauf → Thoraxkompressionen

Thoraxkompressionen: Druckpunkt aufsuchen,
Brustkorb 4–5 cm tief eindrücken,
100 Kompressionen/min,
Belastung : Entlastung = 1:1,
15 Thoraxkompressionen : 2 Beatmungen (Ein- und Zweihelfermethode).

Erweiterte lebensrettende Maßnahmen

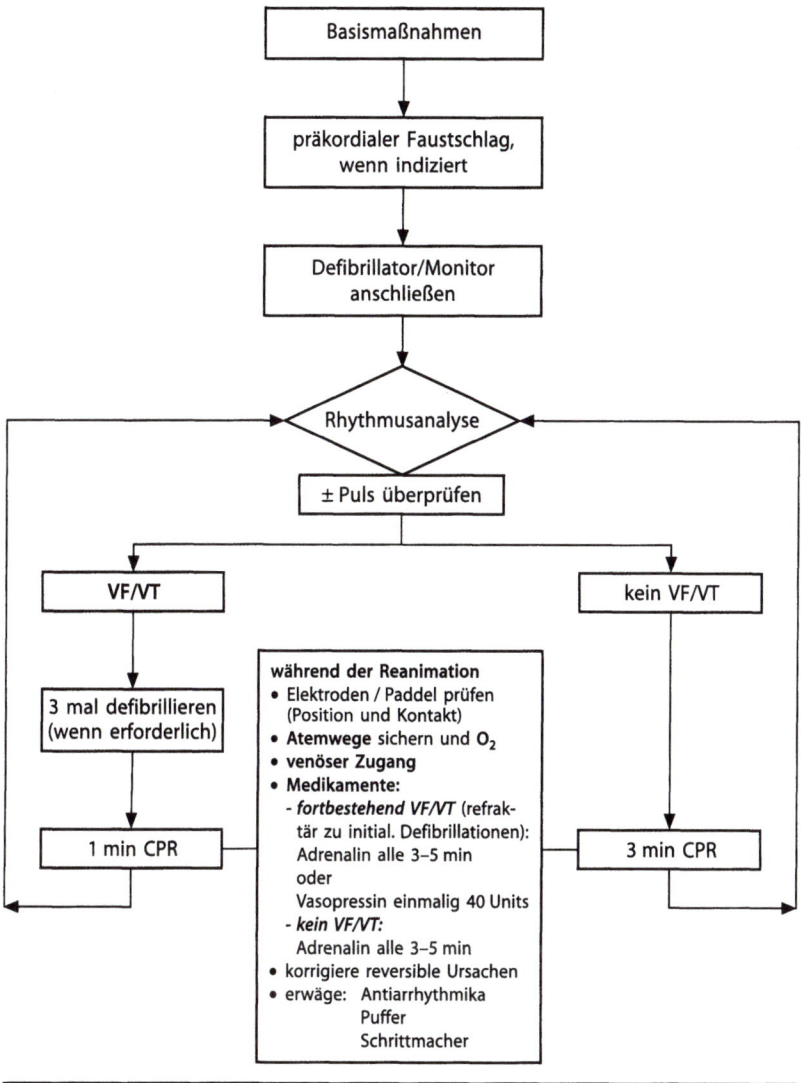

potentiell reversible Ursachen:
- Hypoxie
- Hypovolämie
- H+-Ionen (Azidose)
- Hyper-/Hypokaliämie/metabolische Ursachen
- Hypothermie

- Tabletten (Intoxikation)
- Tamponade (Herzbeutel)
- Tension Pneum. (Spannungspneumothorax)
- Thrombose koronar (akutes Koronarsyndrom)
- Thrombose pulmonal (Lungenembolie)

VF (Kammerflimmern = „ventricular fibrillation")/VT (pulslose ventrikuläre Tachykardie)

Defibrillation: 200 200–360 Joule (oder entsprechende Energie bei biphasischer Defibrillation)

Adrenalin: 1 mg intravenös (unverdünnt; mit 20 ml Infusion nachspülen) alternativ 3 mg
tief endobronchial (3 mg + 7 ml NaCl 0,9%)

Literatur

American Heart Association in collaboration with the International Liason Committee on Resuscitation (ILCOR) (2000) International guidelines 2000 for cardiopulmonary resuscitation and emergency cardiovascular care – A consensus on science. Resuscitation 46

Handley A, Monsieurs K, Bossaert L (2001) ERC guidelines for adult basic life support. Resuscitation 48: 199–205

Latorre F de, Nolan J, Robertson C, Chamberlain D, Baskett P (2001) ERC guidelines for adult advanced life support. Resuscitation 48: 211–221

Kapitel 7

Zirkulatorische Notfälle im präklinischen Bereich

B. EBERLE

Hinweise

Im deutschen und in vielen europäischen Rettungssystemen findet der Erst-kontakt des Patienten mit einem notfallmedizinisch qualifizierten Arzt bereits in der Prähospitalphase statt.

Eine Vitalgefährdung aufgrund von Zirkulationsstörungen tritt hier fachüber-greifend als Komponente oder Endzustand zahlreicher Notfallszenarien auf. Auf-bau und Abfolge der Algorithmen sind deshalb so strukturiert, dass unabhängig von jeder Vorinformation über das Notfallgeschehen zunächst die Maßnahmen und Entscheidungen mit der höchsten vitalen und zeitlichen Priorität durchlau-fen werden.

Dieser Standardzugang zum Notfallpatienten (Ersteindruck, Sofortmaßnah-men) beinhaltet, daß bereits simultan mit der Erkennung einer Bedrohung der Vitalfunktionen die lebensrettenden Sofortmaßnahmen eingeleitet werden.

Im weiteren Verlauf der Erstversorgung fließen fortlaufend detailliertere anamnestische und diagnostische Informationen in die Therapieentscheidun-gen ein. Die individuelle Antwort des Patienten auf Therapiemaßnahmen liefert zusätzliche wichtige Beiträge zur Notfalldiagnose.

Auf jeder Stufe wird vorausgesetzt, daß alle erforderlichen Entscheidungen und Maßnahmen der vorangegangenen Stufen bereits vorgenommen bzw. ein-geleitet sind.

Während der Therapie werden die Vitalfunktionen weiterhin kontinuierlich klinisch und im Verlauf auch apparativ überwacht. Ihre Sicherung hat jederzeit Priorität, etwa bei ihrer Verschlechterung im Laufe der Erstversorgung oder aber auch zur Herstellung der Transportfähigkeit.

Die im folgenden aufgeführten Algorithmen zur präklinischen Versorgung zirkulatorisch bedingter Vitalgefährdungen orientieren sich, soweit möglich, an aktuellen Empfehlungen und Leitlinien der Wissenschaftlichen Medizinischen Fachgesellschaften, der American Heart Association und des European Resu-scitation Council sowie an Metaanalysen und Übersichten der Cochrane Col-laboration zu einschlägigen Fragestellungen.

Ersteindruck, Sofortmaßnahmen

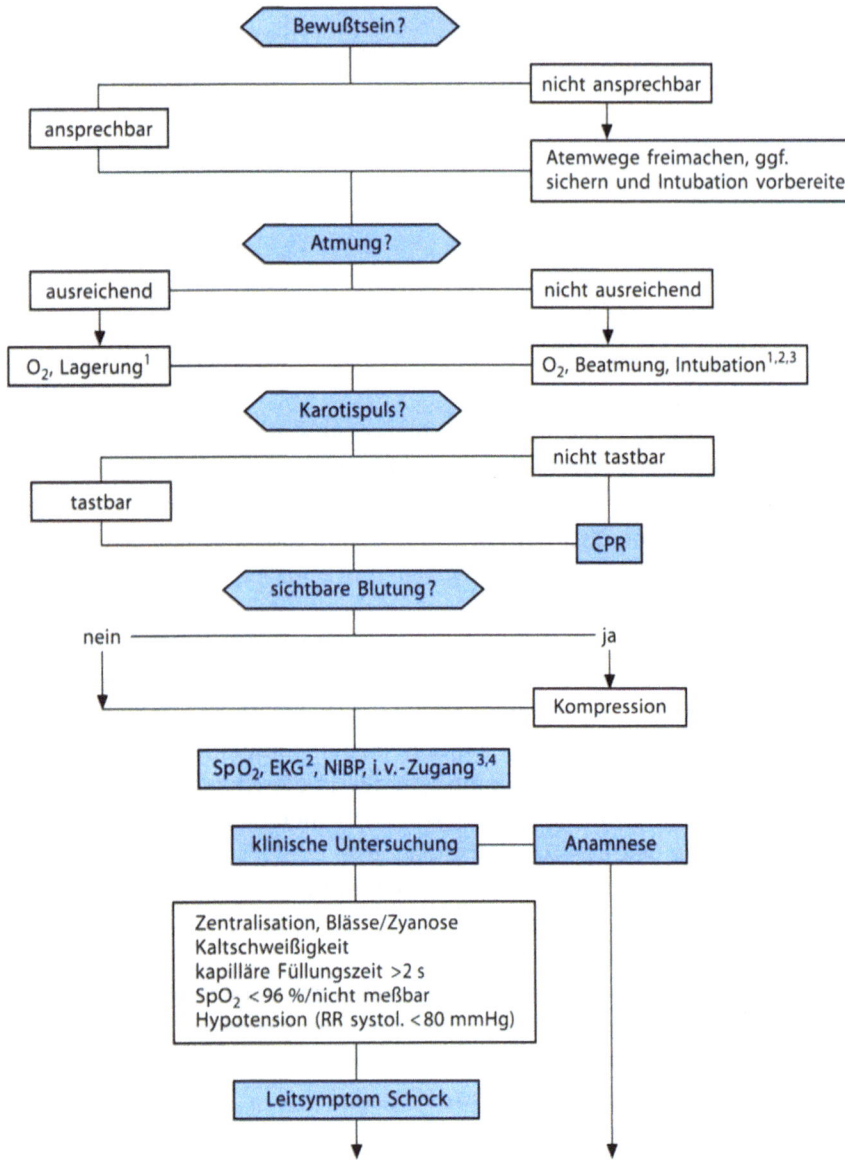

³ Monitoring:
obligat
- ZNS: GCS, Pupillenstatus, Motorik, Schmerzen
- Atemfrequenz
- Pulsfrequenz
- transkutane Sauerstoffsättigung (Pulsoximetrie, S_pO_2)
- automatisch-nichtinvasiv gemessener Blutdruck (NIBP)
- Monitor-EKG
- diagnostisches 12-Kanal-EKG (nach [4])
- endtidales CO_2 nach Intubation zum Nachweis der intratrachealen Tubuslage nach [4]
- Blutglukose (Teststreifen)
fakultativ
- ST-Segment-Analyse (kontinuierlich)

⁴ IV: peripherer Venenzugang; nach Punktion obligate Blutglukosebestimmung mittels Teststreifen aus einem Blutstropfen. Zentrale Zugänge sind präklinisch nur in Ausnahmefällen indiziert (z. B. ausgedehnte Verbrennung, extreme Adipositas).

---

¹ HWS-Immobilisation: Bei V. a. Verletzungen der Halswirbelsäule (z.B. Hochgeschwindigkeitsunfall, Polytrauma, stumpfes Trauma kranial der Claviculae) sollen Kopf und HWS bei allen Maneuvern zunächst manuell in Neutralposition fixiert werden, bis ein semirigider Stützkragen angelegt werden kann [3, 8]. Eindeutige Daten prospektiver kontrollierter randomisierter Studien zur Effektivität der WS-Immobilisationsstrategien hinsichtlich Morbidität und Mortalität bei Traumapatienten fehlen allerdings [17].

² Die definitive Atemwegssicherung durch orotracheale Intubation, gefolgt von kontrollierter Beatmung mit $F_IO2 = 1,0$ und PEEP = 5 mbar, kann ab Beginn dieses Algorithmus jederzeit indiziert sein, so z. B. bei schwerer Bewußtseinsstörung und fehlenden Schutzreflexen (GCS <9), akuter respiratorischer Insuffizienz (S_pO2 <90 %), Polytrauma, instabilem Thorax, protrahiertem und auf Volumengabe nicht ansprechenden Schockzustand, oder CPR.

Leitsymptom Hypotension, Schock

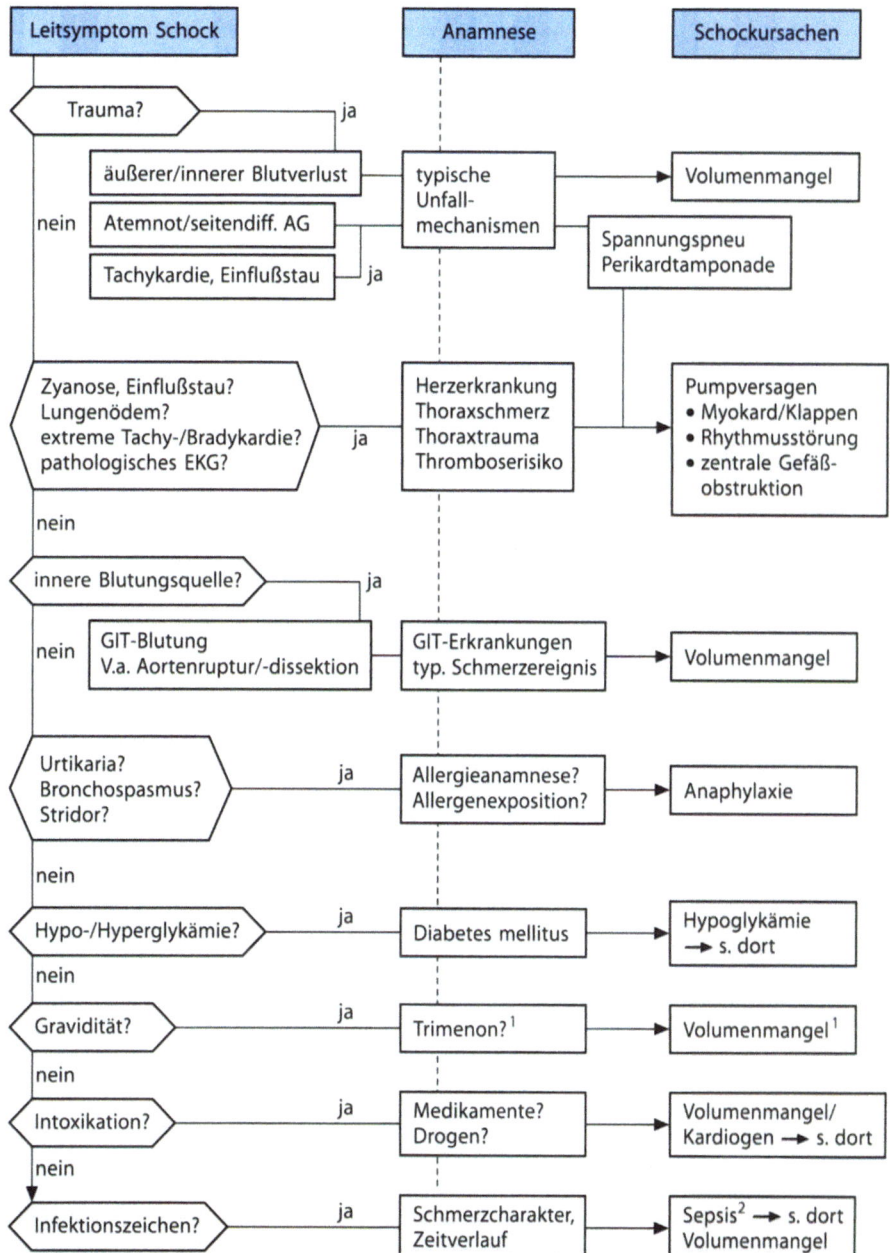

¹ Gravidität: Vorwiegend im 1. Trimenon: Blutung durch Extrauteringravidität mit konsekutivem Volumenmangelschock. Präklinische Therapie s. Volumenmangelschock. Ab 20. Schwangerschaftswoche und mit zunehmender Häufung im 3. Trimenon: Aortokavales Kompressionssyndrom. Präklinisch Linksseitenlagerung, O2, i.v. Zugang, Volumensubstitution. Vorwiegend im 3. Trimenon: Abruptio placentae mit Volumenmangelschock, disseminierter intravasaler Gerinnung, fetaler Hypoxie. Präklinisch Linksseitenlagerung, O2, i.v. Zugang, Volumensubstitution

² Septischer Schock: Präklinisch bei Verdacht auf septische Schockursache Kombination von Volumenersatz (1-2 l) mit Katecholamintherapie (Dopamin 4-10 µg/kg*min, Adrenalin 0,05 - 0,2 µg/kg*min oder Noradrenalin 0,03 - 1 µg/kg*min) (4).

Volumenmangelschock

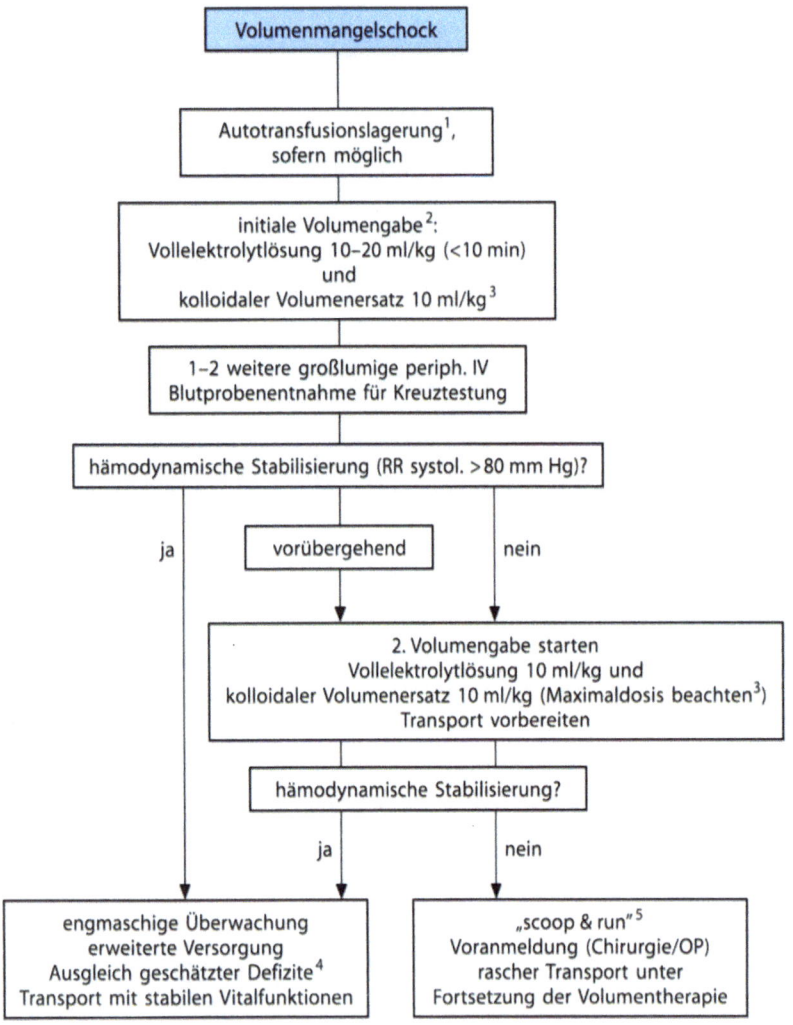

---

[1] Hochlagerung der Beine bei Horizontallage des Rumpfes. Der Autotransfusionseffekt ist nur bei milder bzw. relativer Hypovolämie ausreichend wirksam. Die Kopftieflagerung (Ganzkörperschräglage) hat, bei gleicher oder geringerer Wirksamkeit, potentiell unerwünschte Nebenwirkungen (Hirndruckanstieg, Tubusverlagerung, Verschlechterung der Atmungsmechanik, gastroösophageale Regurgitation) [27].

[2] Der präklinische Beginn der Volumenersatztherapie wird in Rettungssystemen mit entsprechend ausgebildetem Personal (arztbesetzte Rettungsmittel) für grundsätzlich sinnvoll gehalten („opinion-based evidence"; [11, 14]). Die Dosierungsangabe pro kg KG erleichtert eine Bedarfsberechnung bei Erwachsenen und Kindern. Alle Lösungen sind möglichst angewärmt zu infundieren. Allerdings existieren bislang keine randomisierten kontrollierten Studien, welche den Nutzen einer frühen oder hochvolumigen intravenösen Flüssigkeitstherapie bei unkontrollierter Blutung belegen. Es besteht weiterhin Unklarheit über die beste Volumenersatzstrategie bei Trauma [18].

---

3 Für die Initialphase des hämorrhagisch-traumatischen Schocks (Trauma, Verbrennung, postoperativ) sind eindeutige Vorteile einer der beiden Lösungsklassen (kristalloid vs. kolloidal) bisher nicht belegt [2, 12, 25].

Bei kristalloiden Lösungen ist Ringer-Laktat Mittel der ersten Wahl vor physiologischer Kochsalzlösung; hohe Volumina kaliumfreier Kristalloidlösung verstärken die bei Schockpatienten ohnehin ausgeprägte extrazelluläre Hypokaliämie.

Bei kolloidalen Lösungen sind spezifische Kontraindikationen und Nebenwirkungen (Allergien, Beeinflussung des Gerinnungssystems, Speicherung) sowie Vorsichtsmaßnahmen (Haptenprophylaxe bei Dextran; Einhaltung der Maximaldosierungen) zu berücksichtigen.

Für hypertone Kochsalzlösungen bei Hypovolämie mit oder ohne Schädel-Hirn-Trauma (Trauma, Verbrennung, postoperativ) sind auf der Basis der derzeitigen Studien keine Vorteile nachweisbar, aber auch nicht auszuschließen [7]. Hyperton-hyperonkotische Lösungen (z. B. Hyperhes Fresenius; RescueFlow BioPhausia) sind für die Indikationen "Präklinische Behandlung bei traumatischem hämorrhagischem Schock", "septischer Schock" und "Steigerung des zerebralen Perfusionsdruckes bei Polytrauma" in Deutschland zugelassen. Eine Verbesserung der Behandlungsergebnisse ist noch nicht zuverlässig nachgewiesen.

Vasopressoren sind im einfachen Volumenmangelschock - außer in Reanimationssituationen - nicht sinnvoll. Bei hyperdynamen Schockformen (Sepsis, spinaler Schock) wird allerdings neben der Volumengabe meist eine Erhöhung des pathologisch erniedrigten periphervaskulären Widerstands mit Dopamin bzw. Noradrenalin notwendig [20].

Antischockhosen (PASG, MAST): Ihr Nutzen hinsichtlich Morbidität und Mortalität bei Traumapatienten bleibt unbewiesen [10]. Kontraindikationen sind schwere Verletzungen außerhalb des Anzugs; Dyspnoe, Lungenödem; V.a. Zwerchfellruptur [3]. Der Zeitaufwand des Anlegens kann die Volumentherapie verzögern. Möglicherweise verlängert sich sogar die Dauer des Intensivstations- und Krankenhausaufenthalts [10]. Ihr Einsatz wird deshalb nicht empfohlen.

4 Ersatz des geschätzten akuten Blutverlusts kann mit Ringer-Lösung ungefähr im Verhältnis 1:3, mit Kolloiden etwa im Verhältnis 1:1 erfolgen; darüber hinaus sind dem Ausgleich weiterlaufender Verluste, dem Ausgleich vorbestehender Defizite sowie der Deckung des Erhaltungsbedarfes Rechnung zu tragen.

5 „Scoop & Run" („Einpacken, Abhauen"): Bei andauernden, massiven, präklinisch offensichtlich nicht beherrschbaren Volumenverlusten sind die Überlebensergebnisse besser, wenn am Notfallort keine weitere Zeit (möglichst nicht mehr als 10 min) verlorengeht, sondern stattdessen so rasch wie möglich die operative Blutstillung und Versorgung angestrebt wird [11, 15].

Pumpversagen – "low cardiac output"

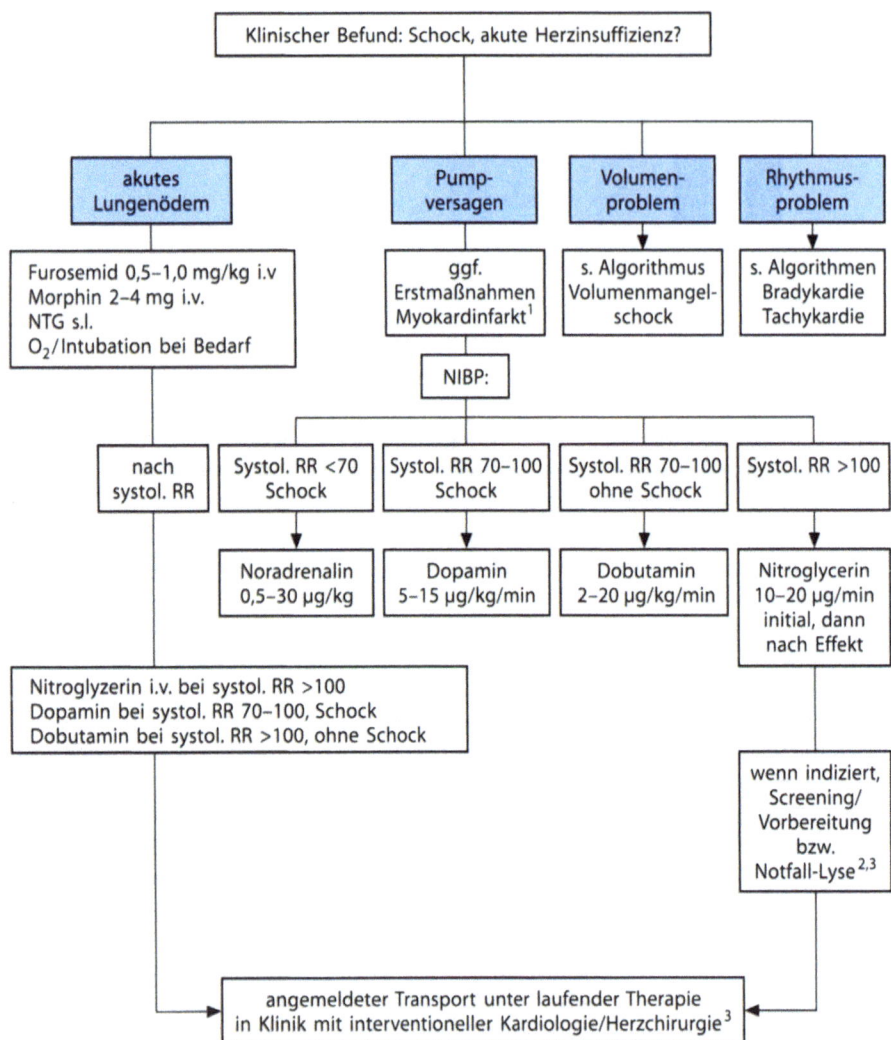

Klinischer Befund: Schock, akute Herzinsuffizienz?

| akutes Lungenödem | Pump-versagen | Volumen-problem | Rhythmus-problem |

akutes Lungenödem:
Furosemid 0,5–1,0 mg/kg i.v
Morphin 2–4 mg i.v.
NTG s.l.
O₂/Intubation bei Bedarf

Pumpversagen:
ggf. Erstmaßnahmen Myokardinfarkt[1]

Volumenproblem:
s. Algorithmus Volumenmangel-schock

Rhythmusproblem:
s. Algorithmen Bradykardie Tachykardie

NIBP:

| nach systol. RR | Systol. RR <70 Schock | Systol. RR 70–100 Schock | Systol. RR 70–100 ohne Schock | Systol. RR >100 |

| | Noradrenalin 0,5–30 µg/kg | Dopamin 5–15 µg/kg/min | Dobutamin 2–20 µg/kg/min | Nitroglycerin 10–20 µg/min initial, dann nach Effekt |

Nitroglyzerin i.v. bei systol. RR >100
Dopamin bei systol. RR 70–100, Schock
Dobutamin bei systol. RR >100, ohne Schock

wenn indiziert, Screening/ Vorbereitung bzw. Notfall-Lyse [2,3]

angemeldeter Transport unter laufender Therapie in Klinik mit interventioneller Kardiologie/Herzchirurgie [3]

---

[1] Bei Myokardinfarkt als Ursache Erstmaßnahmen nach einschlägigem Algorithmus: Morphin i.v. (alternativ Fentanyl i.v.), O2, Nitroglyzerin, Azetylsalizylsäure ("MONA"), Heparin.

[2] Fakultative Maßnahme je nach Rettungslogistik: empfohlen für Notärzte bei Anfahrtszeiten an die Klinik von > 30 min [23]). Falls eine Thrombolysetherapie erst innerklinisch stattfindet, sollten zumindest Screening und Voranmeldung schon präklinisch erfolgen: Entscheidend ist die Verkürzung des Zeitintervalls zwischen Symptombeginn und fachgerecht durchgeführter Lyse, nicht aber, wo diese begonnen wird.

[3] Patienten unter 75 J. mit akutem Koronarsyndrom und Schockzeichen einschliesslich Lungenstauung sowie Patienten, bei denen eine Lysetherapie kontraindiziert ist, sollten primär in Kliniken mit interventioneller Kardiologie (PTCA, Stenting, IABP) oder Koronarchirurgie (ACB) transportiert werden [4].

Schock durch Obstruktion zentraler Gefäße

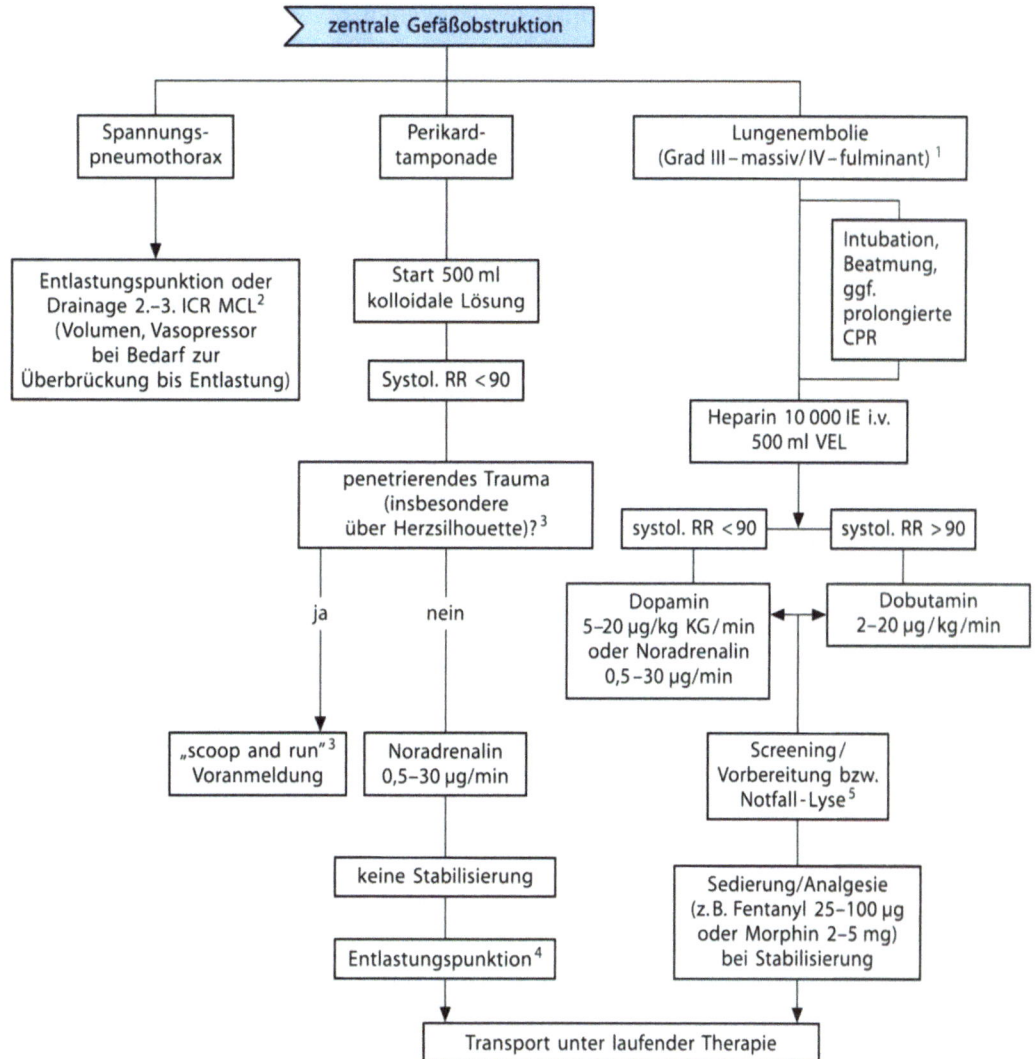

---

[1] Mit Hypotension, Schock oder Kreislaufstillstand verbundene Lungenembolien sind als Schweregrad III und IV n. Grosser definiert (massive bzw. fulminante Lungenembolie [13]).

[2] Die Pleurapunktion bei Spannungspneumothorax ist bereits allein aufgrund der klinischen Diagnose indiziert (d.h. ohne Abwarten eines Röntgenbildes)

[3] Bei Vorliegen perforierender Thoraxverletzungen über der Herzsilhouette ist nach Erstversorgung (innerhalb maximal 10 min) nicht die Stabilisierung abzuwarten, sondern (ggf. unter laufender Therapie) „scoop & run", d.h. der schnellstmögliche Transport zur operativen Versorgung indiziert [5, 14, 15].

[4] Die Perikardentlastung durch Punktion/Drainage bzw. nach Thorakotomie ist unter klinischen Bedingungen (Echokardiographie, EKG-Kontrolle) sinnvoll und indiziert. Präklinisch dagegen ist die Diagnostik unsicher und erschwert und das Komplikationsrisiko erhöht. Die Perikardpunktion sollte daher präklinisch nur nach Ausschluß anderer Schockursachen und bei schwerster klinischer Symptomatik (dekompensierter Schock, Einflußstau, pulslose elektrische Aktivität, PEA) als ultima ratio versucht werden.

[5] Fakultative Maßnahme je nach Rettungslogistik [4, 6]. Falls eine Thrombolysetherapie erst innerklinisch stattfindet, sollten zumindest Screening und Voranmeldung schon präklinisch erfolgen: Entscheidend ist die Verkürzung des Zeitintervalls zwischen Symptombeginn und fachgerecht durchgeführter Lyse, nicht aber, wo diese begonnen wird [6].

Pumpversagen durch Gefäßbahnobstruktion

Spannungspneumothorax:
Mediastinalverschiebung mit Abknicken der großen Venen.

Perikardtamponade:
Diastolische Füllungsbehinderung und Koronarkompression.

Lungenembolie:
Kombination aus mechanischer Verlegung und aktiver Vasokonstriktion der pulmonalen Strombahn sowie vermehrter intrapulmonaler Shuntperfusion → Hypoxämie.

Gleichzeitiges Bestehen von Hypovolämie und Obstruktion erschwert insbesondere beim Thoraxtrauma die Differenzierung der Schockätiologie.

Anaphylaktischer/anaphylaktoider Schock

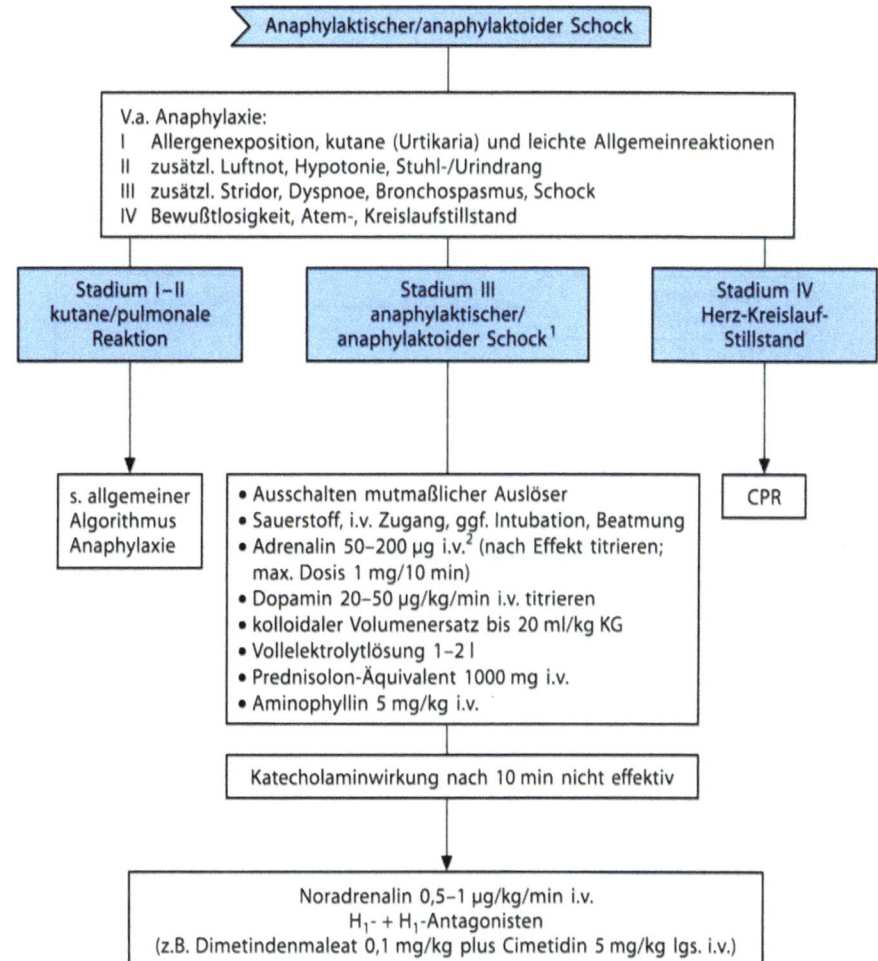

Anaphylaktischer/anaphylaktoider Schock

V.a. Anaphylaxie:
I Allergenexposition, kutane (Urtikaria) und leichte Allgemeinreaktionen
II zusätzl. Luftnot, Hypotonie, Stuhl-/Urindrang
III zusätzl. Stridor, Dyspnoe, Bronchospasmus, Schock
IV Bewußtlosigkeit, Atem-, Kreislaufstillstand

Stadium I–II
kutane/pulmonale
Reaktion

Stadium III
anaphylaktischer/
anaphylaktoider Schock[1]

Stadium IV
Herz-Kreislauf-
Stillstand

s. allgemeiner
Algorithmus
Anaphylaxie

- Ausschalten mutmaßlicher Auslöser
- Sauerstoff, i.v. Zugang, ggf. Intubation, Beatmung
- Adrenalin 50–200 µg i.v.[2] (nach Effekt titrieren; max. Dosis 1 mg/10 min)
- Dopamin 20–50 µg/kg/min i.v. titrieren
- kolloidaler Volumenersatz bis 20 ml/kg KG
- Vollelektrolytlösung 1–2 l
- Prednisolon-Äquivalent 1000 mg i.v.
- Aminophyllin 5 mg/kg i.v.

CPR

Katecholaminwirkung nach 10 min nicht effektiv

Noradrenalin 0,5–1 µg/kg/min i.v.
H$_1$- + H$_1$-Antagonisten
(z.B. Dimetindenmaleat 0,1 mg/kg plus Cimetidin 5 mg/kg lgs. i.v.)

---

[1] Anaphylaktische oder anaphylaktoide Reaktion Grad III. Grad IV erfordert die kardiopulmonale Reanimation [1, 19].

[2] Nach Beginn einer massiven Volumenzufuhr entsprechend der vorangegangenen Ersttherapiemaßnahmen ist Adrenalin das Medikament der Wahl im anaphylaktischen bzw. anaphylaktoiden Schock. Die i.v. Gabe ist am effektivsten; die s.c.- und endobronchiale Gabe (als Medihaler, Spacer bzw. beim Intubierten über Absaugkatheter) erfordert die 2- bis 3 fache Dosis. Alternativ kann die Therapie auch primär mit Dopamin (Infusionsbeginn mit 35–70 mg/kg/min) begonnen werden [1, 19].
Die Wirkung von Glukokortikoiden setzt verzögert (nach 15–30 min) ein; sie kann jedoch Sekundäreffekte der Mediatorenausschüttung mildern (Schleimhautödem, Bronchialobstruktion). Aminophyllin (Initialdosis etwa 5 mg/kg langsam i.v.) kann v. a. bei schwerem Bronchospasmus zusätzlich versucht werden.
Die Wirkung von H1/H2-(Histamin-) Rezeptorenblockern ist in diesem Stadium nicht mehr therapeutisch; eine Histaminausschüttung durch rasche Gabe von Antihistaminika selbst ist nicht ausgeschlossen [1, 19].

Leitsymptom: Hypertensive Kreislaufstörung

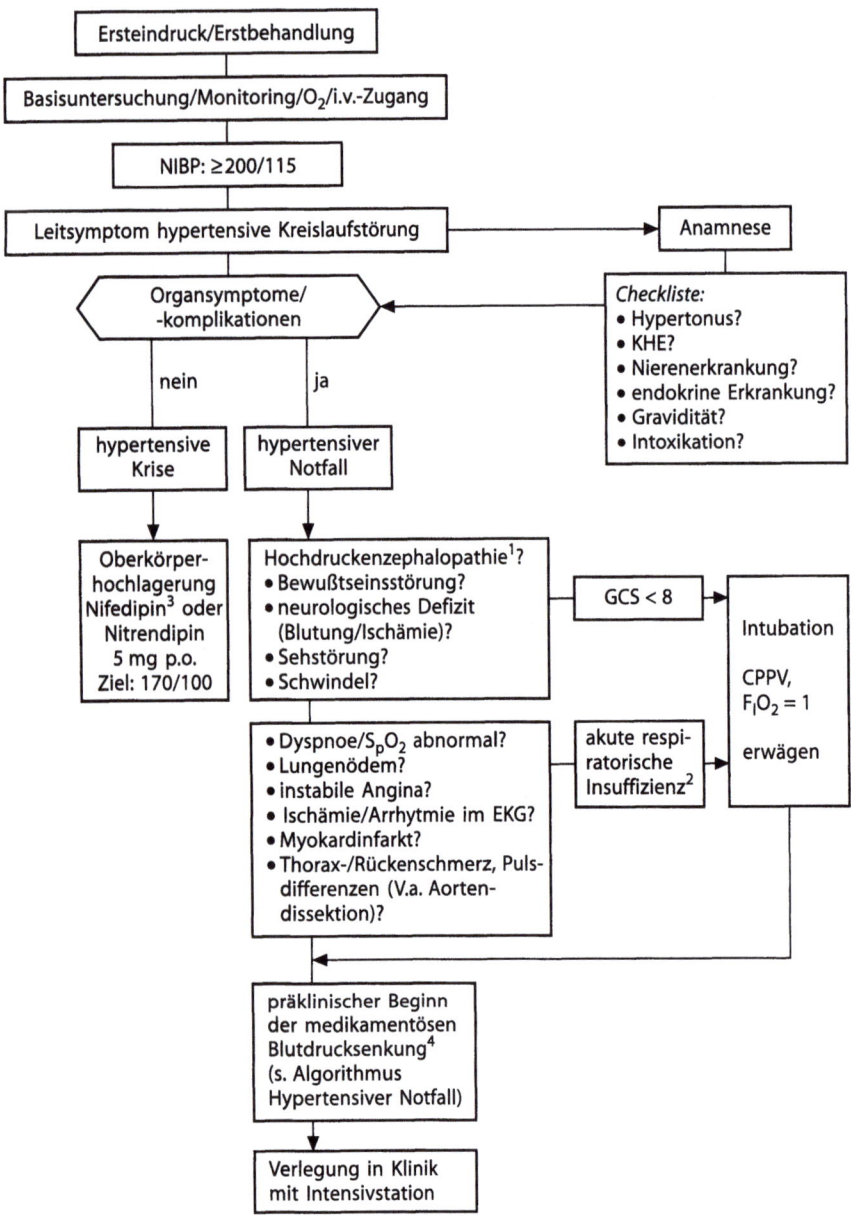

```
┌──────────────────────────────┐
│ Ersteindruck/Erstbehandlung  │
└──────────────────────────────┘
```

Basisunterschung/Monitoring/O_2/i.v.-Zugang

NIBP: ≥200/115

Leitsymptom hypertensive Kreislaufstörung → Anamnese

Organsymptome/-komplikationen

Checkliste:
• Hypertonus?
• KHE?
• Nierenerkrankung?
• endokrine Erkrankung?
• Gravidität?
• Intoxikation?

nein — ja

hypertensive Krise

hypertensiver Notfall

Oberkörper-hochlagerung Nifedipin[3] oder Nitrendipin 5 mg p.o. Ziel: 170/100

Hochdruckenzephalopathie[1]?
• Bewußtseinsstörung?
• neurologisches Defizit (Blutung/Ischämie)?
• Sehstörung?
• Schwindel?

GCS < 8

Intubation

CPPV, $F_IO_2 = 1$

erwägen

• Dyspnoe/S_pO_2 abnormal?
• Lungenödem?
• instabile Angina?
• Ischämie/Arrhytmie im EKG?
• Myokardinfarkt?
• Thorax-/Rückenschmerz, Puls-differenzen (V.a. Aorten-dissektion)?

akute respi-ratorische Insuffizienz[2]

präklinischer Beginn der medikamentösen Blutdrucksenkung[4] (s. Algorithmus Hypertensiver Notfall)

Verlegung in Klinik mit Intensivstation

---

[1] ZNS-Symptome (hypertensive Enzephalopathie):
  – Bewußtseinsstörung,
  – fokale neurologische Defizite,
  – Pupillenstörungen,
  – Krampfanfall,
  – Kopfschmerz, Sehstörung, Erbrechen.

[2] Akute respiratorische Insuffizienz:
  – Ruhedyspnoe, Lungenödem,
  – S_pO_2 < 90% trotz O_2-Therapie,
  – Zunehmende Bewußtseinsstörung,
  – Zunehmende Erschöpfung.

[3] Kurzwirksames Nifedipin ist kontraindiziert bei instabiler Angina pectoris und Myokardinfarkt (Deutsche Hochdruckliga) sowie bei fokalem neurologischem Defizit (DD Schlaganfall/intrakranielle Blutung) [4]. Bei hypertensiver Enzephalopathie kann es zur Verstärkung eines Hirnödems kommen.
Clonidin: Sedativer Nebeneffekt ist bei hypertensiver Enzephalopathie evtl. unerwünscht.

[4] Bei spezifischen organbezogenen Symptomen und Komplikationen (fokales ND, Infarkt, Lungenödem, Aortendissektion) hat nicht die Hypertension, sondern die Organdysfunktion Behandlungspriorität.

Hypertensiver Notfall

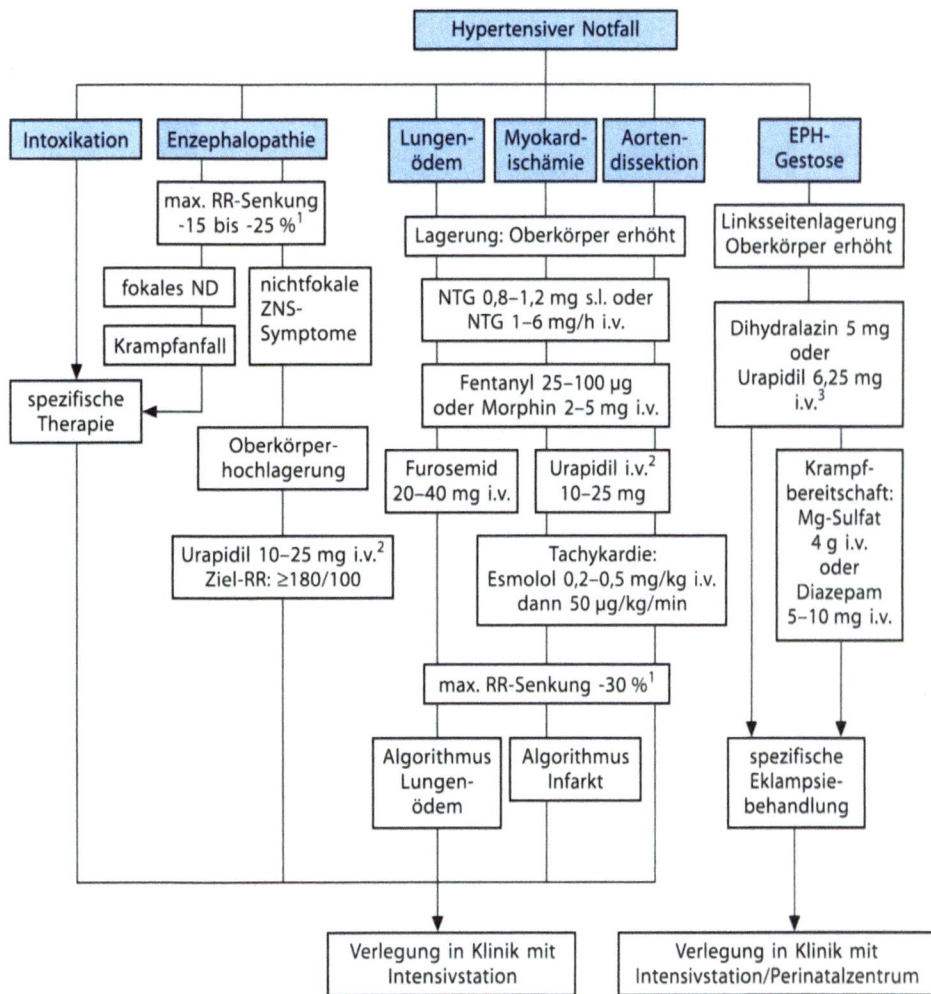

---

[1] Eine Blutdruckkosmetik im Sinne einer „raschen Normalisierung" ist gefährlich; sie beinhaltet das Risiko zerebraler oder myokardialer Ischämien sowie der Amaurosis.
Die Untergrenze der akut anzustrebenden Blutdrucksenkung beträgt in der Regel etwa 180/100 mmHg.

[2] Alternativ Clonidin 0,075 mg langsam i.v. Sedierende Nebenwirkung, DD zur Enzephalopathie [9]

[3] Bei Bedarf Repetition nach 15 min. Nifedipin 5 mg p.o. ist ebenfalls möglich, kann jedoch in Kombination mit Magnesiumsulfat zu akuten schweren Hypotonien führen [9].
Obwohl bei entsprechender Indikation sinnvoll und wirksam, wird Natriumnitroprussid für die präklinische Phase aufgrund begrenzter Möglichkeiten der Überwachung und Steuerung nicht empfohlen.

Literatur

1. Ahnefeld FW, Barth J, Dick W et al. (1994) Akuttherapie anaphylaktoider Reaktionen. Ergebnisse einer interdisziplinären Consensus-Konferenz. Anästhesist 43: 211–222

2. Alderson P, Schierhout G, Roberts I, Bunn F. (2001) Colloids versus crystalloids for fluid resuscitation in critically ill patients (Cochrane Review). In: The Cochrane Library 3. Oxford: Update Software

3. American College of Surgeons (1994) Advanced Trauma Life Support Course for Physicians. ACS Committee on Trauma, Chicago IL

4. American Heart Association (2000) Guidelines 2000 for CPR and ECC. Circulation 102: I-1–I-380

5. Bickell WH, Wall MJ, Pepe P, Martin RR, Ginger VF, Allen MK, Mattox KL (1994) Immediate versus delayed fluid resuscitation for hypotensive patients with penetrating torso injuries. N Engl J Med 331: 1105–1109

6. Böttiger BW, Bode C, Kern S et al. (2001) Efficacy and safety of thrombolytic therapy after initially unsuccessful cardiopulmonary resuscitation. A prospective clinical trial. Lancet 357: 1583–158

7. Bunn F, Roberts I, Tasker R, Akpa E (2001) Hypertonic versus isotonic crystalloid for fluid resuscitation in critically ill patients (Cochrane Review). In: The Cochrane Library 3. Oxford: Update Software.

8. Deutsche Gesellschaft für Unfallchirurgie (2002) Leitlinie Polytrauma. AWMF-Leitlinien-Register Nr. 012/019

9. Deutsche Hochdruckliga, Deutsche Hypertonie-Gesellschaft (2001) Leitlinien für die Prävention, Erkennung, Diagnostik und Therapie der arteriellen Hypertonie. AWMF-Leitlinien-Register Nr. 046/001. In AWMF online: awmf@uni-duesseldorf.de

10. Dickinson K, Roberts I (2001) Medical anti-shock trousers (pneumatic anti-shock garments) for circulatory support in patients with trauma (Cochrane Review). In: The Cochrane Library 3. Oxford: Update Software.

11. Dronen S, Birrer P (1992) Shock. In: Tintinalli JE, Krome RL, Ruiz E (eds) Emergency medicine: a comprehensive Study Guide. 3rd edn. McGraw-Hill, NewYork: p 132–140

12. Falk JL, Rackow EC, Astiz M, Weil MH (1988) Fluid resuscitation in shock. J Cardiothor Anesth 2: 33–38

13. Grosser KD (1988) Akute Lungenembolie: Behandlung nach Schweregraden. Dt Ärztebl 85: B-587–594

14. Honigman B, Rohweder K, Moore EE, Lowenstein SR, Pons PT (1990) Prehospital advanced trauma life support for penetrating cardiac wounds. Ann Emerg Med 19: 145–150

15. Ivatury RR, Nallathambi MN, Roberge RJ, Rohman M, Stahl W (1988) Penetrating thoracic injuries: In-field stabilization vs. prompt transport. J Trauma 27: 1066–1073

16. Kienast J, Silling-Engelhardt (1992) Thrombolysetherapie der Lungenembolie. Internist 33: 216–224

17. Kwan I, Bunn F, Roberts I, on behalf of the WHO Pre-Hospital Trauma Care Steering Committee (2002) Spinal immobilisation for trauma patients (Cochrane Review). In: The Cochrane Library 1. Oxford: Update Software

18. Kwan I, Bunn F, Roberts I, on behalf of the WHO Pre-Hospital Trauma Care Steering Committee (2001). Timing and volume of fluid administration for patients with bleeding following trauma (Cochrane Review). In: The Cochrane Library 3. Oxford: Update Software

19. Müller-Werdan U, Werdan K. (1997) Der anaphylaktische Schock. Anaesthesist 46: 549–563

20. Natanson C, Hoffman WD, Parrillo JE (1989) Septic shock: the cardiovascular abnormality and therapy. J Cardiothor Anesth 3: 215–227

21. Rackow EC, Falk JL, Fein A et al. (1983) Fluid resuscitation in circulatory shock: a comparison of the cardiorespiratory effects of albumin, hetastarch, and saline solutions in patients with hypovolemic and septic shock. Crit Care Med 11: 839–850
22. Taggart DP, Reece IJ (1987) Penetrating cardiac injuries. Brit Med J 294: 1630–1631
23. Task Force of the European Society of Cardiology and the European Resuscitation Council (1998) The prehospital management of acute heart attacks. Eur Heart J 19: 1140–1164
24. Vaughan CJ, Delanty N. Seminar (2000) Hypertensive emergencies. Lancet 356: 411–417
25. Velanovich V (1989) Crystalloid versus colloid fluid resuscitation: a meta-analysis of mortality. Surgery 105: 65–71
26. Vincent JL, Leon M, Berre J, Melot C, Kahn RJ (1992) Addition of enoximone to adrenergic agents in the management of severe heart failure. Crit Care Med 20: 1102–1106
27. Wilcox S, Vandam LD (1988) Alas, poor Trendelenburg and his position! A critique of its uses and effectiveness. Anesth Analg 67: 574–578
28. Wissenschaftlicher Arbeitskreis Neuroanästhesie der DGAI et al. (1997) Leitlinien zur Primärversorgung von Patienten mit Schädel-Hirn-Trauma. AWMF-Leitlinien-Register Nr. 001/006. Notfallmedizin 23 (10): 466

Kapitel 8

Zirkulatorische Notfälle im klinischen Bereich

A. PRENGEL

Lungenembolie

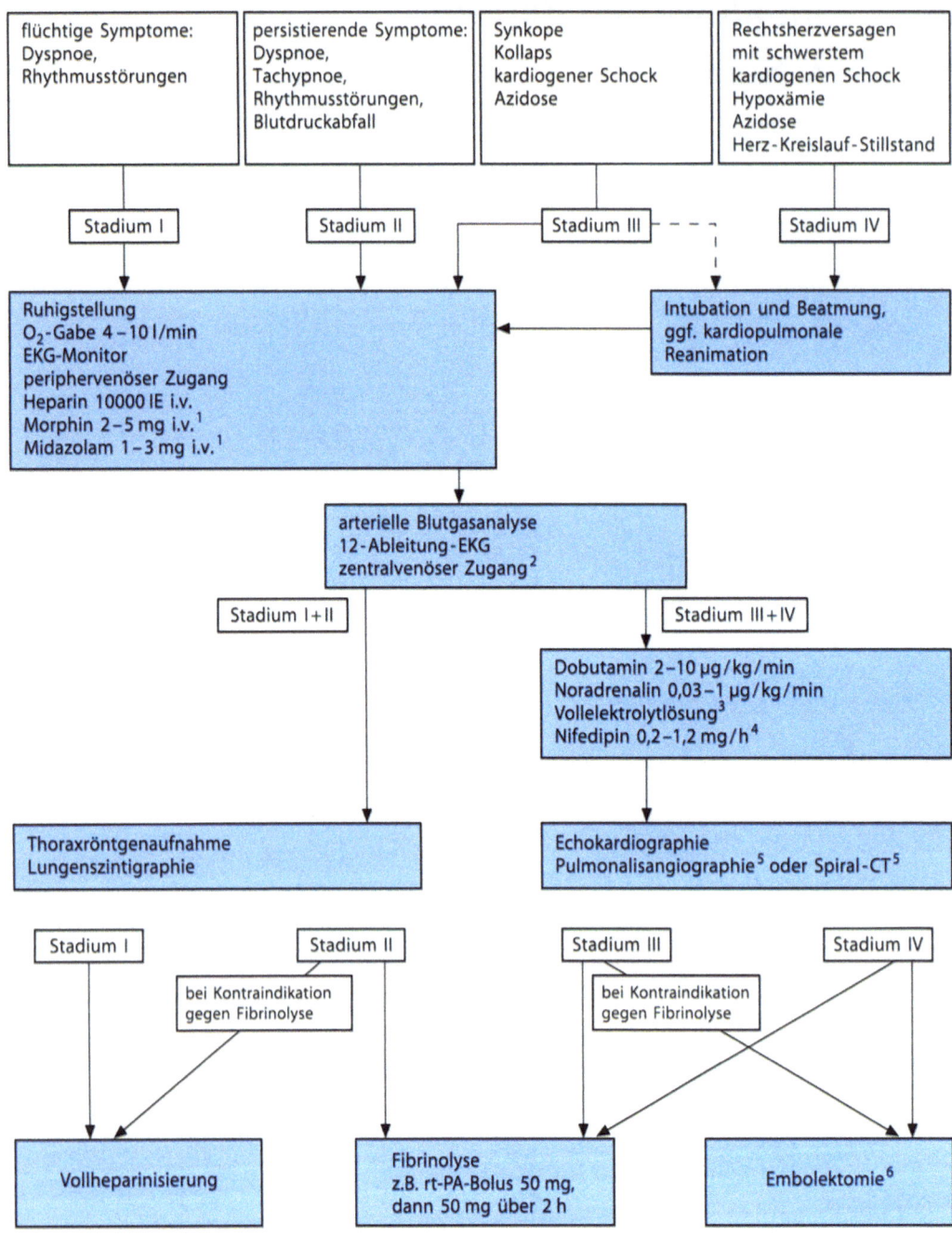

___

[1] Cave Atemdepression.

[2] Kein Zeitverlust, keine riskanten Punktionsorte hinsichtlich späterer Lyse (V. subclavia).

[3] Nur bei niedrigen systemischen Drucken und unter engmaschigem Monitoring.

[4] Möglich zur Senkung des pulmonalarteriellen Drucks.

[5] Bei Stadium IV ungeeignet wegen Zeitverzögerung bis zur definitiven Therapie.

[6] Falls Möglichkeit zu operativem Vorgehen unverzüglich gegeben ist.

Hypertensive Krise

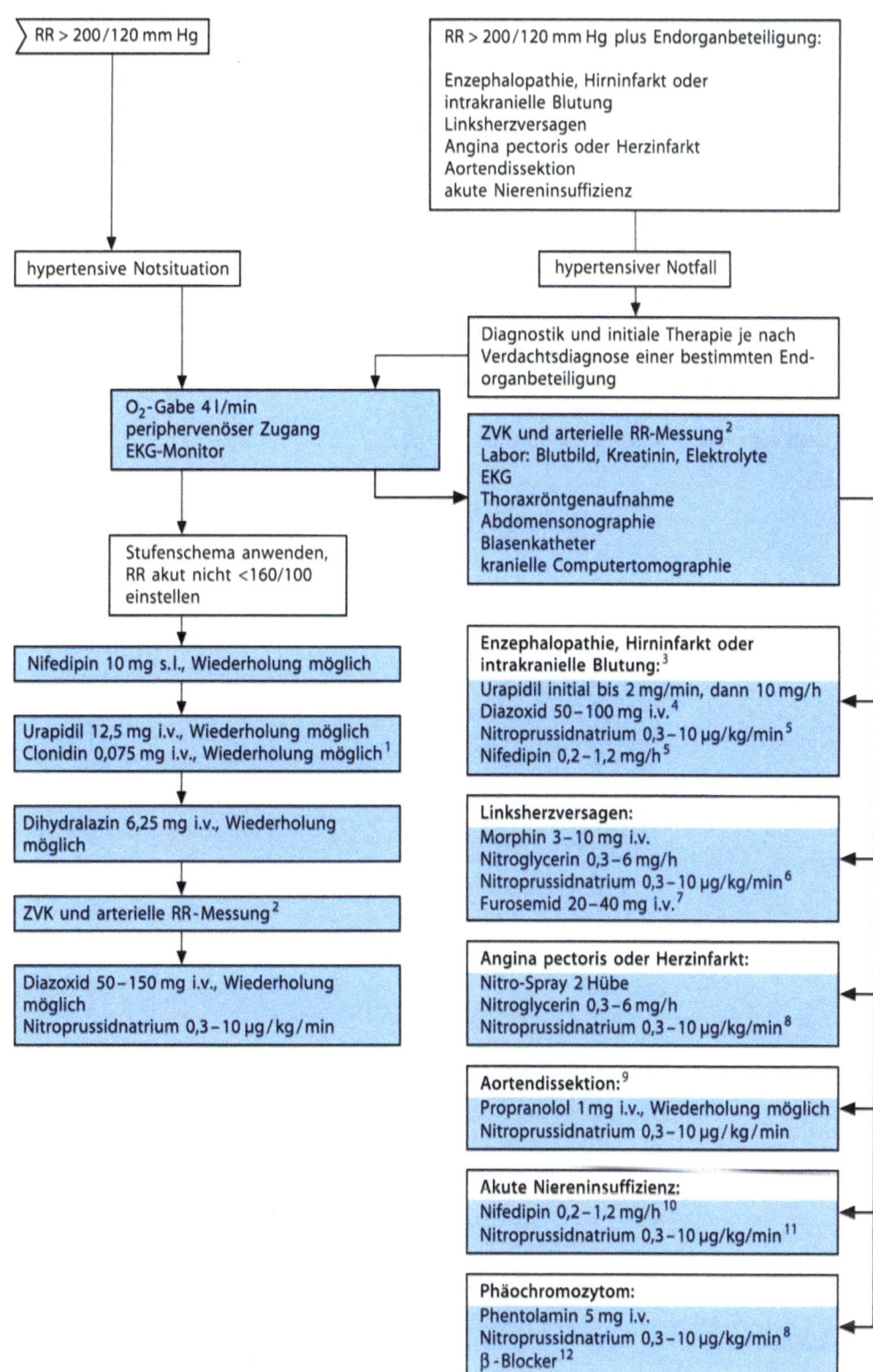

RR > 200/120 mm Hg

RR > 200/120 mm Hg plus Endorganbeteiligung:

Enzephalopathie, Hirninfarkt oder
intrakranielle Blutung
Linksherzversagen
Angina pectoris oder Herzinfarkt
Aortendissektion
akute Niereninsuffizienz

hypertensive Notsituation

hypertensiver Notfall

Diagnostik und initiale Therapie je nach
Verdachtsdiagnose einer bestimmten Endorganbeteiligung

O_2-Gabe 4 l/min
periphervenöser Zugang
EKG-Monitor

ZVK und arterielle RR-Messung[2]
Labor: Blutbild, Kreatinin, Elektrolyte
EKG
Thoraxröntgenaufnahme
Abdomensonographie
Blasenkatheter
kranielle Computertomographie

Stufenschema anwenden,
RR akut nicht <160/100
einstellen

Nifedipin 10 mg s.l., Wiederholung möglich

Enzephalopathie, Hirninfarkt oder
intrakranielle Blutung:[3]
Urapidil initial bis 2 mg/min, dann 10 mg/h
Diazoxid 50–100 mg i.v.[4]
Nitroprussidnatrium 0,3–10 µg/kg/min[5]
Nifedipin 0,2–1,2 mg/h[5]

Urapidil 12,5 mg i.v., Wiederholung möglich
Clonidin 0,075 mg i.v., Wiederholung möglich[1]

Linksherzversagen:
Morphin 3–10 mg i.v.
Nitroglycerin 0,3–6 mg/h
Nitroprussidnatrium 0,3–10 µg/kg/min[6]
Furosemid 20–40 mg i.v.[7]

Dihydralazin 6,25 mg i.v., Wiederholung
möglich

Angina pectoris oder Herzinfarkt:
Nitro-Spray 2 Hübe
Nitroglycerin 0,3–6 mg/h
Nitroprussidnatrium 0,3–10 µg/kg/min[8]

ZVK und arterielle RR-Messung[2]

Diazoxid 50–150 mg i.v., Wiederholung
möglich
Nitroprussidnatrium 0,3–10 µg/kg/min

Aortendissektion:[9]
Propranolol 1 mg i.v., Wiederholung möglich
Nitroprussidnatrium 0,3–10 µg/kg/min

Akute Niereninsuffizienz:
Nifedipin 0,2–1,2 mg/h[10]
Nitroprussidnatrium 0,3–10 µg/kg/min[11]

Phäochromozytom:
Phentolamin 5 mg i.v.
Nitroprussidnatrium 0,3–10 µg/kg/min[8]
β-Blocker[12]

Hypertensive Krise

[1] Alternativ zu Urapidil, jedoch Sedierung möglich, daher Abgrenzung zu Enzephalopathie schwierig.

[2] Erforderlich vor Anwendung kontinuierlicher Medikamentenzufuhr.

[3] Bei Hirninfarkt und intrakranieller Blutung Therapie nur bei diastolischen Blutdruckwerten > 130 mm Hg erforderlich.

[4] Alternativ zu Urapidil.

[5] Nur eingeschränkt empfohlen: intrazerebrale Gefäßerweiterung möglich.

[6] Alternativ zu Nitroglycerin.

[7] Nicht bei gleichzeitiger Hypovolämie.

[8] Bei Therapieversagen der vorher genannten Substanz(en).

[9] Schnelle Blutdrucksenkung erforderlich; Prinzip: diastolische Blutdruckwerte so tief wie möglich, ohne Organdurchblutung zu gefährden.

[10] Auch bei nierentransplantierten Patienten wirksam.

[11] Erhöhte Gefahr einer Thiocyanattoxizität.

[12] Nur nach vorheriger α-Rezeptorenblockade.

Schock

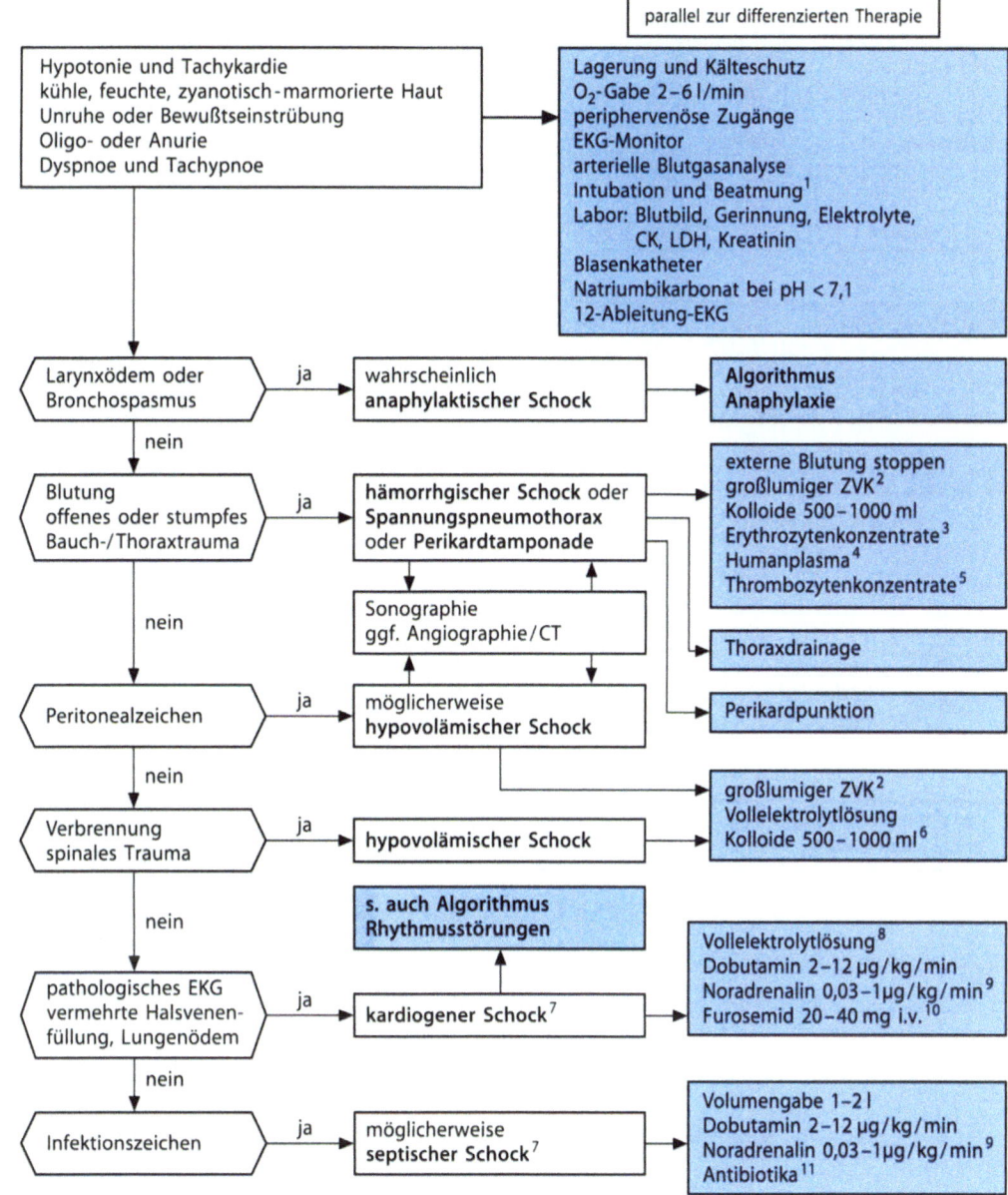

---

[1] Bei schwerem Schock, Hyperkapnie oder Azidose.

[2] Zum Beispiel Shaldon-Katheter, falls Anlage von mindestens zwei großlumigen, periphervenösen Zugängen nicht möglich ist

[3] Bei Hk< 30%.

[4] Bei pathologischer plasmatischer Gerinnung.

[5] Bei Thrombozytenzahl < 50000/ml.

[6] Kolloide in Verbindung mit Vollelektrolytlösung bei Verbrennung.

[7] Definitive Therapie oft erst unter Monitoring mit Pulmonalisarterienkatheter möglich, daher schnellstmögliche Verlegung auf eine Intensivstation.

[8] Nur unter invasivem Monitoring, zur Optimierung des Füllungsdrucks.

[9] Wenn mit Dobutamin keine Blutdruckstabilisierung erfolgt.

[10] Bei Anzeichen eines Lungenödems.

[11] Nach Gewinnung von Proben zur mikrobiologischen Diagnostik.

Anaphylaxie

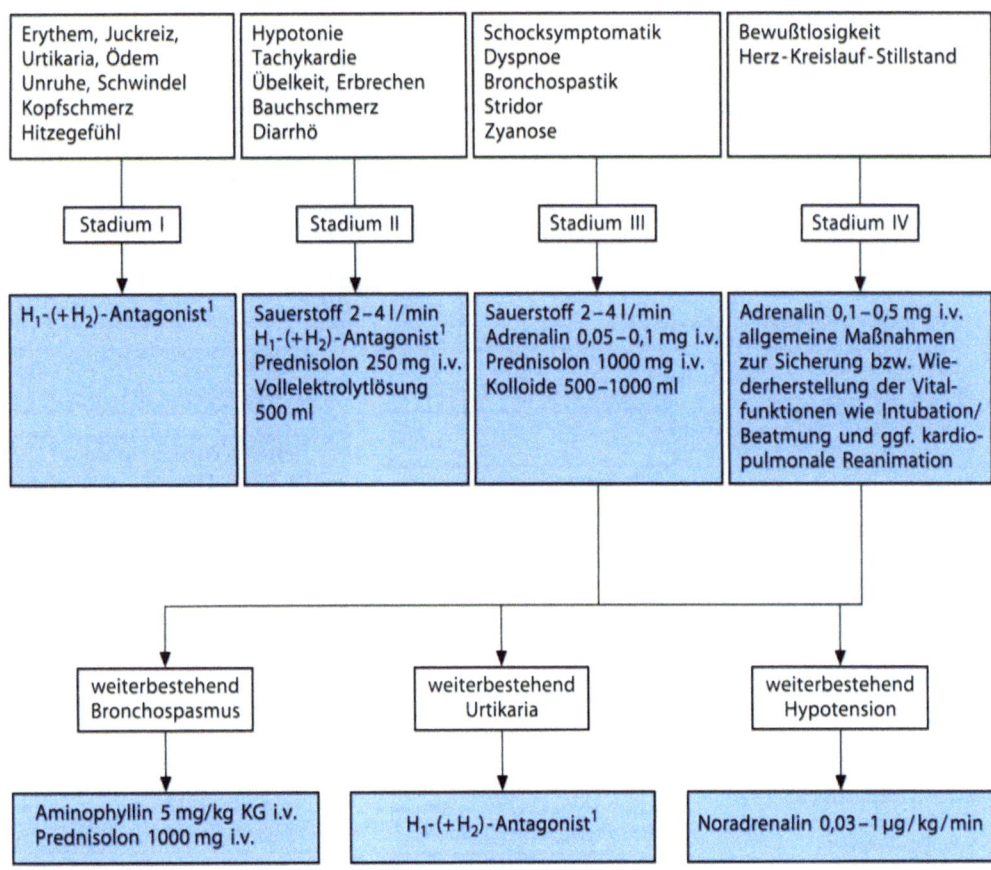

---

[1] zum Beispiel Dimetindenmaleat 0,1 mg/kg KG i.v. plus Cimetidin 5 mg/kg KG i.v.

Kapitel 9

Abdominelle Notfälle im präklinischen und klinischen Bereich

M. Harloff und M. Büchler

Hinweise

1. Die Versorgung abdomineller Notfälle ist eine interdisziplinäre chirurgische und internistische Aufgabe. Grundsätzlich sollte beiden Fachrichtungen die Patienten vorgestellt werden.
2. Der diagnostische und notfalltherapeutische Algorithmus muß unabhängig von Fachrichtungen sein.
3. Bei interdisziplinären Aufnahmestationen muß unmißverständlich festgelegt werden, wer für den Patienten verantwortlich ist.
4. Alle therapeutischen Maßnahmen müssen mit Zeitangabe schriftlich fixiert werden.
5. Primäres Ziel ist die Kreislaufstabilisierung und Entscheidung, ob eine Operation oder andere Intervention (z. B. Frühlyse) akut erfolgen muß.

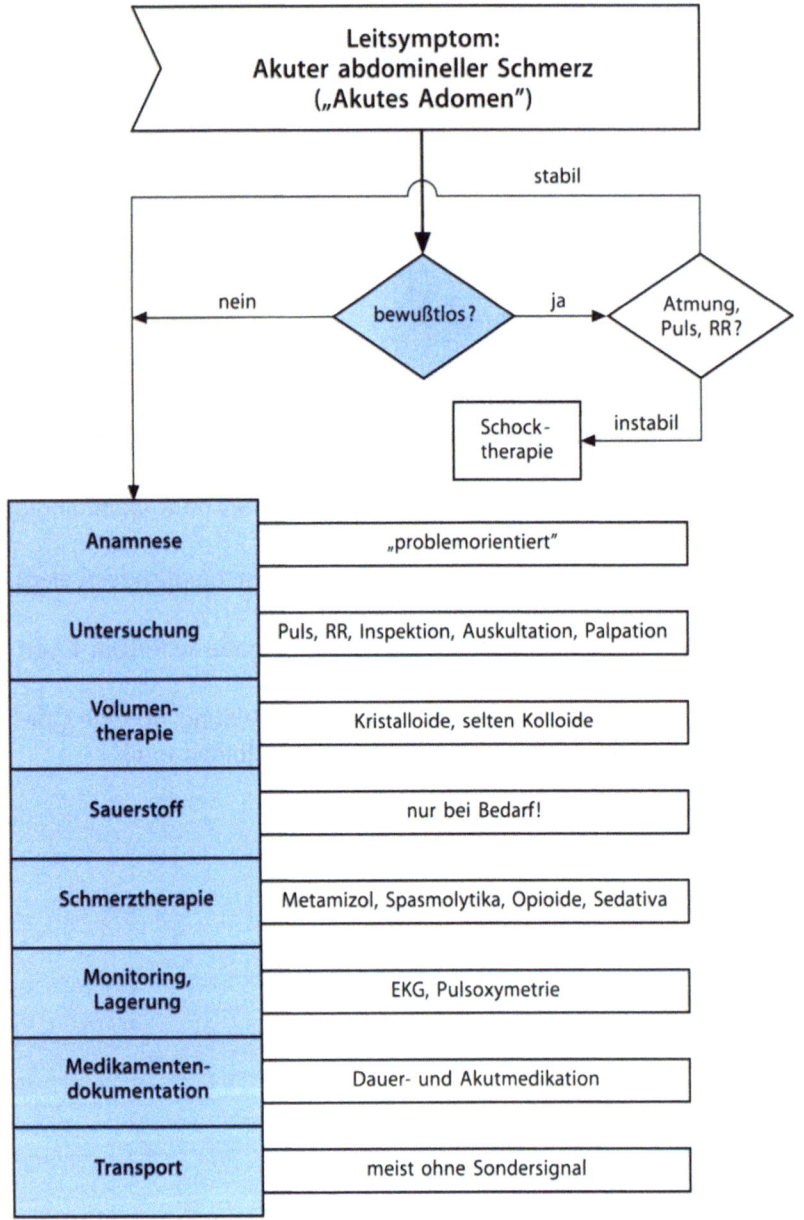

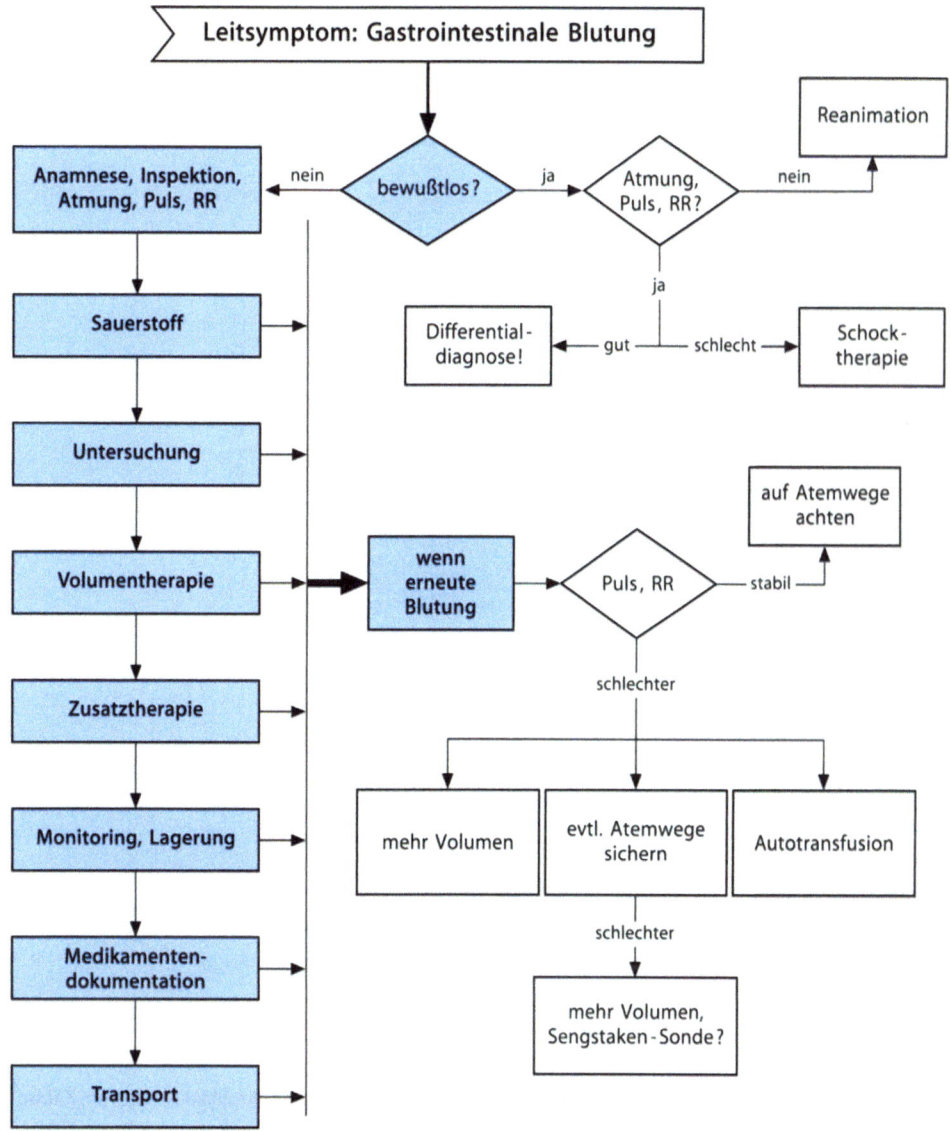

Anamnese und Untersuchung I – innerklinisch

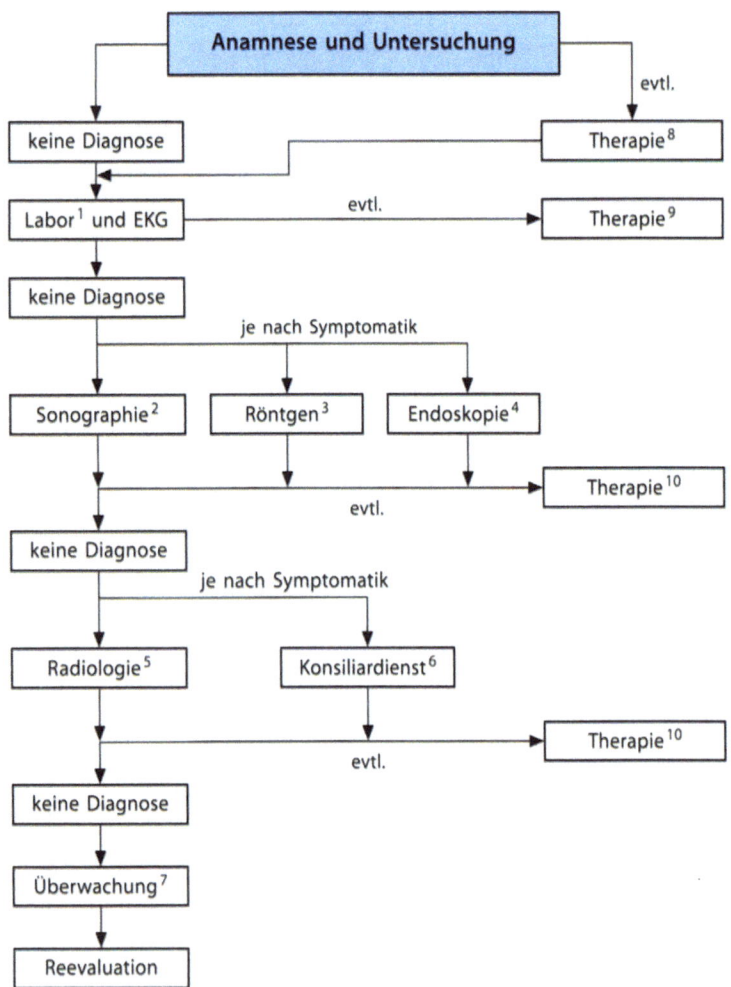

---

[1] Grundsätzlich: Blutbild, Blutzucker, CK, SGOT, alkalische Phosphatase, Amylase, Kreatinin, Kalium, Quick, PTT. Fakultativ: Schwangerschaftstest, Blutgruppe, Urinstatus. Bei Hinweisen auf spezielle Erkrankungen können weitere Parameter notwendig werden (z.B. Troponin-Test).

[2] Die Sonographie zählt zu den unerläßlichen Standarduntersuchungsverfahren. Sie ist an dieser Stelle grundsätzlich anzuwenden, wenn keine gastrointestinale Blutung vorliegt.

[3] Abdomenleeraufnahmen bei Verdacht auf akutes Abdomen, Motilitätsstörungen, Organperforation. Aus logistischen Gründen zusätzlich Röntgenaufnahme der Thoraxorgane. Die Röntgenuntersuchung erfolgt in der Regel nach der Sonographie.

[4] Bei gastrointestinaler Blutung erfolgt diese Maßnahme mit fakultativer endoskopisch therapeutischer Intervention vor Sonographie und Röntgenuntersuchung (es sei denn, der krankenhausindividuelle logistische Ablauf benötigt viel Zeit bis zur Durchführung der endoskopischen Untersuchung).

[5] Verfahren wie CT, Angiographie, Szintigraphie, Gastrografinuntersuchung bei spezieller Indikation.

[6] Gynäkologie, Urologe, HNO-Arzt, Psychiater.

[7] Je nach Situation. Die Überwachung beinhaltet ärztliche Kontrolluntersuchungen.

[8] Die Initialtherapie muß je nach Ausmaß der Akuität erfolgen. Sie beinhaltet: Schocktherapie, Schmerztherapie, Sofortoperation.

[9] Zusätzliche Maßnahmen je nach Diagnose (z. B. Lyse bei Herzinfarkt, Transfusion bei massiver Anämie u.a.).

[10] Therapie entsprechend der diagnostizierten Erkrankung.

Anamnese und Untersuchung II

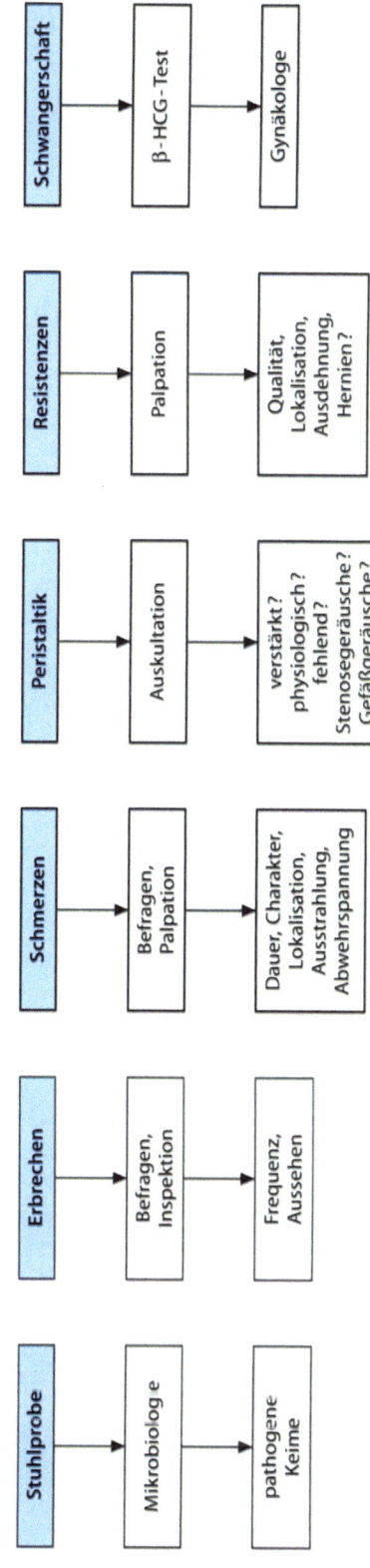

Schwangerschaft → β-HCG-Test → Gynäkologe

Resistenzen → Palpation → Qualität, Lokalisation, Ausdehnung, Hernien?

Peristaltik → Auskultation → verstärkt? physiologisch? fehlend? Stenosegeräusche? Gefäßgeräusche?

Schmerzen → Befragen, Palpation → Dauer, Charakter, Lokalisation, Ausstrahlung, Abwehrspannung

Erbrechen → Befragen, Inspektion → Frequenz, Aussehen

Stuhlprobe → Mikrobiologe → pathogene Keime

Kapitel 10

Traumatologische Notfälle
im präklinischen und klinischen Bereich

Technische Rettung bei Verkehrsunfall

K.-G. Kanz, G. Schmöller, K. Enhuber, G. Hölzl, J.A. Sturm, W. Mutschler und AG Notfallmedizin der DGU

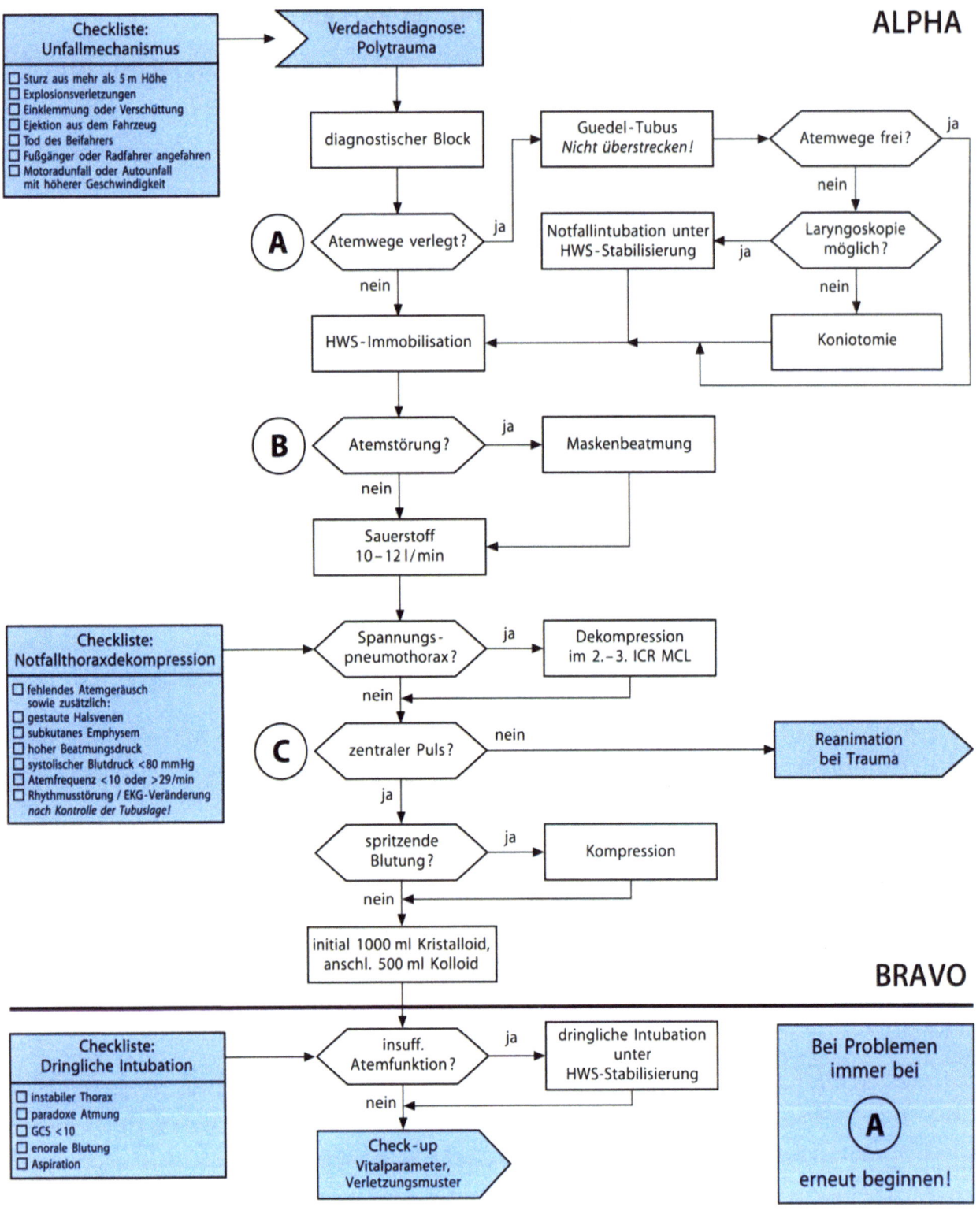

ALPHA

Checkliste:
Unfallmechanismus

☐ Sturz aus mehr als 5 m Höhe
☐ Explosionsverletzungen
☐ Einklemmung oder Verschüttung
☐ Ejektion aus dem Fahrzeug
☐ Tod des Beifahrers
☐ Fußgänger oder Radfahrer angefahren
☐ Motoradunfall oder Autounfall
   mit höherer Geschwindigkeit

Verdachtsdiagnose:
Polytrauma

diagnostischer Block

Guedel-Tubus
Nicht überstrecken!

Atemwege frei? ja

A Atemwege verlegt? ja

Notfallintubation unter
HWS-Stabilisierung ja

nein

Laryngoskopie
möglich?

nein

HWS-Immobilisation

Koniotomie

nein

B Atemstörung? ja

Maskenbeatmung

nein

Sauerstoff
10–12 l/min

Checkliste:
Notfallthoraxdekompression

☐ fehlendes Atemgeräusch
   sowie zusätzlich:
☐ gestaute Halsvenen
☐ subkutanes Emphysem
☐ hoher Beatmungsdruck
☐ systolischer Blutdruck <80 mmHg
☐ Atemfrequenz <10 oder >29/min
☐ Rhythmusstörung / EKG-Veränderung
   nach Kontrolle der Tubuslage!

Spannungs-
pneumothorax? ja

Dekompression
im 2.–3. ICR MCL

nein

C zentraler Puls? nein

Reanimation
bei Trauma

ja

spritzende
Blutung? ja

Kompression

nein

initial 1000 ml Kristalloid,
anschl. 500 ml Kolloid

BRAVO

Checkliste:
Dringliche Intubation

☐ instabiler Thorax
☐ paradoxe Atmung
☐ GCS <10
☐ enorale Blutung
☐ Aspiration

insuff.
Atemfunktion? ja

dringliche Intubation
unter
HWS-Stabilisierung

nein

Check-up
Vitalparameter,
Verletzungsmuster

Bei Problemen
immer bei

A

erneut beginnen!

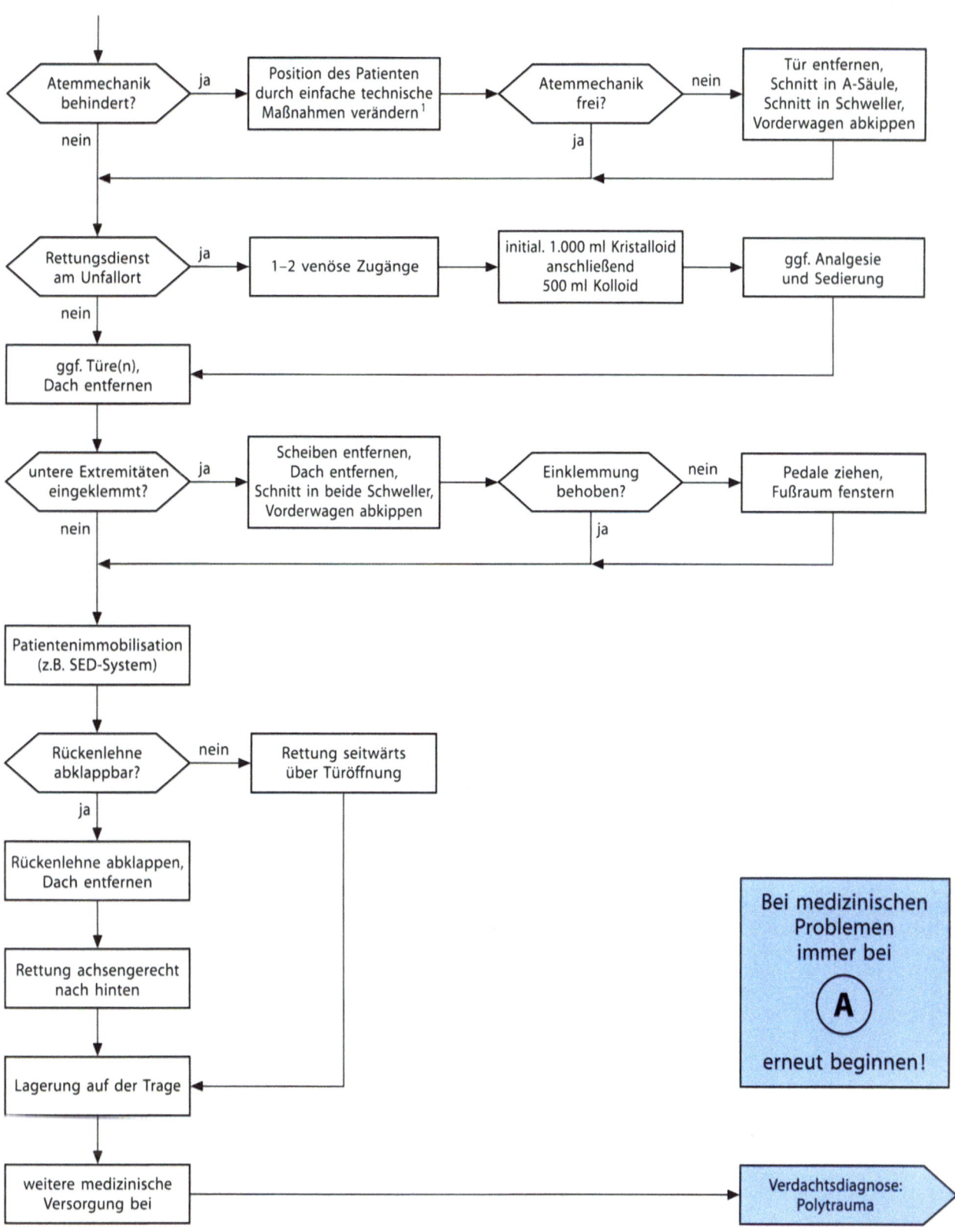

```
Atemmechanik          ja    Position des Patienten           Atemmechanik        nein   Tür entfernen,
behindert?       ─────────  durch einfache technische  ────  frei?          ─────────  Schnitt in A-Säule,
                           Maßnahmen verändern¹                                         Schnitt in Schweller,
     │                                                         │                        Vorderwagen abkippen
   nein                                                        ja

Rettungsdienst        ja    1–2 venöse Zugänge         initial. 1.000 ml Kristalloid    ggf. Analgesie
am Unfallort     ─────────                             anschließend                     und Sedierung
                                                       500 ml Kolloid
     │
   nein

ggf. Türe(n),
Dach entfernen

untere Extremitäten   ja    Scheiben entfernen,              Einklemmung        nein   Pedale ziehen,
eingeklemmt?     ─────────  Dach entfernen,                  behoben?       ─────────  Fußraum fenstern
                           Schnitt in beide Schweller,
     │                     Vorderwagen abkippen               ja
   nein

Patientenimmobilisation
(z.B. SED-System)

Rückenlehne          nein   Rettung seitwärts
abklappbar?      ─────────  über Türöffnung
     │
    ja

Rückenlehne abklappen,
Dach entfernen

Rettung achsengerecht
nach hinten

Lagerung auf der Trage

weitere medizinische                                                                    Verdachtsdiagnose:
Versorgung bei   ──────────────────────────────────────────────────────────────────  Polytrauma
```

Bei medizinischen
Problemen
immer bei

(A)

erneut beginnen!

---

¹ Bei Behinderung der Atemtechnik durch die Einklemmung werden zunächst technische
   Maßnahmen angewandt, wie Verschiebung des Sitzes, Abklappung der Rückenlehne oder
   Veränderung des Lenkrades.

Präklinisches Polytraumamanagement

K.-G. KANZ, J.A. STURM, W. MUTSCHLER
UND AG NOTFALLMEDIZIN DER DGU

Hinweise

Geregelte und fehlerfreie Prozeßabläufe führen mit sehr viel höherer Wahrscheinlichkeit zu Qualität als Improvisation und kreatives Chaos. „Algorithmen" bilden Entscheidungs- und Behandlungsabläufe sowie Problemlösungen durch festdefinierte Anweisungen, die formalen Regeln folgen, ab. Die Darstellung des Entscheidungsablaufes erfolgt hierbei durch Flußdiagramme, die durch eindeutig definierte Ja/Nein-Kriterien der binären Logik folgen. Die systematische Anordnung der Entscheidungsknoten geschieht prioritäten-orientiert und legt dadurch den Zeitpunkt und Ablauf der jeweiligen Einzelprozesse in einer logischen Abfolge fest. Hochkomplexe Behandlungskonzepte wie die Polytraumaversorgung können durch klinische Algorithmen in einen übersichtlichen, logisch koordinierten und systematischen Gesamtprozeß umgesetzt werden. Klinische Algorithmen repräsentieren wissenschaftlich anerkannte Standards, zeigen einen strukturierten Lösungsweg auf und machen Zusammenhänge verständlich. Sie bilden eine einheitliche und allgemein gültige Behandlungsvorschrift, gestatten aber in begründeten Fällen Abweichungen. Die Anwendung von Algorithmen ermöglicht eine systematische Fehlersuche bei qualitätssichernden Maßnahmen. In Notfallsituationen zeigen klinische Algorithmen dem unerfahrenen Anwender einen strukturierten Lösungsweg auf und vermitteln dadurch trotz Zeitdruck Sicherheit.

Der Algorithmus für die präklinische Versorgung ist in 2 Abschnitte, lebensrettende Sofortmaßnahmen und funktionserhaltende Maßnahmen, unterteilt. Diese entsprechen auch der Verdachtsdiagnose Polytrauma anhand des Unfallmechanismus und der Arbeitsdiagnose Polytrauma anhand des Verletzungsmusters und der Störung der Vitalparameter. Die Checklisten Unfallmechanismus, Verletzungsmuster und Vitalparameter folgen im Wesentlichen den Kriterien zur Beurteilung von Traumapatienten am Unfallort, die mit einer Überlebenswahrscheinlichkeit von $p<0,9$ verbunden sind. Patienten, bei denen eine oder mehrere Kriterien erfüllt sind, müssen der Versorgung in einem Schockraum zugeführt werden.

Es besteht eine Untergliederung in 3 Phasen, die den Ablauf und den zeitlichen Rahmen der präklinischen Versorgung wiedergeben:

Phase ALPHA: Lebensrettende Maßnahmen der 1. Minute;
Phase BRAVO: Lebensrettende Maßnahmen der ersten 5 Minuten;
Phase CHARLIE: Funktionserhaltende Maßnahmen der ersten 15 Minuten.

Die Phase Alpha der lebensrettenden Sofortmaßnahmen kann auch vor Eintreffen des Notarztes durch Rettungsassisteneten im Rahmen der Notkompetenz durchgeführt werden.

Der Algorithmus folgt der ABC-Regel (Airway, Breathing, Circulation). Bei dem Auftreten von Problemen bzw. einer Verschlechterung des Patienten sind erneut die Punkte ABC zu überprüfen. Das bedeutet, daß z.B bei dem Auftreten einer Herzrhythmusstörung oder einem unklaren Blutdruckabfall zunächst die Atemwege bzw. die korrekte Tubuslage überprüft werden müssen. Weiter ist dann die regelrechte Versorgung mit Sauerstoff sicherzustellen und ein Spannugspeumothorax auszuschließen.

Der 1. Abschnitt des Algorithmus wird aufgrund des Unfallmechanismus mit der Verdachtsdiagnose Polytrauma eröffnet und beinhaltet neben lebensrettenden Sofortmaßnahmen die Grundversorgung mittels HWS-Immobilisation, O_2-Gabe von 10-12 l/min sowie Volumentherapie mit 1000ml kristalloider und 500 ml kolloidaler Infusion über 2 peripere venöse Zugänge. Nach Untersuchung des Patienten werden das Verletzungsmuster und die Vitalparameter beurteilt. Dies führt im 2. Abschnitt zur Arbeitsdiagnose Polytrauma. Bei einer bodengebundenen Transportzeit über 15 min ist der Rettungshubschrauber anzufordern. Bei Vorliegen der Arbeitsdiagnose Polytrauma besteht die Indikation zur Analgesie und Sedierung, Frühintubation am Unfallort sowie bei Pneumothoraxrisiko zur Einlage einer dringlichen Thoraxdrainage. Von dieser Regelversorgung kann bei einer Transportzeit von <15 min bei nicht gestörten Vitalfunktionen Abstand genommen werden. Die Versorgungsdauer für den Abschnitt 1 soll unter 5 min betragen, die für den Abschnitt 2 unter 15 min, insgesamt soll die Versorgung 20 min nicht überschreiten.

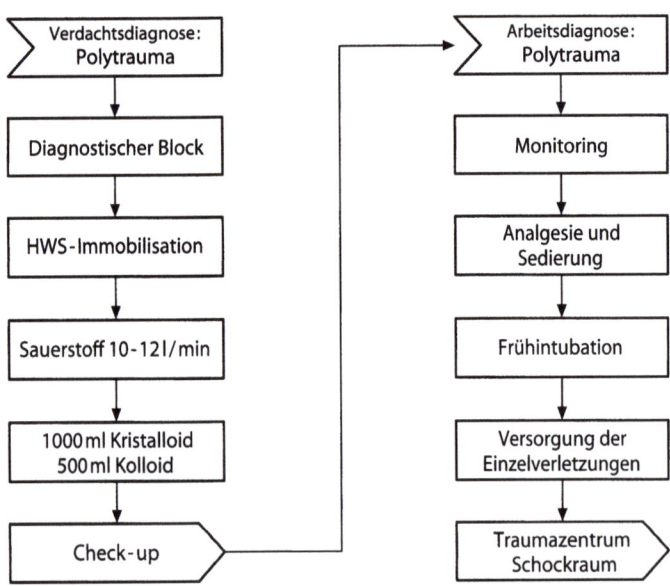

Literatur

Bishop M, Shoemaker WC, Avakian S, James E, Jackson G, Willams D, Meade P, (1991) Evaluation of a comprehensive algorithm for bunt and penetrating thoracic and abdominal trauma. Am Surg 57:737-746

Collicott pE, (1991) Initial assessment of the trauma patient. In: Moore EE, Mattrox KL, Feliciano DV, (eds.) Trauma. Appleton-Lange Norwalk 109-125

Committee on Trauma, American College of Surgeons (1990) Resources for optimal care of the injured patient. Chicago, pp 15-18

Emergency Cardiac Care Committee and Subcommittees, American Heart Association (1992) Guidelines for cardiopulmonary resuscitation and emergency care.JAMA 268:2171-2302

Hennes H.-J., Otto S, Lipp R, (1995) Die Notkompetenz des Rettungsassistenten. Notfallmedizin 21:265-268

Kalbe P, Kant C.-J., (1988) Erstmaßnahmen am Unfallort aus der Sicht des Unfallchirurgen. Orthopädie 17:2-10

Kanz K.-G., Lackner C.-K. (1996) Prophylaxe des posttraumatischen Organversagens durch Qualitätskontrolle in Posttraumatisches Organversagen. In: Nast-Kolb/Waydhas7Schweiberer. Springer, Berlin Heidelberg New York Tokio

Liu M, Shoemaker WC, Kram HB, Harrier D (1988) Design and prospective evaluation of an algorithm for penetrating truncal injuries. Crit Care Med 16:1191-1198

Moecke H, Herden H.-H. (1992) Qualitätssicherung: Wie und warum. Intensivmedizin 29:450-455

Nast-Kolb D, Waydhas C, Kanz K.-G. Schweiberer L. (1994) Algorithmus für das Schockraum-Mangement beim Polytrauma. Unfallchirurg 97:292-302

Nerlich ML, Tscherne H, (1987) Trauma-Algorithmus - Entscheidungshilfe bei der Erstversorgung Schwerverletzter. Chir 112:1465-1472

Scannel G, Waxmann K, Tominaga G, BarkerS, Annas C (1993) Orotracheal intubation in trauma patients with cervical fractures. Arch Surg 128:903-4306

Shoemaker WC, Hopkins J.A. (1983) Clinical aspects of resuscitation with and without an algorithm: Relative importance of various decisions. Crit Care Med 11:630-639

Shoemaker WC, Corley RD, Liu M, Kram H.B., Harrier HD, Williams S, Fleming WA (1988) Development and testing of a decision tree for blunt trauma. Crit Care Med 16:1199-1208

Spaite DW, Tse DJ, Valenzuela TD, Criss EA, Meislin HW, Mahoney M, Ross J (1991) The impact of injury severity and prehospital procedures on scene time in victims of major trauma. Ann Emerg Med 20:1299-1305

Trupka A, Waydhas C, Nast-Kolb D, Schweiberer L (1995) Der Einfluß der Frühintubation auf die Reduktion des posttraumatischen Organversagens, Unfallchirurg 98:111-117

Waydhas C, Kanz K.-G. Ruchholtz S, Nast-Kolb D (1997) Algorithmen in der Traumversorgung. Unfallchirurg 100:913-921

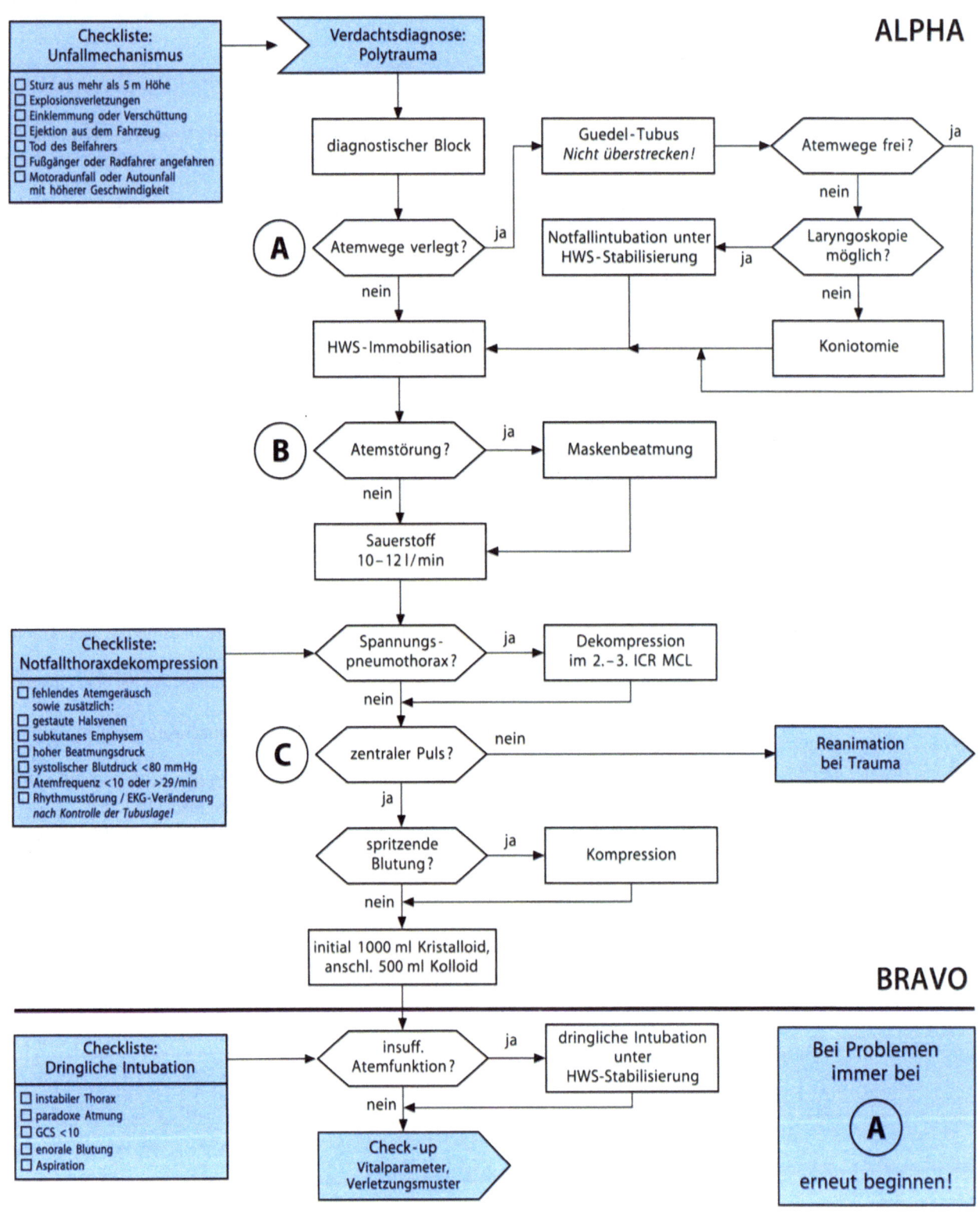

Checkliste:
Unfallmechanismus

☐ Sturz aus mehr als 5 m Höhe
☐ Explosionsverletzungen
☐ Einklemmung oder Verschüttung
☐ Ejektion aus dem Fahrzeug
☐ Tod des Beifahrers
☐ Fußgänger oder Radfahrer angefahren
☐ Motoradunfall oder Autounfall
  mit höherer Geschwindigkeit

Verdachtsdiagnose:
Polytrauma

ALPHA

diagnostischer Block

Guedel-Tubus
Nicht überstrecken!

Atemwege frei? — ja

A — Atemwege verlegt? — ja

Notfallintubation unter
HWS-Stabilisierung

nein

Laryngoskopie
möglich? — ja

nein

nein

Koniotomie

HWS-Immobilisation

B — Atemstörung? — ja — Maskenbeatmung

nein

Sauerstoff
10–12 l/min

Checkliste:
Notfallthoraxdekompression

☐ fehlendes Atemgeräusch
  sowie zusätzlich:
☐ gestaute Halsvenen
☐ subkutanes Emphysem
☐ hoher Beatmungsdruck
☐ systolischer Blutdruck <80 mmHg
☐ Atemfrequenz <10 oder >29/min
☐ Rhythmusstörung / EKG-Veränderung
  nach Kontrolle der Tubuslage!

Spannungs-
pneumothorax? — ja — Dekompression
im 2.–3. ICR MCL

nein

C — zentraler Puls? — nein — Reanimation
bei Trauma

ja

spritzende
Blutung? — ja — Kompression

nein

initial 1000 ml Kristalloid,
anschl. 500 ml Kolloid

BRAVO

Checkliste:
Dringliche Intubation

☐ instabiler Thorax
☐ paradoxe Atmung
☐ GCS <10
☐ enorale Blutung
☐ Aspiration

insuff.
Atemfunktion? — ja — dringliche Intubation
unter
HWS-Stabilisierung

nein

Check-up
Vitalparameter,
Verletzungsmuster

Bei Problemen
immer bei

A

erneut beginnen!

CHARLIE

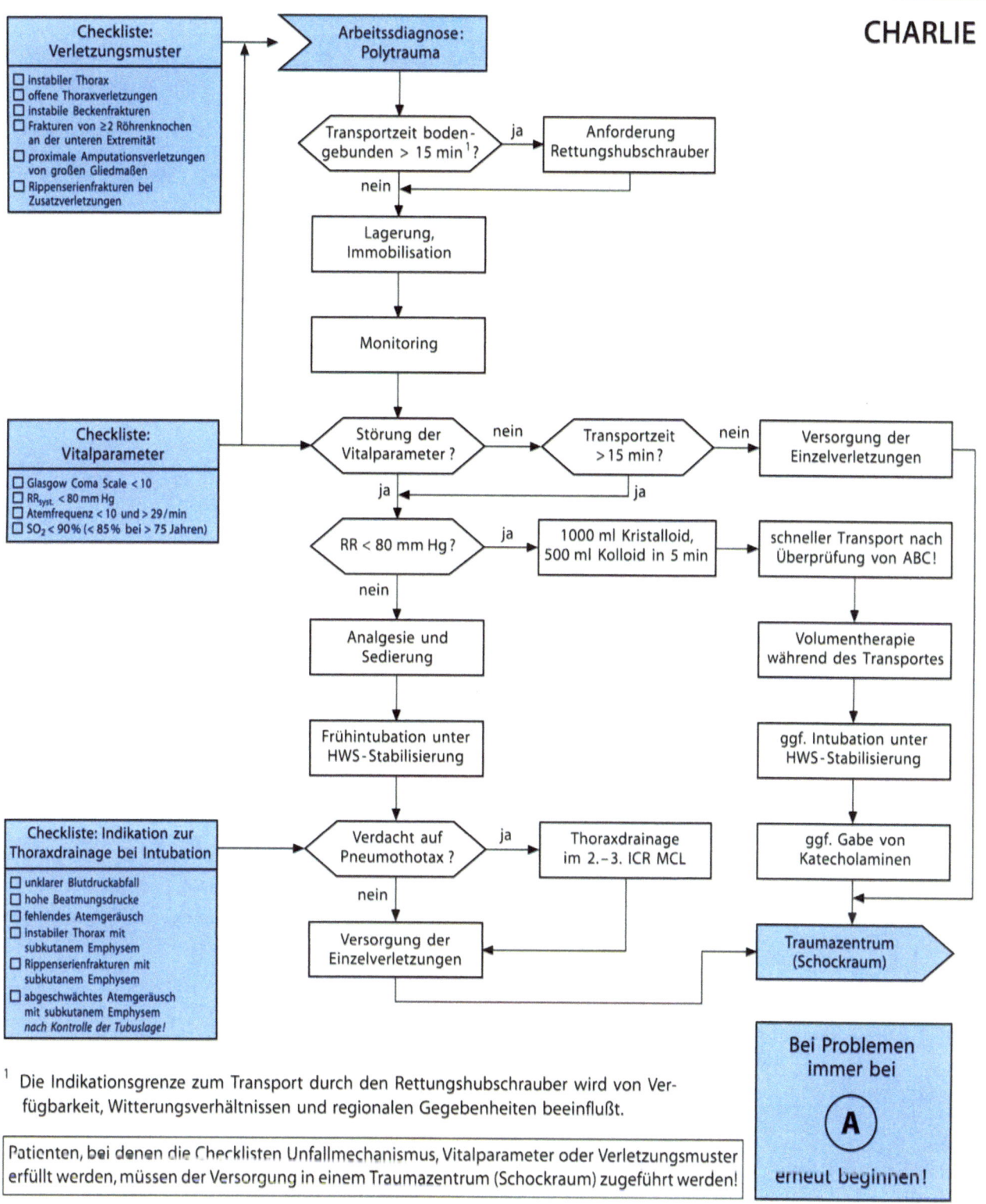

Checkliste: Verletzungsmuster
- ☐ instabiler Thorax
- ☐ offene Thoraxverletzungen
- ☐ instabile Beckenfrakturen
- ☐ Frakturen von ≥2 Röhrenknochen an der unteren Extremität
- ☐ proximale Amputationsverletzungen von großen Gliedmaßen
- ☐ Rippenserienfrakturen bei Zusatzverletzungen

Arbeitsdiagnose: Polytrauma

Transportzeit bodengebunden > 15 min [1]? — ja → Anforderung Rettungshubschrauber

nein

Lagerung, Immobilisation

Monitoring

Checkliste: Vitalparameter
- ☐ Glasgow Coma Scale < 10
- ☐ $RR_{syst.}$ < 80 mm Hg
- ☐ Atemfrequenz < 10 und > 29/min
- ☐ SO_2 < 90% (< 85% bei > 75 Jahren)

Störung der Vitalparameter? — nein → Transportzeit > 15 min? — nein → Versorgung der Einzelverletzungen

ja / ja

RR < 80 mm Hg? — ja → 1000 ml Kristalloid, 500 ml Kolloid in 5 min → schneller Transport nach Überprüfung von ABC!

nein

Analgesie und Sedierung

Volumentherapie während des Transportes

Frühintubation unter HWS-Stabilisierung

ggf. Intubation unter HWS-Stabilisierung

Checkliste: Indikation zur Thoraxdrainage bei Intubation
- ☐ unklarer Blutdruckabfall
- ☐ hohe Beatmungsdrucke
- ☐ fehlendes Atemgeräusch
- ☐ instabiler Thorax mit subkutanem Emphysem
- ☐ Rippenserienfrakturen mit subkutanem Emphysem
- ☐ abgeschwächtes Atemgeräusch mit subkutanem Emphysem
nach Kontrolle der Tubuslage!

Verdacht auf Pneumothotax? — ja → Thoraxdrainage im 2.–3. ICR MCL

nein

ggf. Gabe von Katecholaminen

Versorgung der Einzelverletzungen

Traumazentrum (Schockraum)

[1] Die Indikationsgrenze zum Transport durch den Rettungshubschrauber wird von Verfügbarkeit, Witterungsverhältnissen und regionalen Gegebenheiten beeinflußt.

Patienten, bei denen die Checklisten Unfallmechanismus, Vitalparameter oder Verletzungsmuster erfüllt werden, müssen der Versorgung in einem Traumazentrum (Schockraum) zugeführt werden!

Bei Problemen immer bei Ⓐ erneut beginnen!

Präklinisches Management bei Schuß- oder Stichverletzungen des Stammes

K.-G. Kanz, C.K. Lackner, J.A. Sturm, W. Mutschler und AG Notfallmedizin der DGU

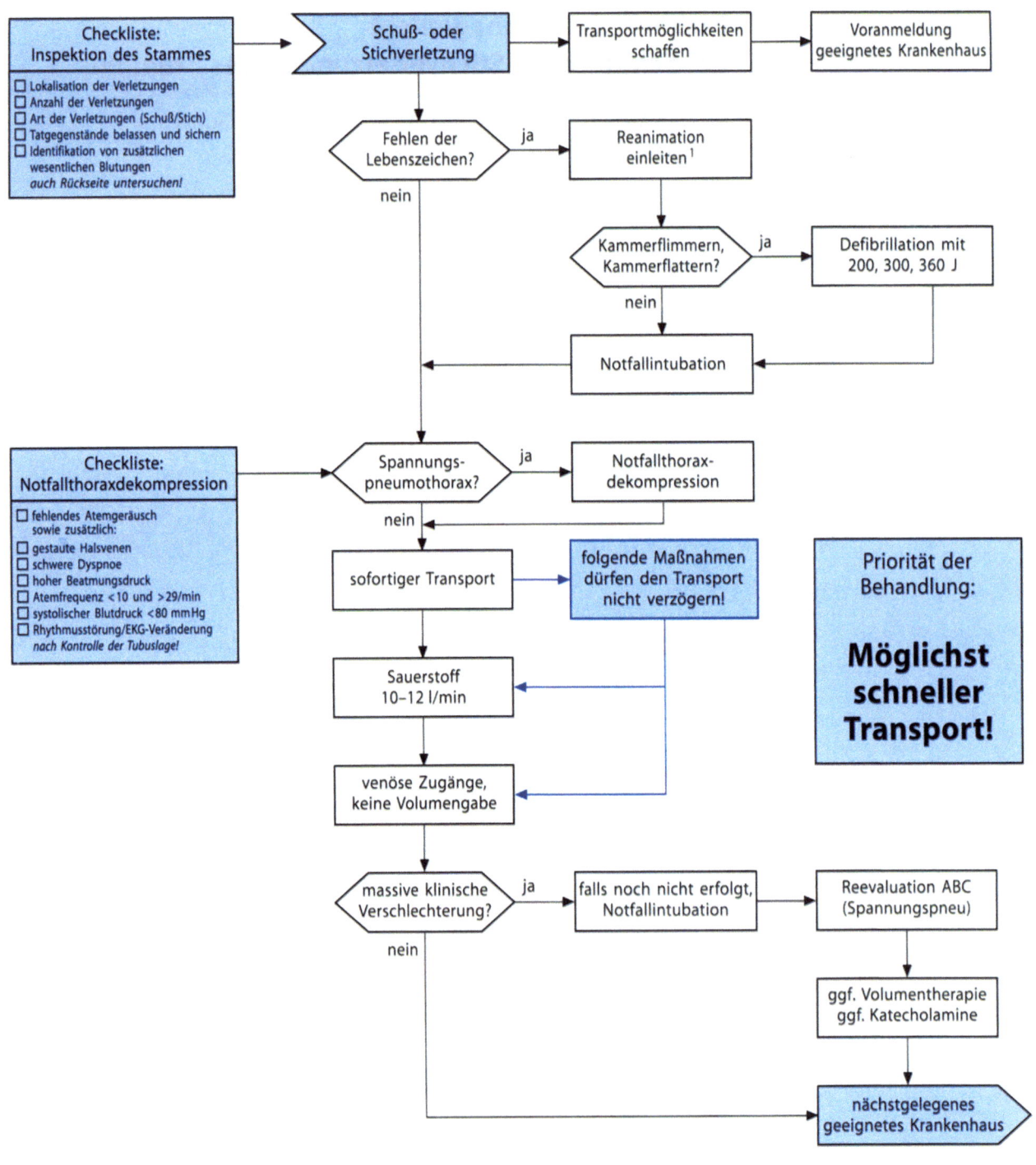

Checkliste:
Inspektion des Stammes

☐ Lokalisation der Verletzungen
☐ Anzahl der Verletzungen
☐ Art der Verletzungen (Schuß/Stich)
☐ Tatgegenstände belassen und sichern
☐ Identifikation von zusätzlichen
  wesentlichen Blutungen
  auch Rückseite untersuchen!

Schuß- oder Stichverletzung

Transportmöglichkeiten schaffen

Voranmeldung geeignetes Krankenhaus

Fehlen der Lebenszeichen? → ja → **Reanimation einleiten[1]**

nein

Kammerflimmern, Kammerflattern? → ja → **Defibrillation mit 200, 300, 360 J**

nein

Notfallintubation

Checkliste:
Notfallthoraxdekompression

☐ fehlendes Atemgeräusch
  sowie zusätzlich:
☐ gestaute Halsvenen
☐ schwere Dyspnoe
☐ hoher Beatmungsdruck
☐ Atemfrequenz <10 und >29/min
☐ systolischer Blutdruck <80 mmHg
☐ Rhythmusstörung/EKG-Veränderung
  nach Kontrolle der Tubuslage!

Spannungs-pneumothorax? → ja → **Notfallthorax-dekompression**

nein

sofortiger Transport

folgende Maßnahmen dürfen den Transport nicht verzögern!

Priorität der Behandlung:

Möglichst schneller Transport!

Sauerstoff 10–12 l/min

venöse Zugänge, keine Volumengabe

massive klinische Verschlechterung? → ja → **falls noch nicht erfolgt, Notfallintubation** → **Reevaluation ABC (Spannungspneu)**

nein

ggf. Volumentherapie ggf. Katecholamine

nächstgelegenes geeignetes Krankenhaus

---
[1] Bei entsprechenden personellen und logistischen Voraussetzungen präklinische Thorakotomie erwägen.

Poliklinisches Management bei Elektrounfall

K.-G. Kanz, S. Morath, P. Biberthaler und W. Mutschler

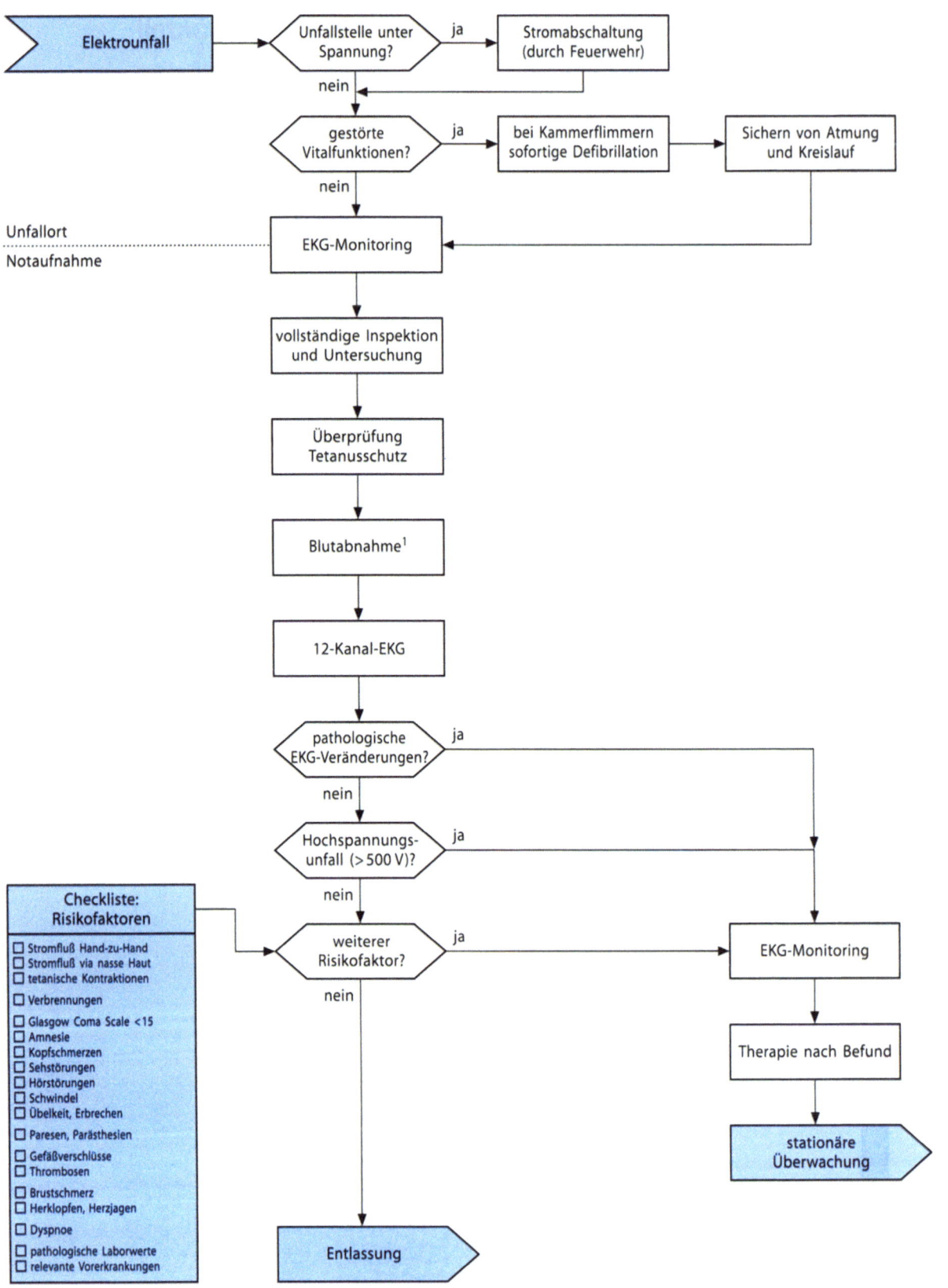

¹ Hb, Hk, Leukos, Thrombos, Quick, PPT, NA, K, Ca, Krea, Troponin T, CK, CK-MB, Harnstoff-N,
gammaGT, GOT, GPT, Bilirubin, Lipase, Amylase

Poliklinisches Management bei Bißverletzungen

K.-G. Kanz, R. Metzger, T. Mussack und W. Mutschler

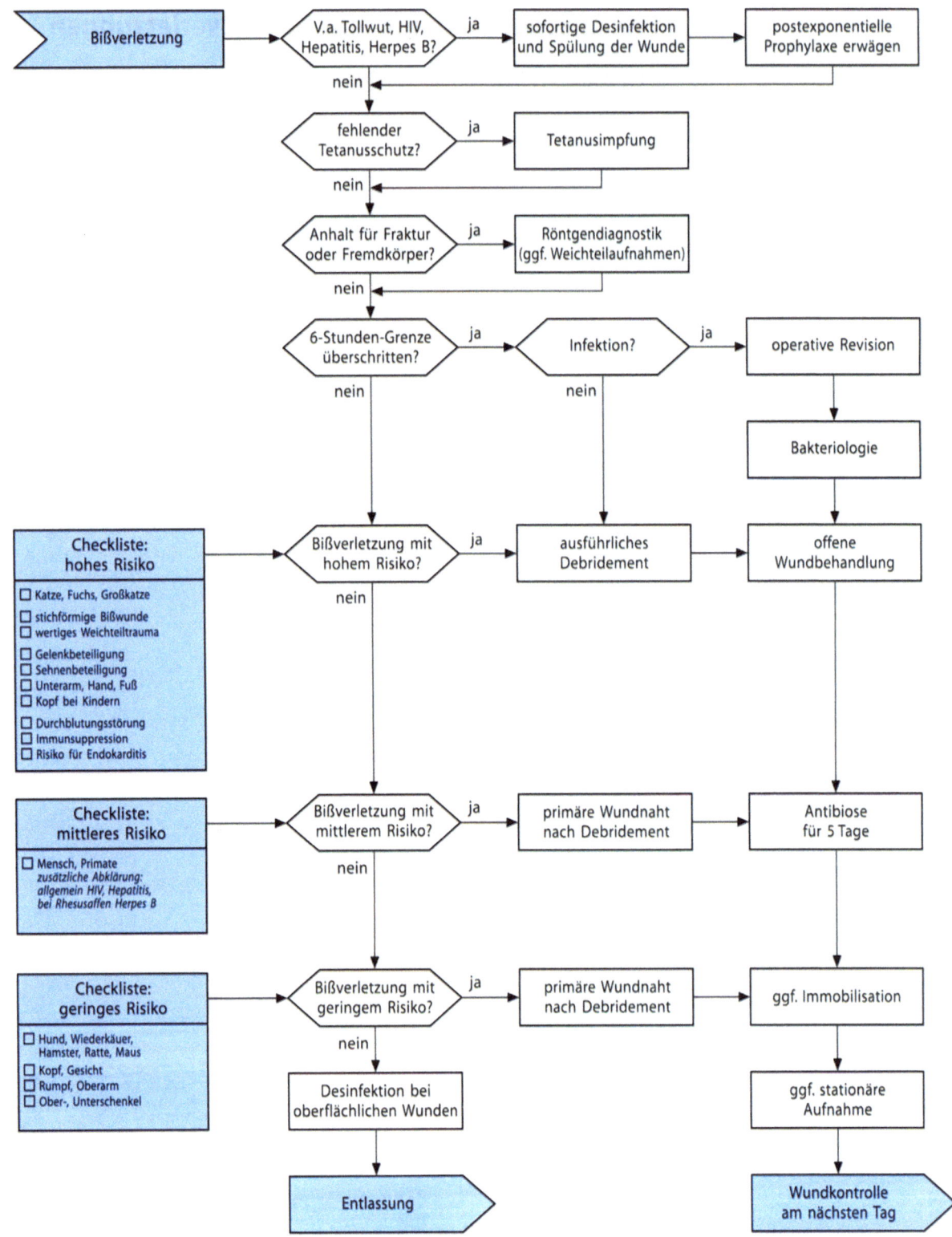

Klinisches Management des Schwerstverletzten (sutmpfes Trauma)

C. WAYDHAS, S. RUCHHOLTZ, J. STAUSBERG, H. BILIR, K.-G. KANZ UND D. NAST-KOLB

Polytrauma Phase ALPHA

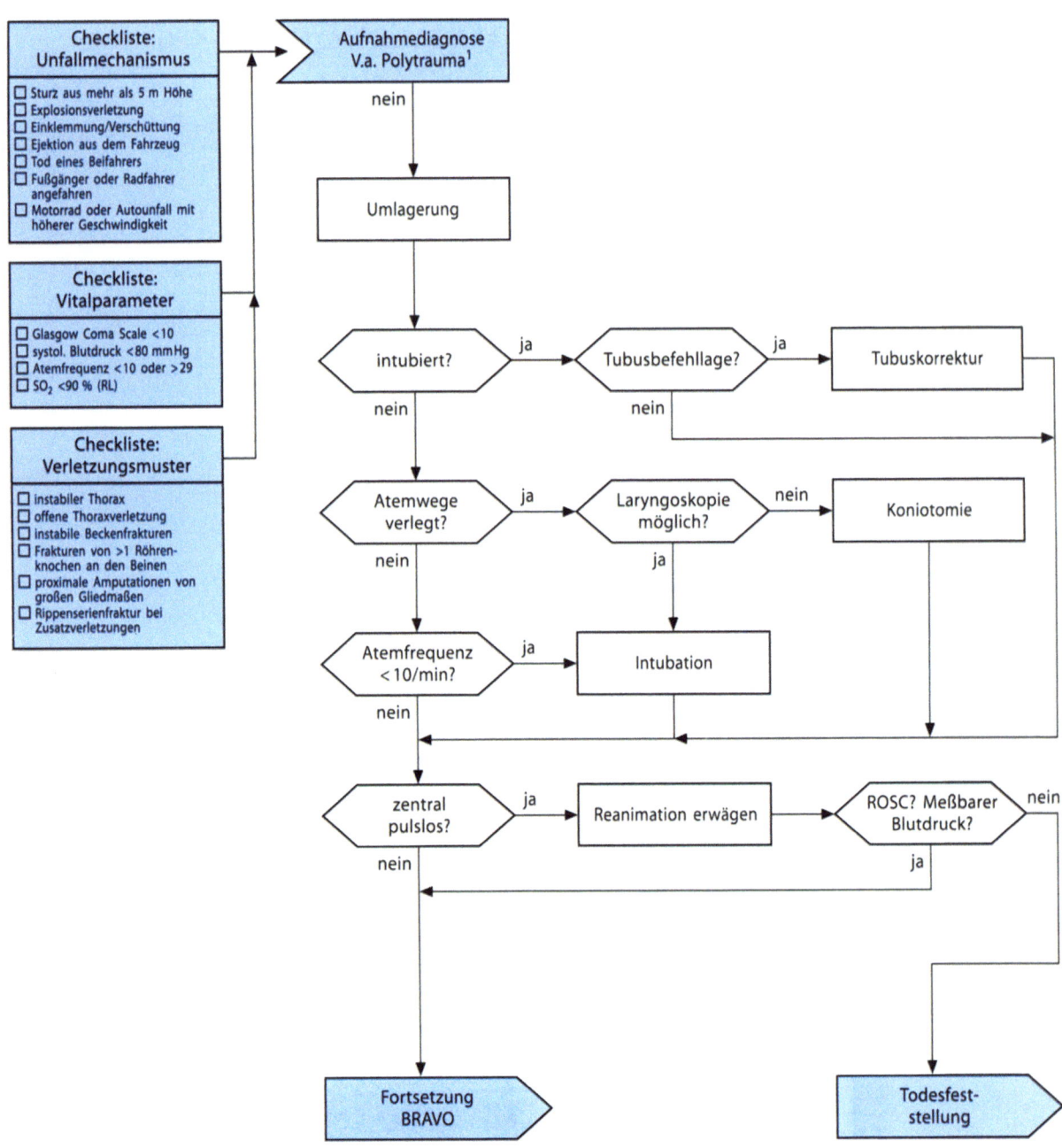

---

[1] Aufnahme über Schockraum, Traumateam aktivieren.

Polytrauma Phase BRAVO

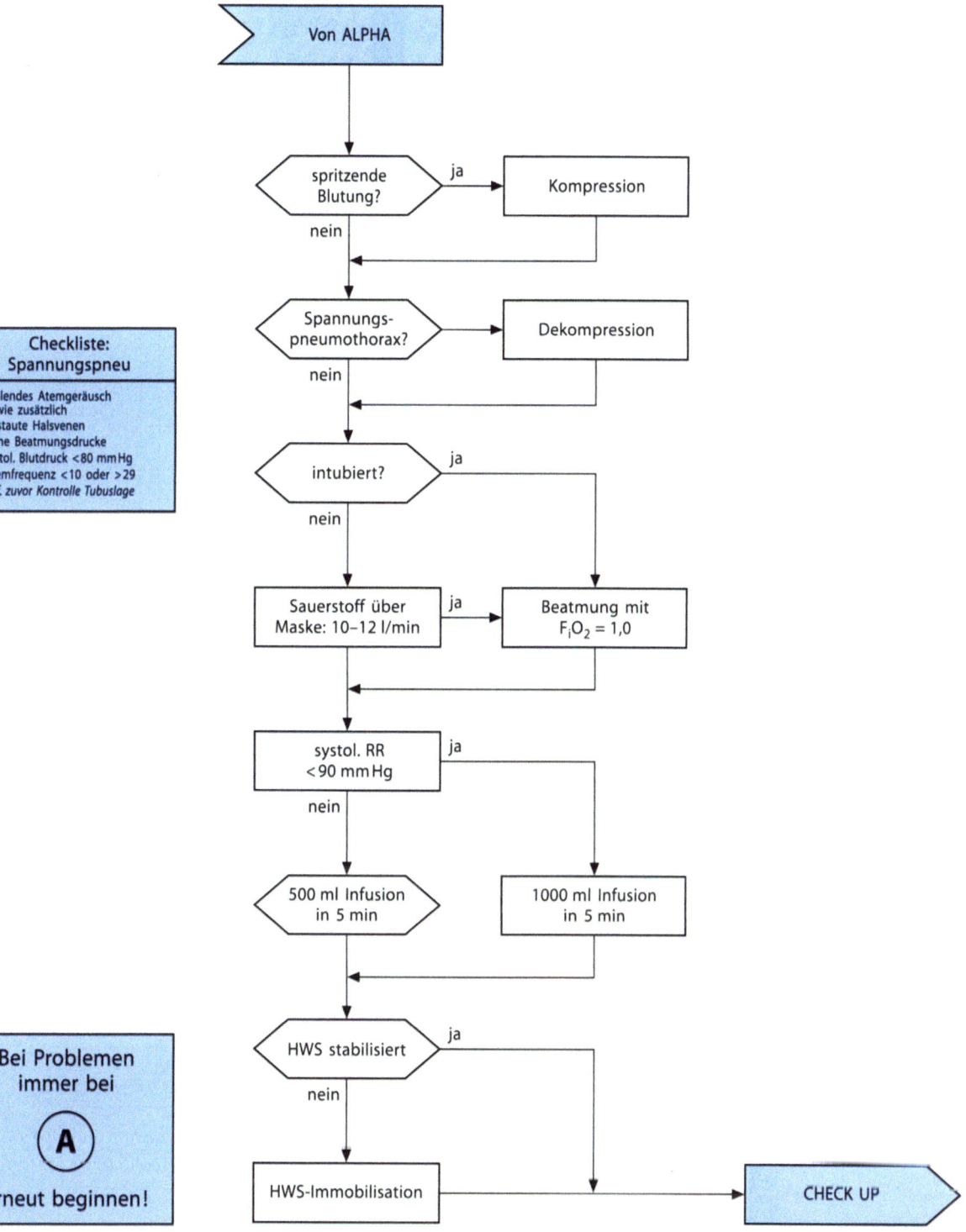

Fortsetzung Algorithmus 48b

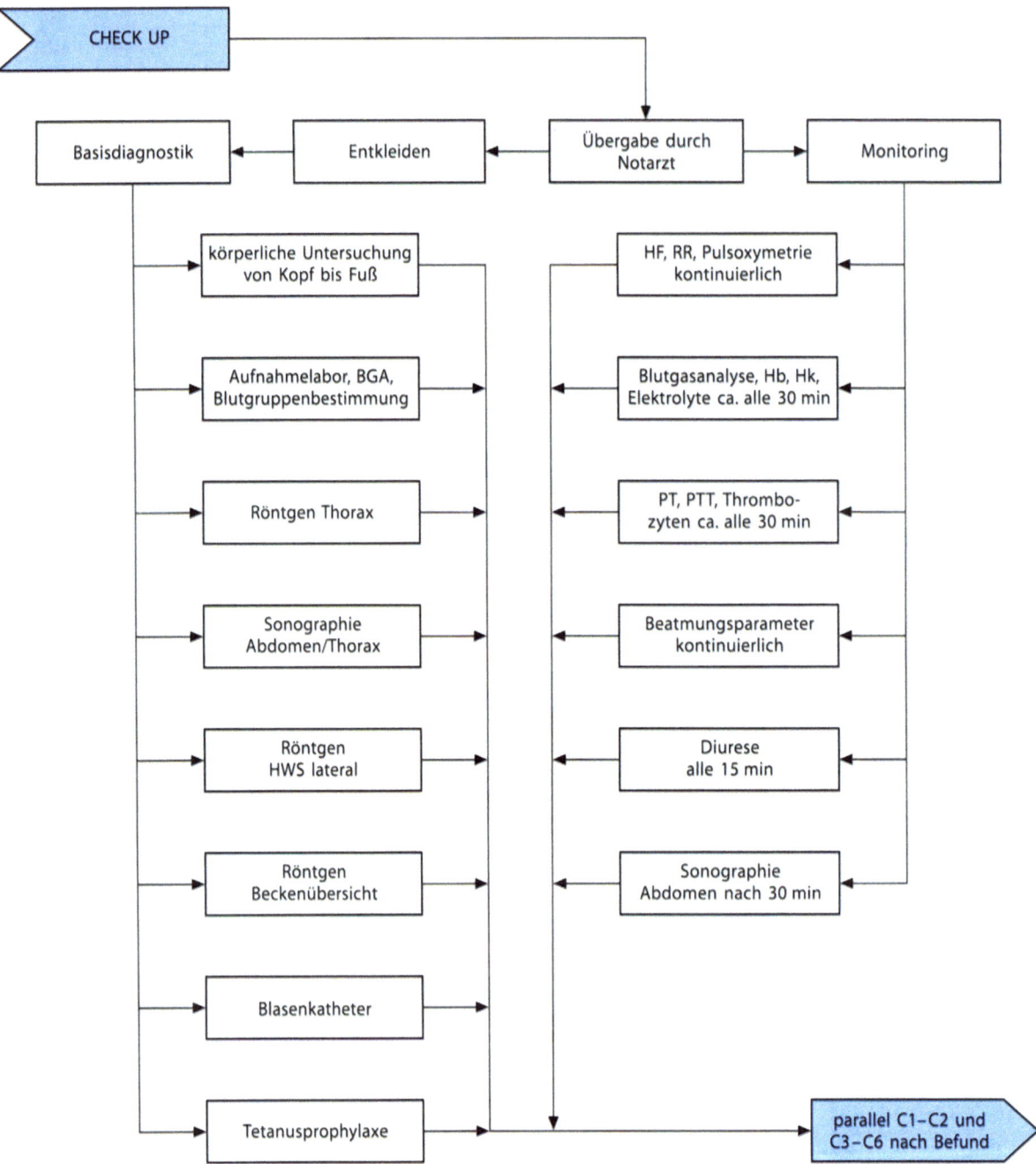

Polytrauma CHARLIE: Atemfunktion

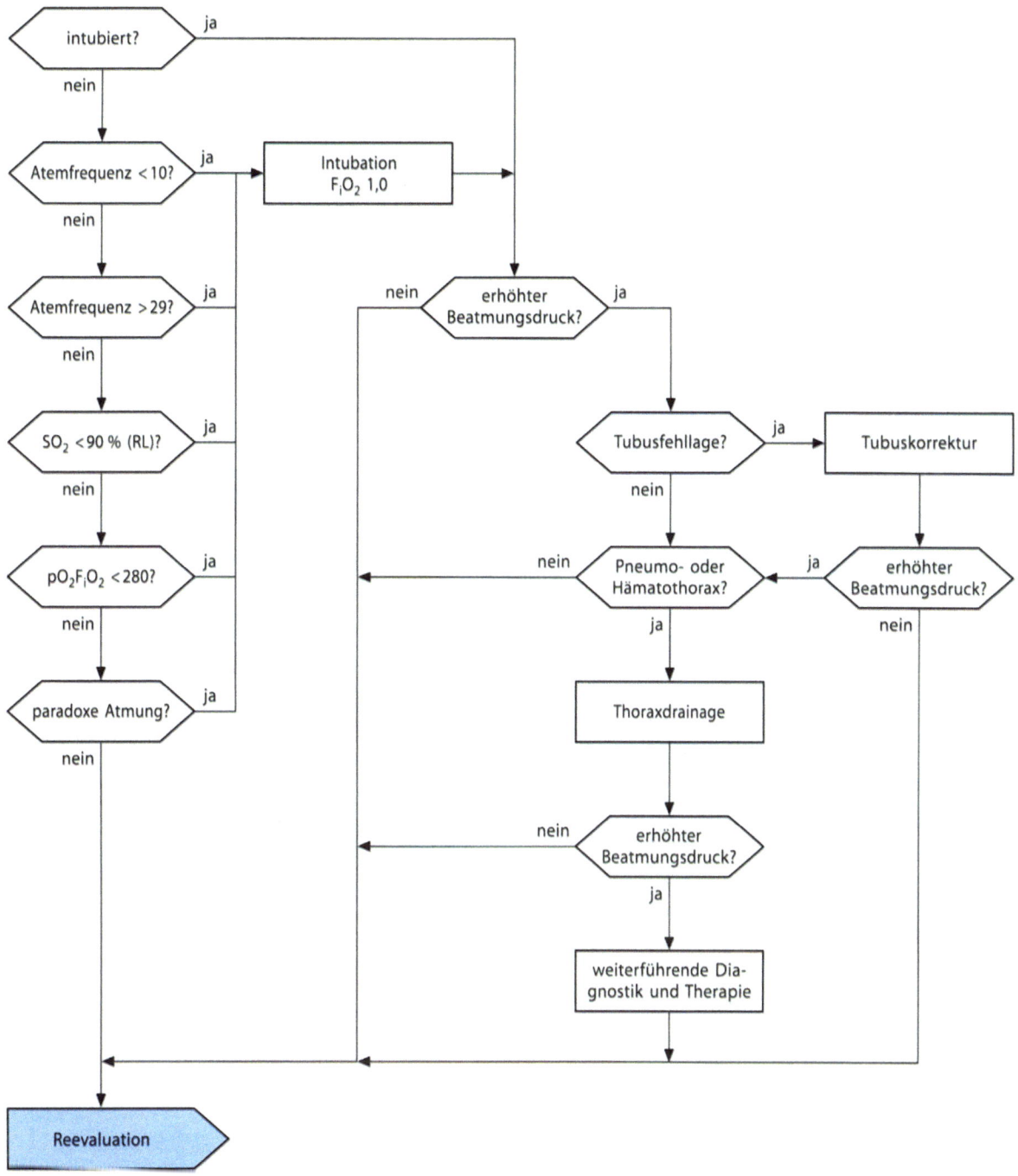

_____
RL = Raumluft (F_iO_2 = 0,21)
SO_2 = Sauerstoffsättigung (%)

Polytrauma CHARLIE: Kreislauf

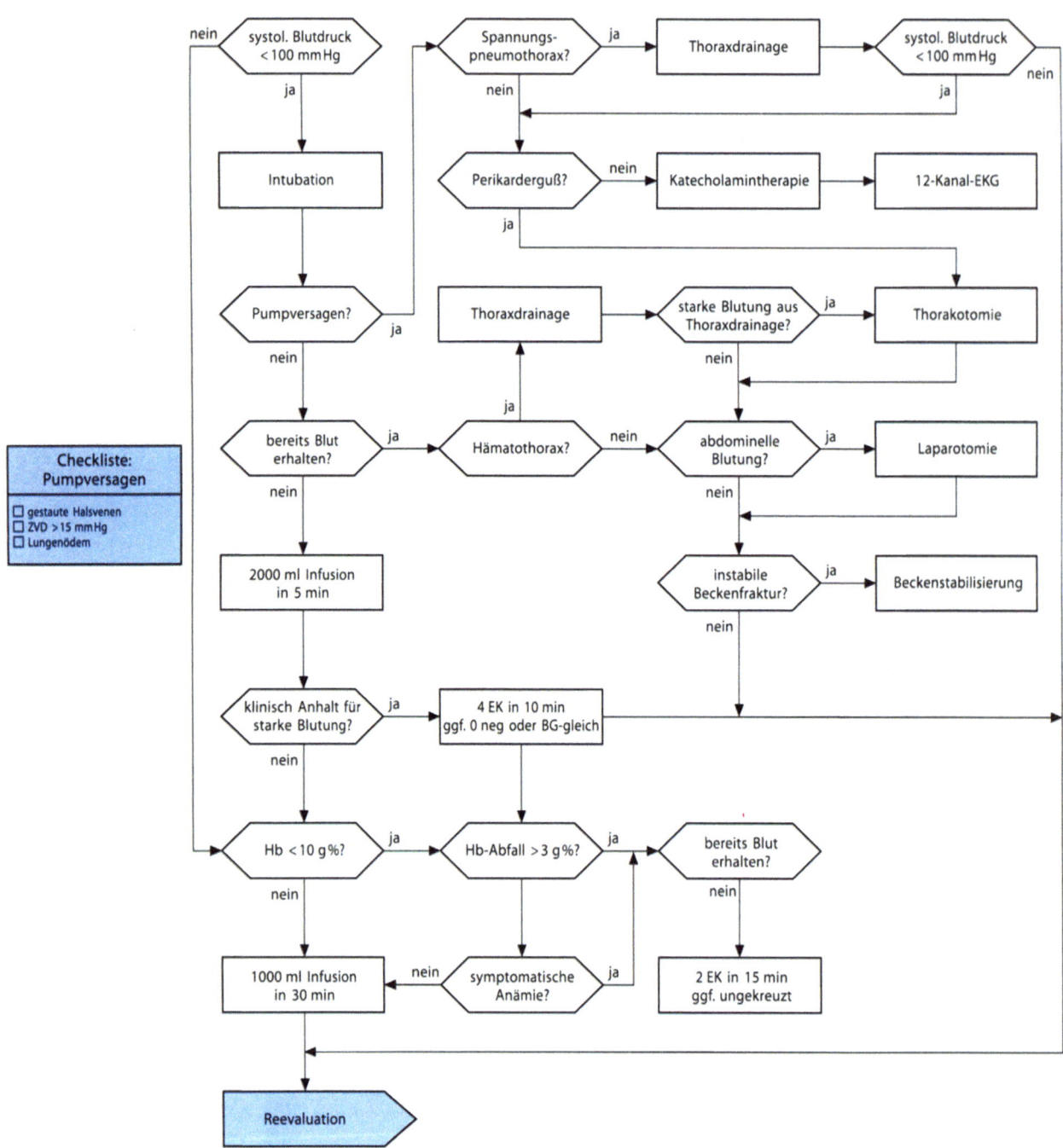

Polytrauma CHARLIE: Thorax

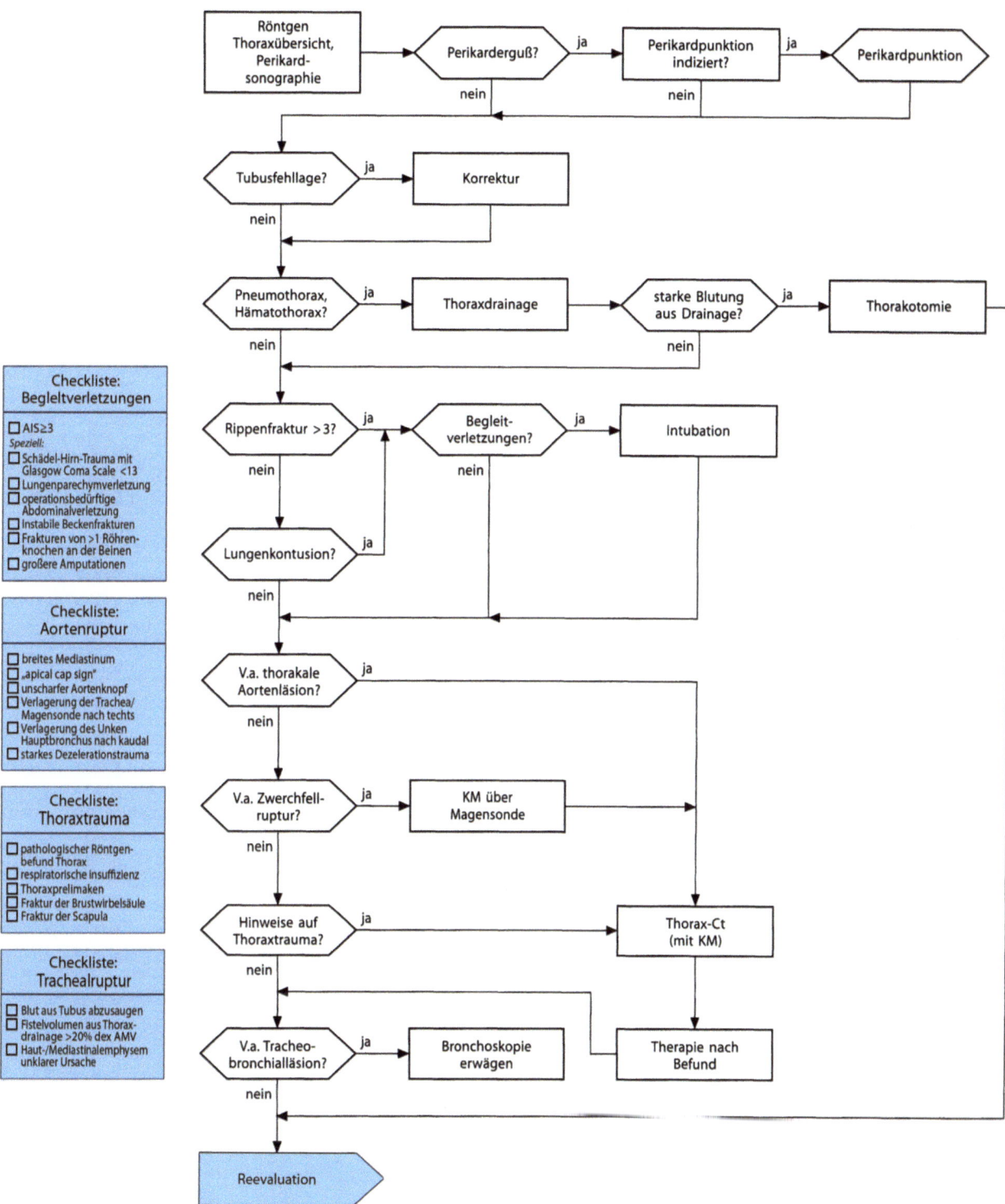

Polytrauma CHARLIE: Abdomen

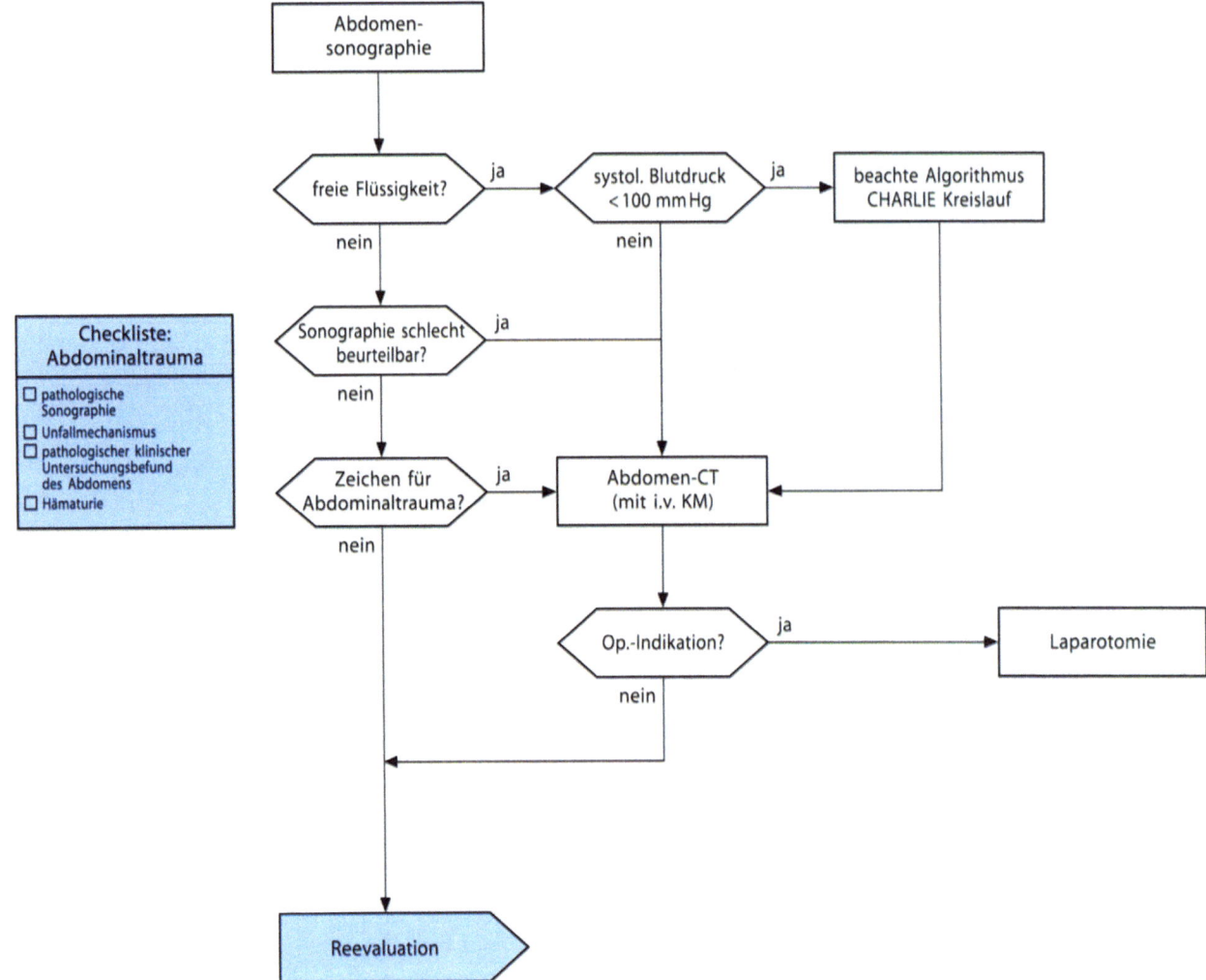

Polytrauma CHARLIE: Schädel

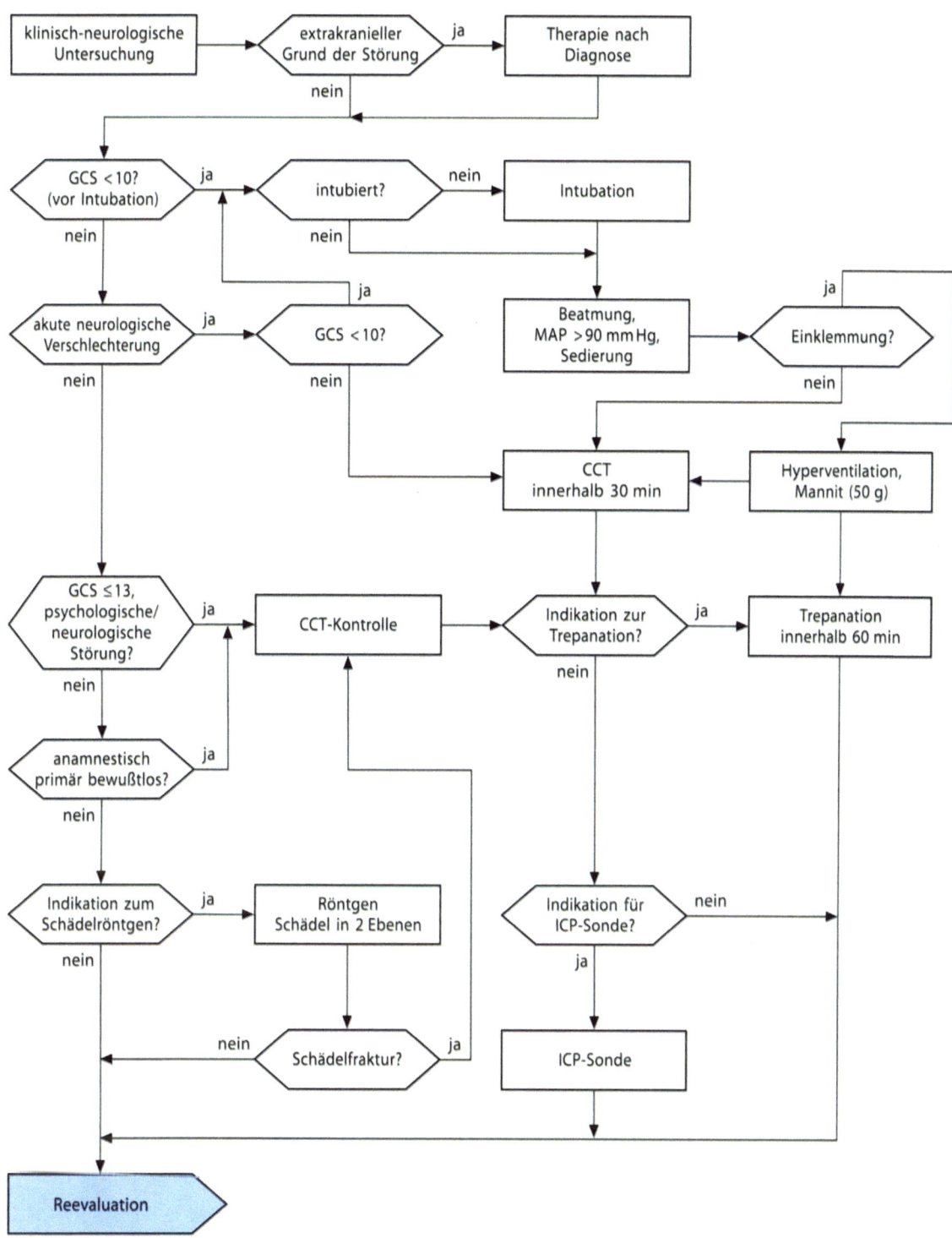

Polytrauma CHARLIE: Bewegungsapparat

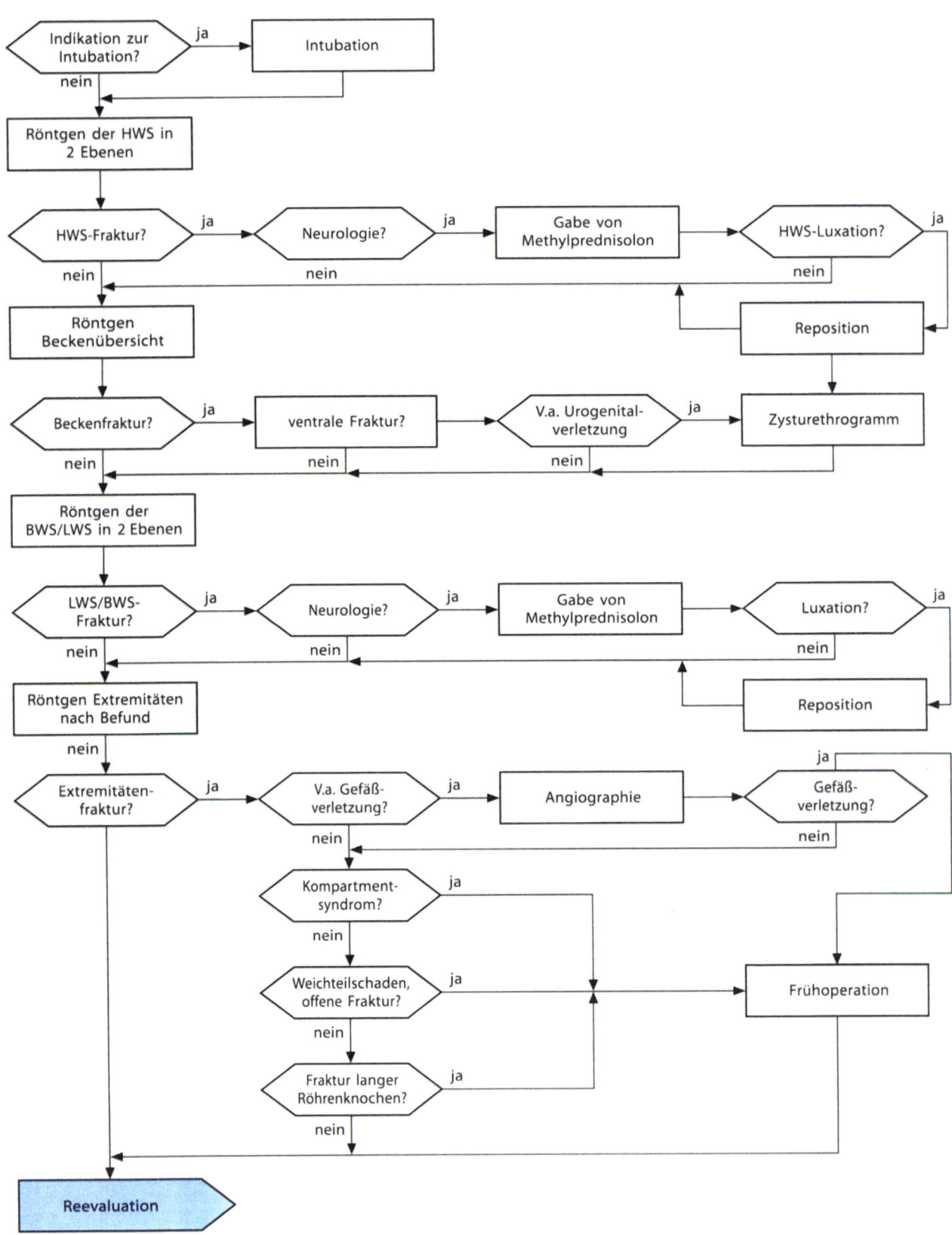

Schädel-Hirn-Trauma (SHT): präklinische und innerklinische Versorgung

D. Mauer, G. Keßel und H.J. Hennes

Hinweise

Als wichtigstes diagnostisches Kriterium beim SHT ist eine schnelle, sichere und wiederholte Beurteilung der Bewußtseinslage erforderlich. Bewährt hat sich die neurologische Beurteilung mittels der Glasgow Coma Scale (GCS).

Absolute Priorität in der notfallmedizinischen Behandlung des schädel- und hirnverletzten Patienten besitzen Wiederherstellung und Sicherung der Vital funktionen nach den Regeln der kardiopulmonalen Reanimation.

Zur Aufrechterhaltung der zerebralen Perfusion ist insbesondere bei Patienten mit Zeichen einer Einklemmung ein mittlerer arterieller Blutdruck (MAD) von mindestens 90 mm Hg anzustreben. Hierzu ist eine adäquate Volumensubstitution (Normovolämie anstreben) und/oder der Einsatz von Katecholaminen (Dopamin, Noradrenalin) notwendig.

Bestehen Hinweise auf eine transtentorielle Einklemmung oder tritt im Verlauf eine rasche neurologische Verschlechterung auf, die durch extrakranielle Ursachen nicht erklärt werden kann, muß unverzüglich mit hirnspezifischen Maßnahmen zur Senkung des erhöhten Hirndruckes begonnen werden. Hierzu eignet sich insbesondere die Gabe osmotisch wirksamer Substanzen „ex iuvantibus" - auch vor Durchführung der zerebralen Diagnostik. Zwar kann damit prinzipiell der Entwicklung eines subduralen Hämatoms Vorschub geleistet werden, dennoch muß die Anwendung beim schweren SHT (Primäre Strecksynergismen oder foudroyante Entwicklung einer Einklemmungssymptomatik) in dieser Form empfohlen werden.

Die kontrollierte Hyperventilation kann über Senkung des arteriellen CO_2-Partialdrucks (pCO_2) und konsekutiver Vasokonstriktion im zerebralen Blutstromgebiet zwar den Hirndruck (ICP) senken, jedoch bei primär bestehender Minderperfusion zu zerebraler Hypoxie führen. Unter klinischen Bedingungen ist daher die Überwachung dieser Therapie durch Kontrolle der zerebralen O_2-Extraktion, also durch Mesung der jugularvenösen O_2-Sättigung im Bulbus der V. jugularis oder Messung des intrapavenchymatösen Sauerstoffpartialdrucks ($ptiO_2$) unabdingbar. Im präklinischen Bereich sollte die Hyperventilation möglichst unter kapnometrischer Kontrolle erfolgen. Ist dies nicht möglich, sollte diese unterbleiben oder zumindestens nicht forciert angewendet werden.

Die Wirksamkeit von Dexamethason beim SHT ist derzeit durch klinische Studien nicht belegt. Die früher übliche hochdosierte Gabe so früh wie möglich am Unfallort wird daher nicht mehr empfohlen.

Nach Primärversorgung am Unfallort sollte der Patient so schnell als möglich in das nächstgelegene, geeignete Zentrum transportiert werden, um ihn dort der Sofortdiagnostik (CCT) und–therapie (Neurochirurgisch operative Maßnahmen) zuzuführen.

Schädel-Hirn-Trauma (SHT): präklinisch

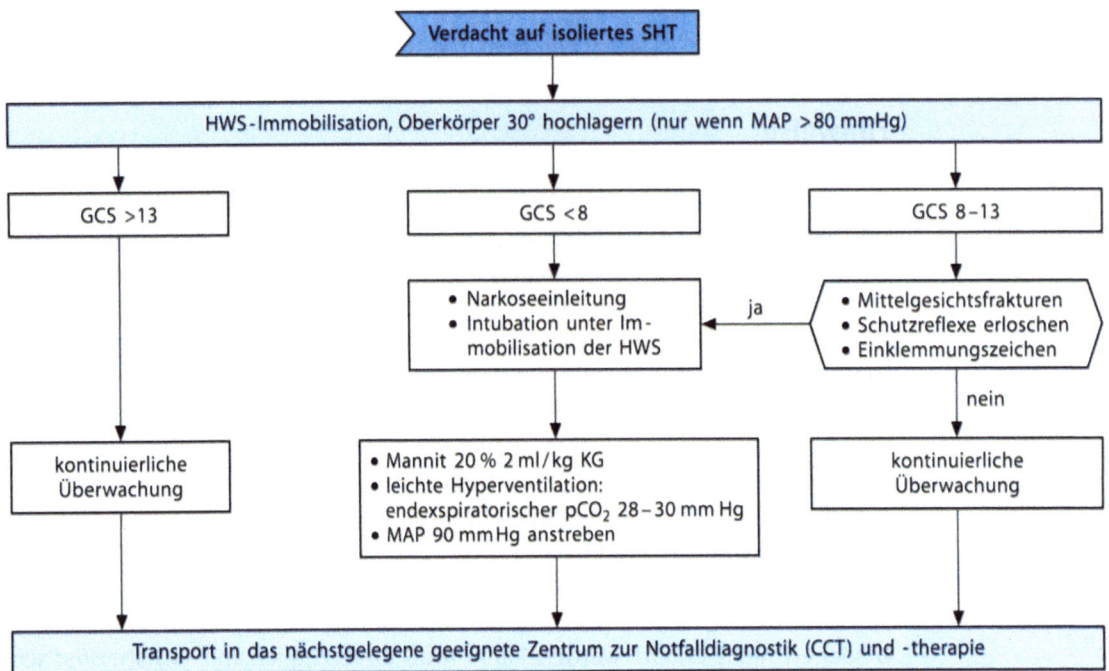

Schädel-Hirn-Trauma (SHT): innerklinische Akutversorgung

H.J. HENNES

Hinweis

Aus der Primärdiagnostik ergeben sich unmittelbare therapeutische Konsequenzen. Höchste Priorität hinsichtlich des Überlebens und der Prophylaxe sekundärer Hirnschäden hat die Stabilisierung der Atem- und der Herz-Kreislauf-Funktion. Der Grad der vitalen Bedorhung, der von einer Einzelverletzung ausgeht, ist richtungsweisend für die Dringlichkeit ihrer Versorgung.

Die folgenden Empfehlungen des Wissenschaftlichen Arbeitskreises Neuroanästhesie der Deutschen Gesellschaft für Anästhsiologie und Intensivmedizin (DGAI) [1] fassen unter Berücksichtigung der Empfehlungen der American Association of Neurological Surgeons, der Brain Traum Foundation [2], des European Brain Injury Consortium, der Arbeitsgemeinschaft Intensivmedizin der Deutschen Gesellschaft für Neurochirurgie [3] sowie der Ständigen Kommission Intensivmedizin der DGAI [4] die diagnostischen und thereapeutischen Maßnahmen zusammen, die nach dem gegenwärtigen Stand der Wissenschaft Einfluß haben und als Grundlage einer standardisierten innerklinischen Akutversorgung der Patienten mit SHT dienen können.

Literatur

Dinkel M, Hennes HJ (1998) Empfehlungen des Wissenschaftlichen Arbeitskreises Neuroanästhesie der DGAI zur innerklinischen Akutversorgung des Patienten mit Schädel-Hirn-Trauma. Anästhesiol Intensivmed: 39: 399–412

The Brain Trauma Foundation. The American Association of Neurological Surgeons. The Joint Section on Neurotrauma and Critical Care (2000) Journal of Neurotrauma 17: 457–627

Jantzen JP, Piek J, Arbeitsgemeinschaft Intensivmedizin und Neurotraumatologie der Deutschen Gesellschaft für Anästhesiologie und Intensivmedizin (1997) Leitlinien zur Primärversorgung von Patienten mit Schädel-Hirn-Trauma. Anaesthesiol Intensivmed 38: 357–359

Baethmann A, Jantzen JP, Piek J, Prange H, Unterberg A (1997) Physiologie und Pathophysiologie des intrakraniellen Drucks. Anästhesiol Intensivmed 38: 357–359

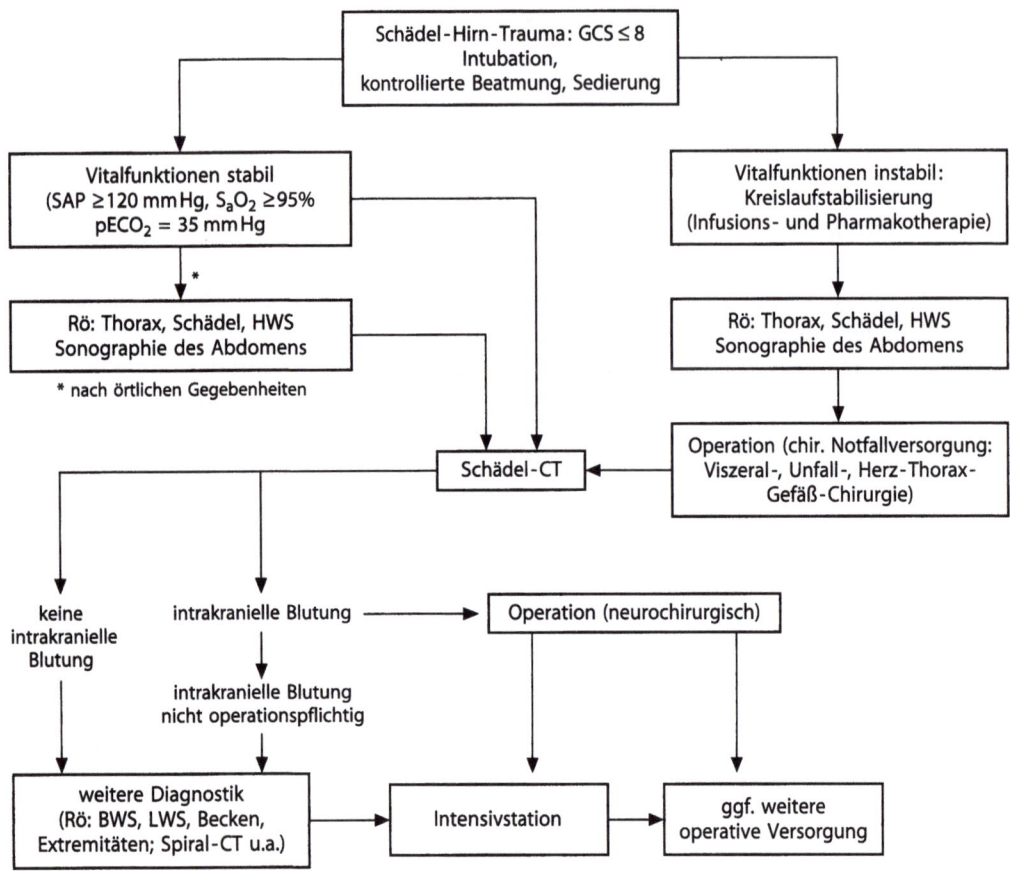

Im Algorithmus verwendete Abkürzungen

GCS: Glasgow Coma Score

SAP: systolischer arterieller Blutdruck

saO2: Sauerstoffsättigung

pECO2: endepiratorischer CO2-Partialdruck

Thorax-/Abdominaltrauma

J. Sturm

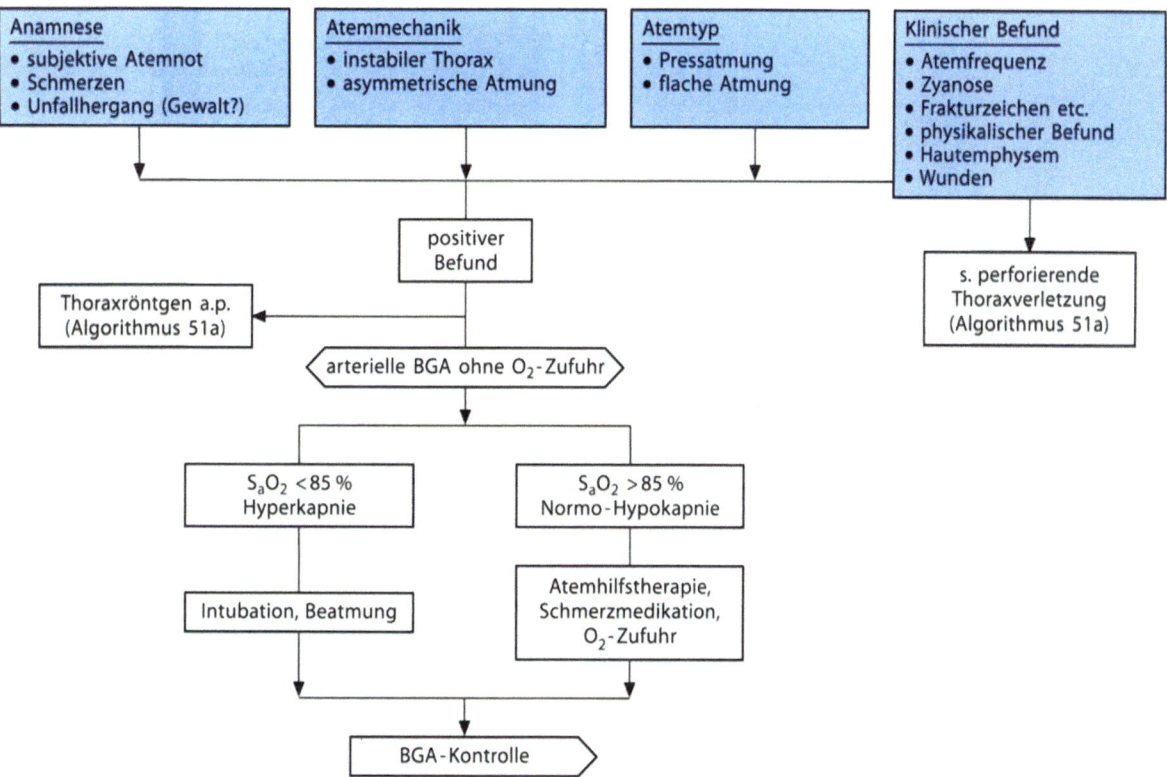

Thoraxröntgen

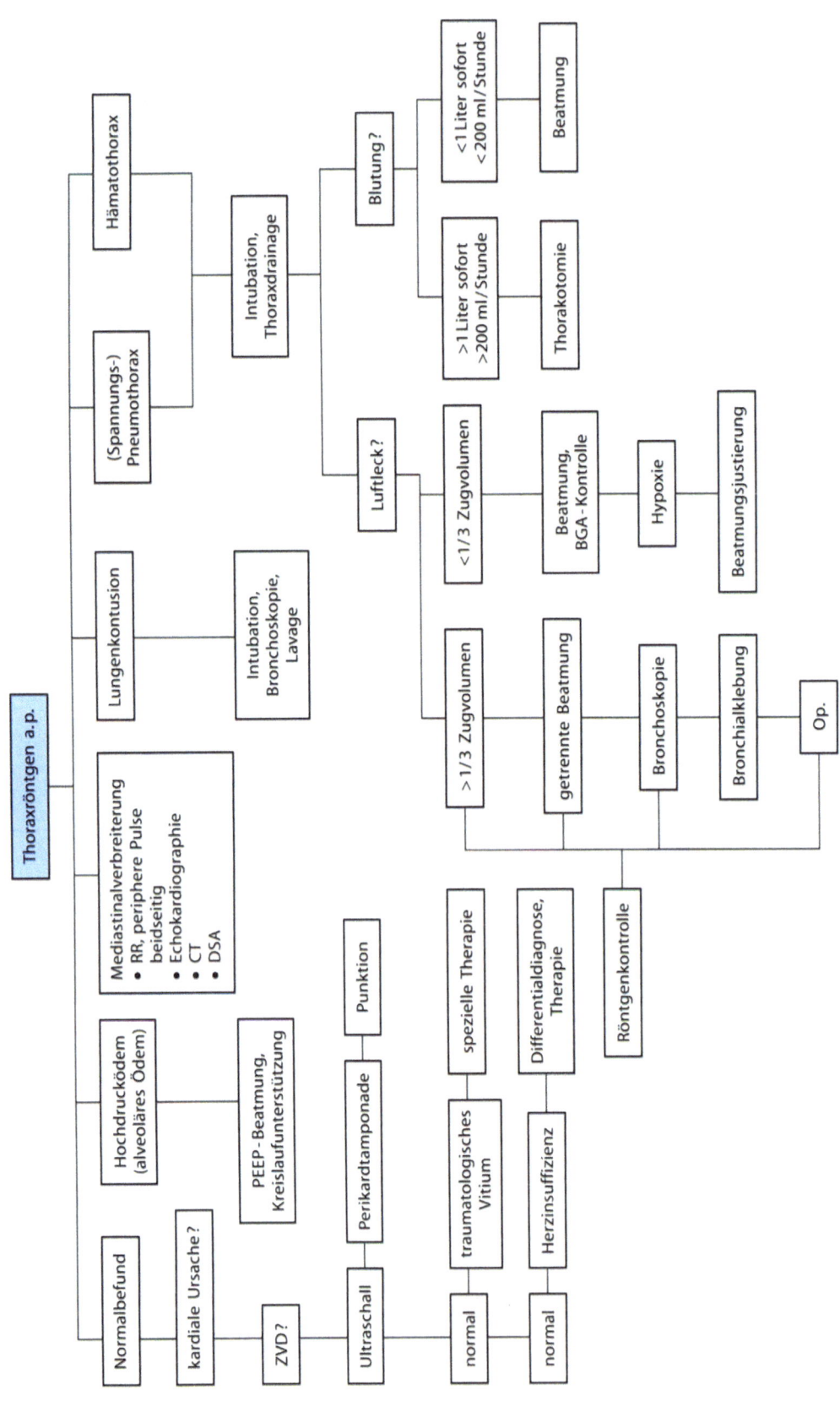

Thoraxtrauma – Patient beatmet

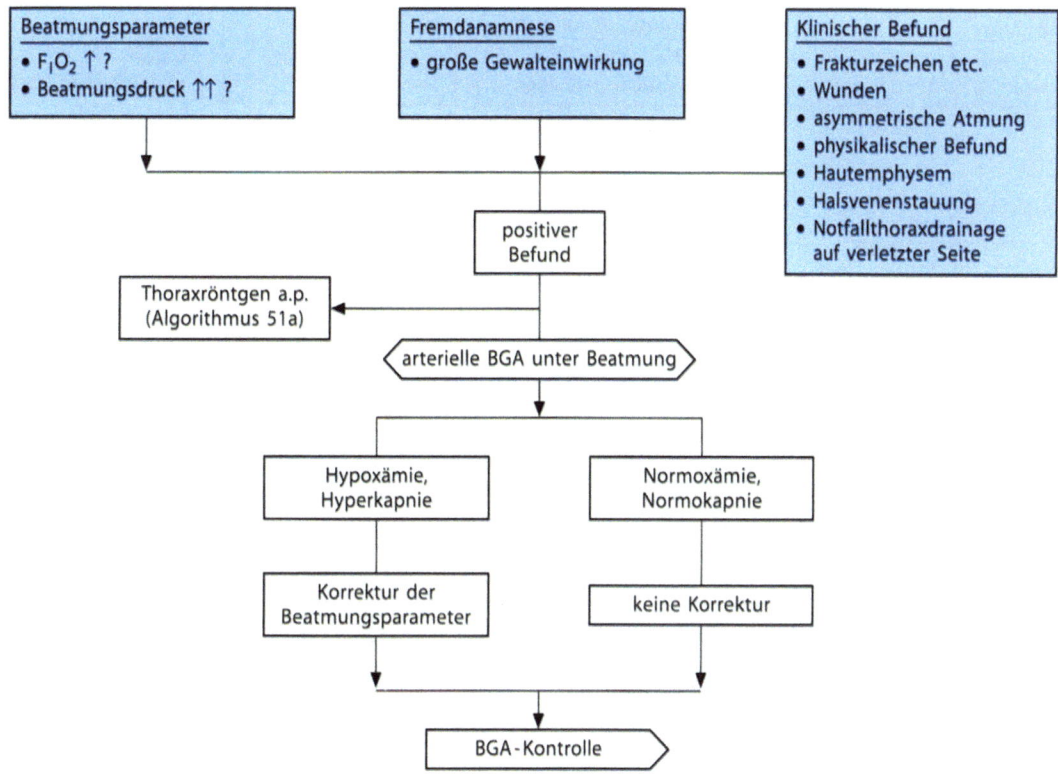

Abdominaltrauma – Patient ansprechbar

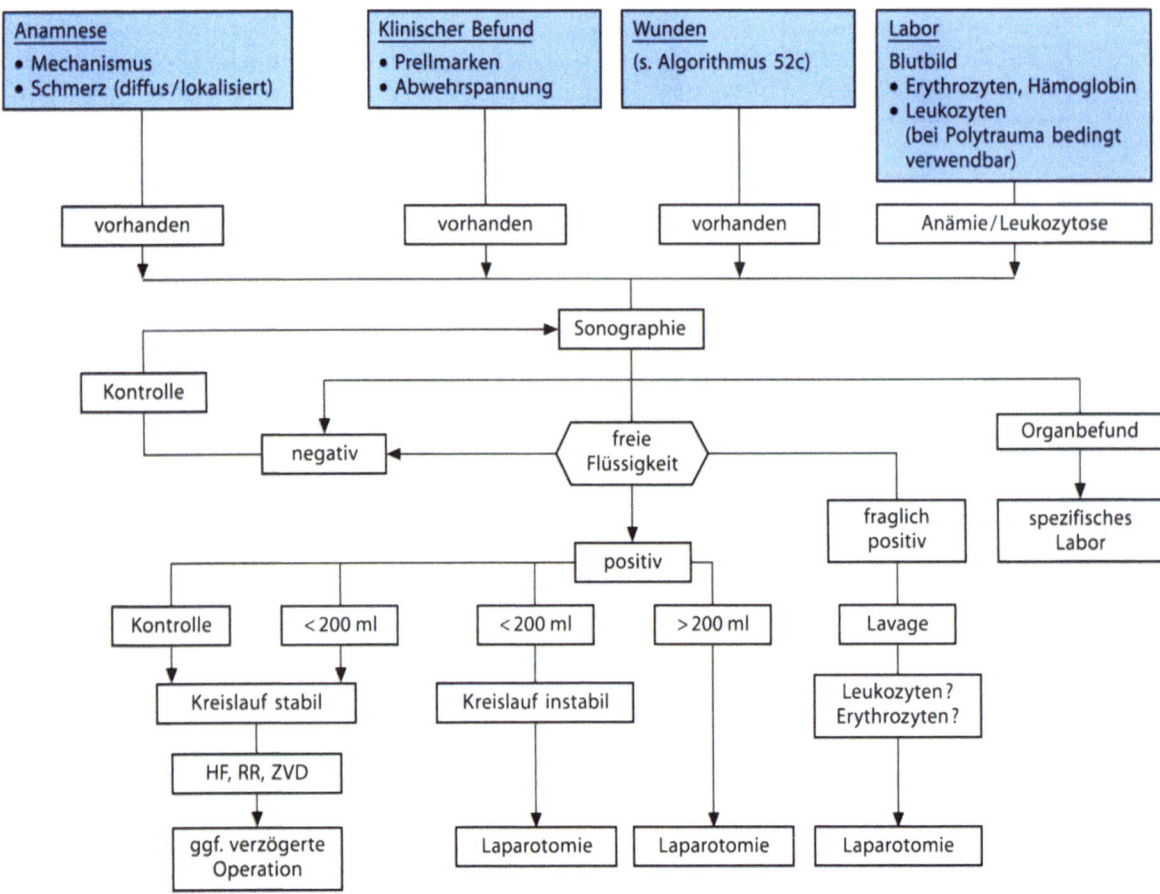

Abdominaltrauma – Patient nicht ansprechbar

Fremdanamnese	Klinischer Befund	Wunden	Sonographie	Labor
• Unfallmechanismus	• Prellmarken • Abwehrspannung (nur eingeschränkt verwendbar)	• lokale Exploration (s. Algorithmus 52c)	(s. Algorithmus 48f)	• Blutbild

Cave:
- Bauchumfangmessung: obsolet
- Polytrauma: Leukozyten im Blutbild meist erhöht
- ZVD: evtl. durch Bauchtrauma verfälscht
- Darmrupturen: durch kein bildgebendes Verfahren oder
  Untersuchungsparameter sicher zu erfassen → Leitsymptom Klinik (Algorithmus 13b)

Abdominaltrauma – Wunden

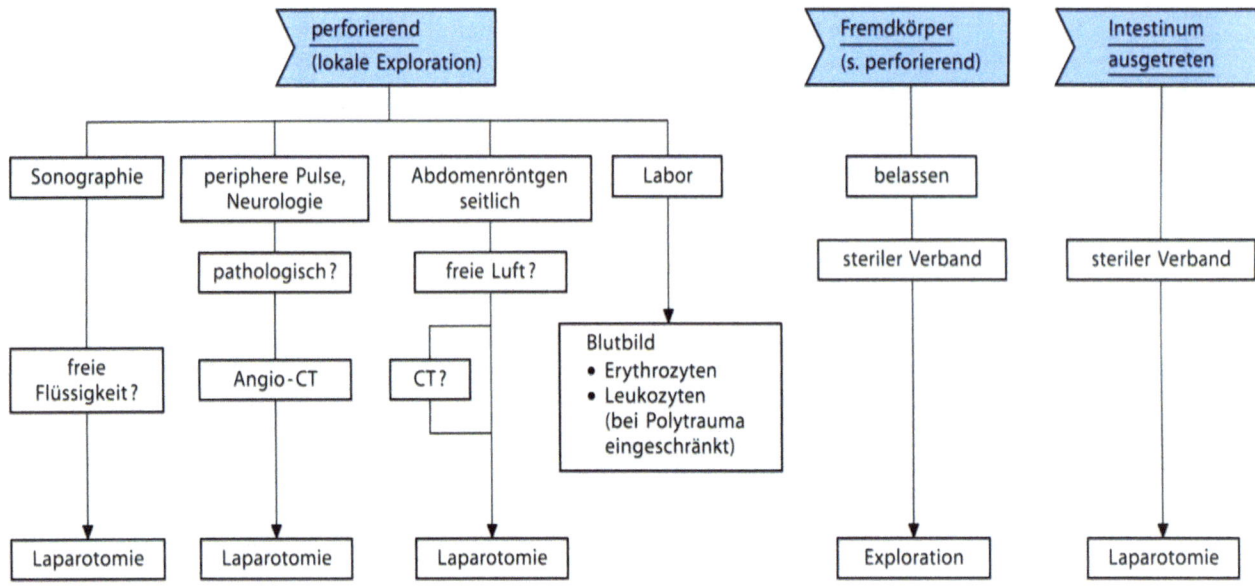

Extremitäten

L. KINZL UND A. BECK

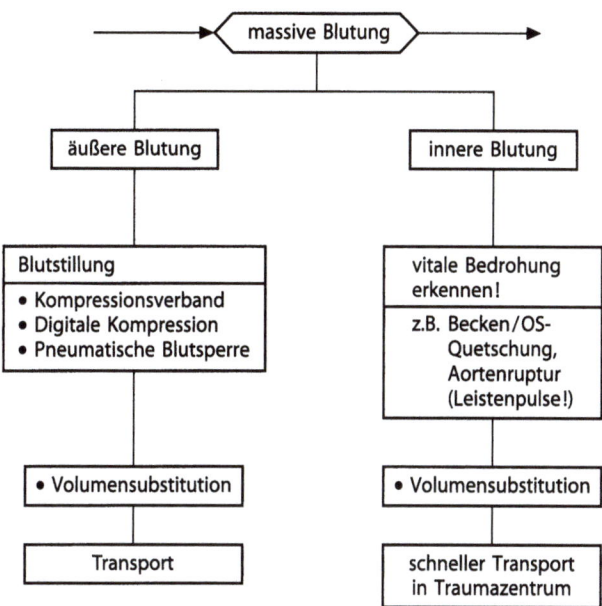

Frakturen

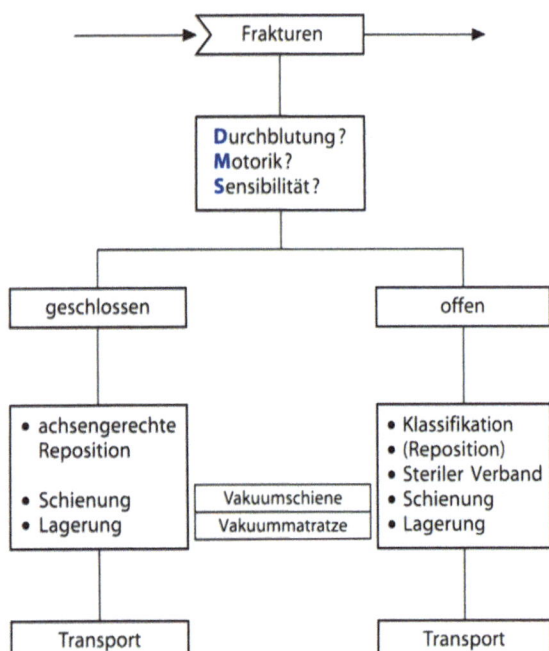

Luxationen

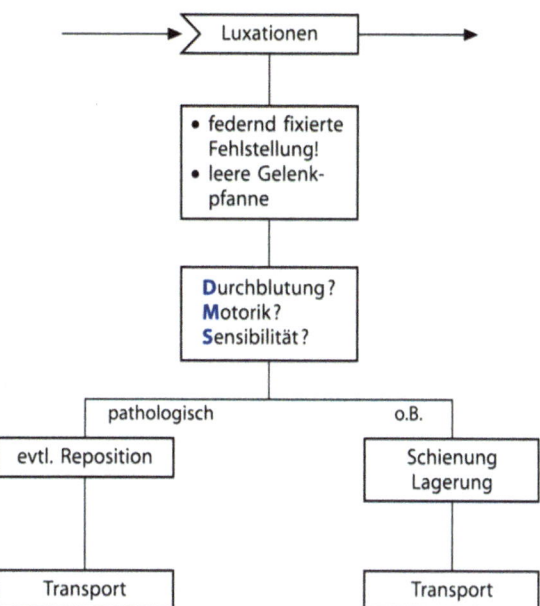

Weichteilschaden

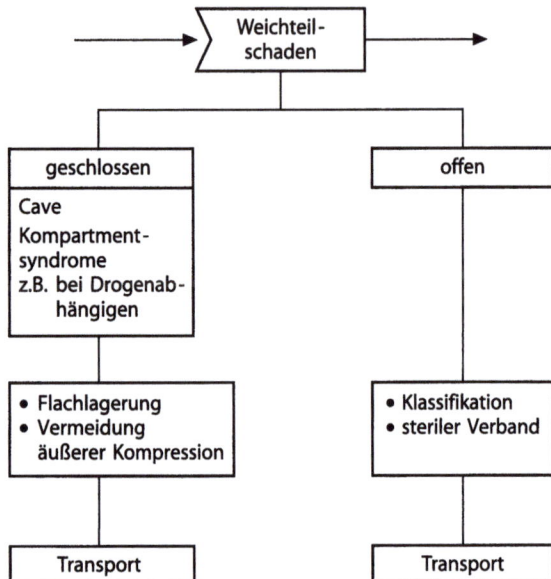

Gefäß-/Nervenverletzungen

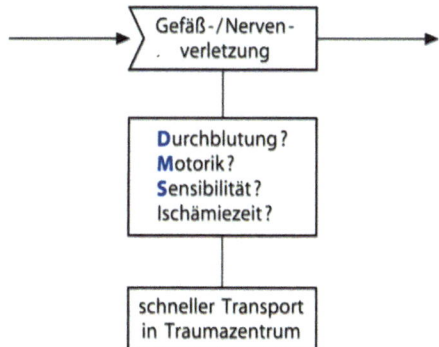

Amputationsverletzungen

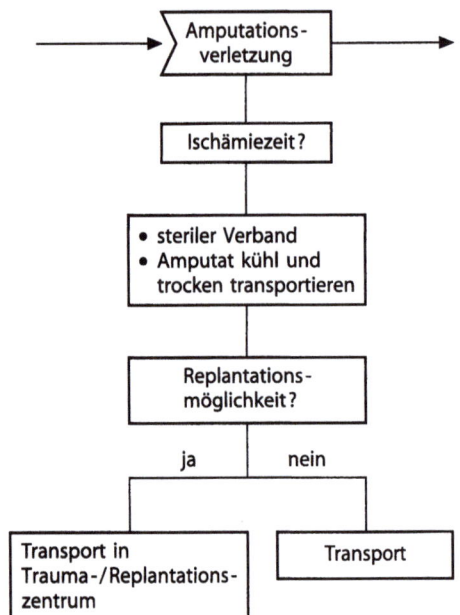

Wirbelsäulentrauma

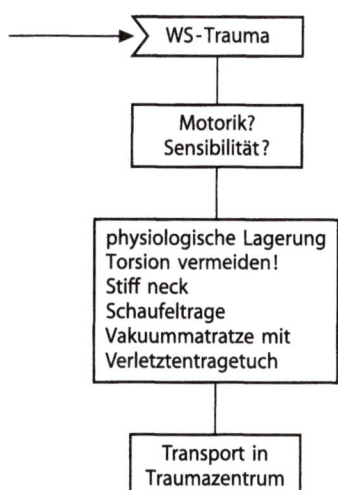

Thermische Notfälle

B. DOMRES, A. MANGER UND N. FEIST

Behandlungsalgorithmus Hypothermie (nach AHA/ILCOR 2000)

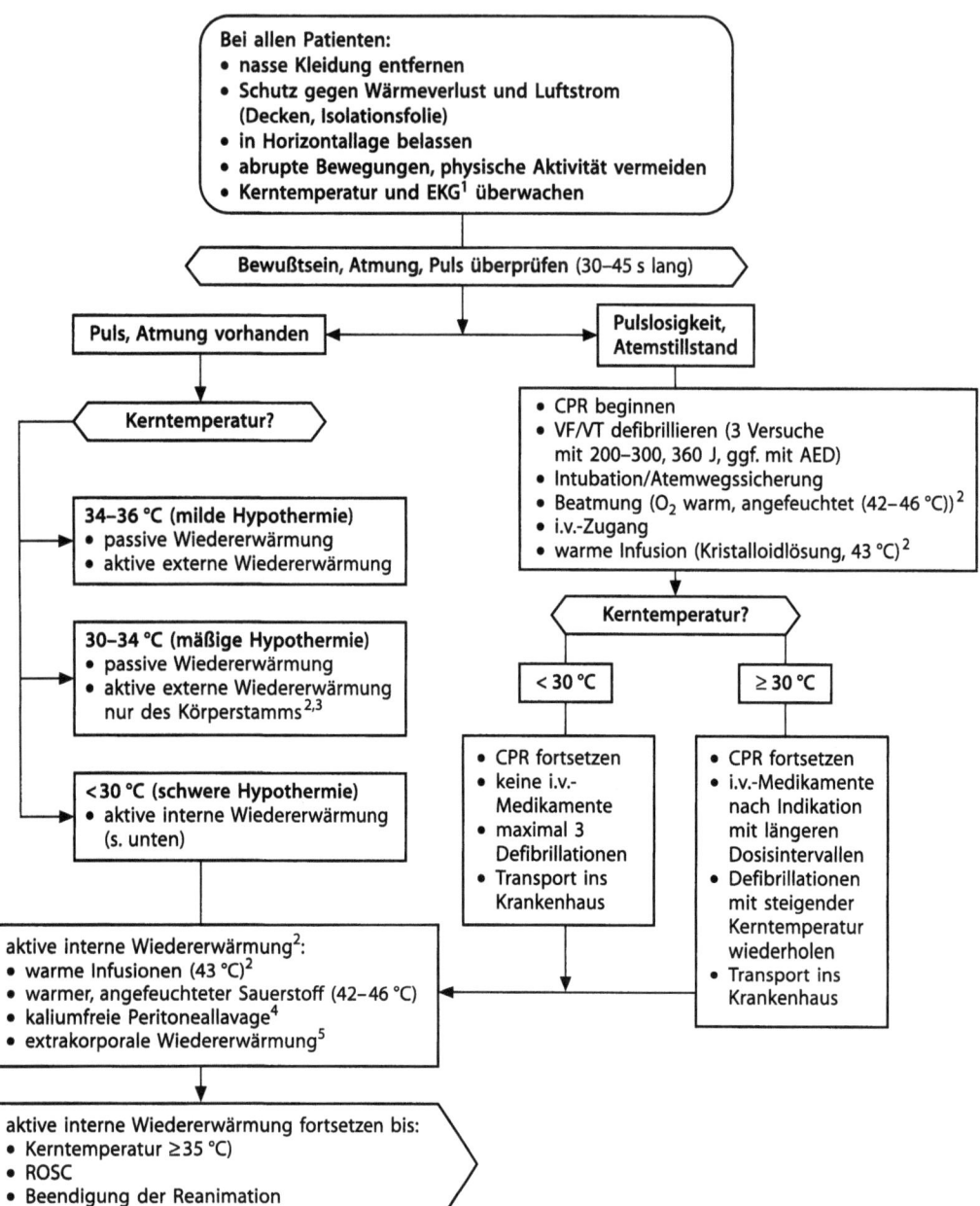

Bei allen Patienten:
- nasse Kleidung entfernen
- Schutz gegen Wärmeverlust und Luftstrom (Decken, Isolationsfolie)
- in Horizontallage belassen
- abrupte Bewegungen, physische Aktivität vermeiden
- Kerntemperatur und EKG[1] überwachen

Bewußtsein, Atmung, Puls überprüfen (30–45 s lang)

Puls, Atmung vorhanden

Pulslosigkeit, Atemstillstand

Kerntemperatur?

- CPR beginnen
- VF/VT defibrillieren (3 Versuche mit 200–300, 360 J, ggf. mit AED)
- Intubation/Atemwegssicherung
- Beatmung (O_2 warm, angefeuchtet (42–46 °C))[2]
- i.v.-Zugang
- warme Infusion (Kristalloidlösung, 43 °C)[2]

34–36 °C (milde Hypothermie)
- passive Wiedererwärmung
- aktive externe Wiedererwärmung

30–34 °C (mäßige Hypothermie)
- passive Wiedererwärmung
- aktive externe Wiedererwärmung nur des Körperstamms[2,3]

< 30 °C (schwere Hypothermie)
- aktive interne Wiedererwärmung (s. unten)

Kerntemperatur?

< 30 °C

≥ 30 °C

- CPR fortsetzen
- keine i.v.-Medikamente
- maximal 3 Defibrillationen
- Transport ins Krankenhaus

- CPR fortsetzen
- i.v.-Medikamente nach Indikation mit längeren Dosisintervallen
- Defibrillationen mit steigender Kerntemperatur wiederholen
- Transport ins Krankenhaus

aktive interne Wiedererwärmung[2]:
- warme Infusionen (43 °C)[2]
- warmer, angefeuchteter Sauerstoff (42–46 °C)
- kaliumfreie Peritoneallavage[4]
- extrakorporale Wiedererwärmung[5]

aktive interne Wiedererwärmung fortsetzen bis:
- Kerntemperatur ≥35 °C)
- ROSC
- Beendigung der Reanimation

---

[1] Evtl. Nadelelektroden (oder durch die Gelzone der Klebeelektroden gestochene Metallkanülen) zur Ableitung erforderlich (extreme Zentralisation).

[2] Meist erst im Notartzwagen oder Krankenhaus möglich.

[3] *Außerklinisch* z.B. mit Hibler-Packungen sehr wirksam durchzuführen. Innerklinisch weitaus am effektivsten möglich mit den (im OP gebräuchlichen) Umluftwärmern (Forced Air Warming Systems), z.B. BairHugger (Augustine Medical) oder WarmTouch (Mallinckrodt). Heizdecken, Wärmestrahler und Wärmebetten sind deutlich weniger wirksame Alternativen. Wärmeflaschen bergen das Risiko lokaler Verbrennungen.

[4] Kaliumfreie Dialyselösung (43 °C) über Peritoneallavagekatheter (Peritokat etc.): 1–2 l alle 20 min austauschen. Auch die Pleuralavage über eine Thoraxdrainage wurde in Einzelfällen mir Erfolg versucht. Viel effektiver sind allerdings die unter [5] genannten Methoden.

[5] *Möglichkeiten bei ausreichender kardialer Funktion:* Extrakorporale Wärmezufuhr über kontinuierliche arterio- oder (einfacher) venovenöse Hämofiltrations- oder Hämodialysesysteme, die heutzutage in fast jedem Krankenhaus zur Verfügung stehen.

Mit femoralen venovenösen Hämodialysesystemen sind kontinuierliche Flußraten von bis zu 450–500 ml/min erreichbar. Die Wärmezufuhr ist deutlich effektiver als bei der Peritonealdialyse. Bei Polytraumatisierten kann eine systemische Antikoagulation dabei durch Einsatz moderner Dialysemembranen und hoher Flußraten umgangen werden. Zusätzlich ist die Korrektur von Elektrolyt- und Säure-Basen-Störungen und (bei Vergifteten) eine Detoxifikation problemlos möglich (Hernandez 1993; Murray 1994).

Möglichkeiten unter Reanimationsbedingungen (Asystolie, VF): Am effektivsten ist die Wiedererwärmung am partiellen (perkutan oder chirurgisch kanülierten) femorofemoralen kardiopulmonalen Bypass (Antretter 1995): Eine lange venöse Kanüle wird über die V. cava inferior vor den RA plaziert. Zur Entlastung des flimmernden Herzens werden die externen Thoraxkompressionen bis zum Auftreten eines geordneten Rhythmus (oder bis zum Venting des linken Herzens nach Sternotomie) fortgeführt. Das Monitoring der Herzentlastung kann bei geschlossenem Thorax mittels transösophagealer Echokardiographie erfolgen. Eine hochdosierte Antikoagulation kann durch Einsatz heparinbeschichteter Schlauchsysteme umgangen werden. Die Defibrillation kann bei Temperaturen > 28–30° C versucht werden. Die Kriterien der Innsbrucker Gruppe zum Einsatz der extrakorporalen Zirkulation bei durch hypothermiebedingtem Kreislaufstillstand sind: Ausschluß schwerer Schädel-Hirn-Verletzungen; pH_a > 6,5; Serum-K^+ <10 mmol/l; Rektal- oder Kerntemperatur > 12° C bei Aufnahme (Antretter et al. 1995).

Hypothermie: prädisponierende Faktoren
(nach Weinberg 1993)

- Kindesalter (Verhältnis Wärmeproduktion/Körperoberfläche!).
- Greisenalter (reduzierter Grundumsatz, reduziertes Kälteempfinden).
- Obdachlosigkeit, Alkohol- bzw. Drogenabhängigkeit.
- Exposition gegnüber Nässe (Wärmeleitfähigkeit von Wasser 32mal höher als von Luft).
- Exposition gegenüber Wind (Verdunstungskälte sog. "wind chill factor").
- Alkoholgenuß (Vasodilatation, Inhibition des Kältezitterns, reduzierte Urteilsfähigkeit).
- Barbiturat-, Sedativaeffekte.
- Schädel-Hirn-Trauma (zentrale Temperaturregulationsstörung).
- Hypothyreose, NNR-Unterfunktion.
- Sepsis.
- Hypoglykämie.

Klinik verschiedener Hypothermiegrade
(nach Weinberg 1993)

Körperkerntemperatur (°C)[1] Symtomatik

Milde Hypothermie

37°	Normale orale Temperatur
36°	Erhöhter Energieumsatz
35°	Maximales Kältezittern,
34°	Beinträchtigung der Urteilsfähigkei

Mäßige Hypothermiet

33°	Schwere Bewußtseinsstörung
	J-(Osborne-) Welle am Ende des EKG-Kammerkomplexes
32°	Abklingen des Kältezitterns, Pupillenerweiterung
31°	Blutdruck evtl. nicht mehr meßbar

Schwere Hypothermie

30°–28°	Schwere Bradykardie, Bradypnoe
	Muskelrigidität
	Bewußtseinsverlust,
	Kammerflimmern
27°	Verlust der Muskeleigenreflexe,
	Haut- und Pupillenreflexe
	Patient erscheint klinisch tot
20°	Asystolie

---

[1] Registrierung mit speziellen, für tiefe Körpertemparaturen geeigneten Rektal- und/oder Tympanalthermometern (Infrarotthermometer, ggf. auch Frühgeborenenthermometer) erforderlich!

Literatur

Antretter H, Bonatti J, Dapunt OE (1995) Accidental hypothermia (letter). N Engl J Med 332: 1033-1034

Danzl DF, Pozos RS (1994) Accidental hypothermia. N Engl J Med 331:1756-1760

Hernandez E, Praga M, Alcazar JM et al. (1993) Hemodialysis for treatment of accidental hypothermia. Nephron 63: 214-216

Murray PT, Fellner SK (1994) Efficacy of hemodialysis in rewarming accidental hypothermia victims. J Am Soc Nephrol 5: 422 A

Weinberg AD (1993) Hypothermia. Ann Emerg Med 22:370-377

Brandverletzungen

A. Manger, N. Feist und B. Domres

Hinweise

Die individuelle Einschätzung einer Brandverletzung nach Therapiebarkeit und therapeutischer Dringlichkeit ist die äußerst schwierige Aufgabe des Rettungsdienstes bei der prähospitalen Sichtung eines Verbrannten. Der Aufwand für die Erkennung, Interpretation und anschließende Entscheidungsfindung sollte auf ein Minimum reduziert werden, um die trainierten Handlungsabläufe zu beschleunigen. Zur Hilfestellung wird im folgenden ein Algorithmus zur Erstbehandlung von Brandverletzten vorgestellt.

Brandverletzungen sind im Vergleich zu anderen Verletzungsursachen deutlich seltener, können jedoch mit drastischen Einschränkungen nahezu aller Organsysteme einhergehen. Aktuelle Berichte der Weltgesundheitsorganisation (WHO) zeigen, daß im ausgehenden Jahrtausend weltweit jährlich im Durchschnitt ca. 300 Individuen von jeweils 1 Mil. Menschen in einer Gesellschaftspopulation Gewebeschädigungen durch lokale Hitzeeinwirkungen von solchem Ausmaß erleiden, daß sie einer stationären medizinischen Behandlung zugeführt werden müssen. Die meisten Tode durch Feuer werde in den Industrieländern durch Hausbrände verursacht (in Japan 40%, in den USA 75%), wobei ca. 80% der Verbrennungsfälle selbstverschuldet sind. An zweiter Stelle rangieren die Verbrennungen bei Verkehrsunfällen. Unfälle in der Industrie machen insgesamt weniger als 5% aus, und der Anteil der Verbrennungen durch Blitzschläge oder ionisierende Strahlen liegt hierzulande unter 1%. Verbrennungen durch elektrischen Strom entstehen schon bei Haushaltsspannungen (220–250 Volt), verheerender bei Hochspannungen >1000 Volt Wechselstrom. Chemische Verbrennungen werden durch Laugen und Säuren, bei kriegerischen Auseinandersetzungen häufig durch Phosphor verursacht.

Beim Erwachsenen werden Brandverletzungen typischerweise durch Brände leicht entflammbarer Substanzen und Explosionsfeuer ausgelöst. Spezielle Risikogruppen sind Senioren, Frauen und Kinder, die hierzulande signifikant häufiger als Männer Verbrennungen erleiden. Der Anteil der Frauen und Kinder beträgt zusammen 70%, da sich die meisten thermischen Schäden im Haushaltsumfeld mit kochendem Wasser oder heißem Öl ereignen, welche aber eine günstigere Prognose als Flammenverbrennungen haben.

Länderspezifische Untersuchungen zählten 1995 in den USA zirka 54.0000 Hospitalisationen bei 1,4 Mio. Verbrennungspatienten. 50% der Verbrennungsopfer konnten ambulant behandelt werden, immerhin 30% verstarben direkt am Unfallort. In Europa lag die Zahl der Hospitalisationen im gleichen Zeitraum bei ca. 25.000. Die jährliche Zahl der Verbrennungen und Verbrühungen in der BRD wird zur Zeit auf etwa 50.000 geschätzt, von denen ca. 9000 schwere Verbrennungsunfälle sind.

Die Zahl der jährlichen Todesfälle beträgt etwa 600, wobei die primäre Hauptursache der Letalität konsekutive Infektionen sind, deren frühe Anzeichen häu-

fig schon innerhalb der ersten 5 Tage nach Krankenhauseinweisung beobacht-
bar sind (Abb. 1).

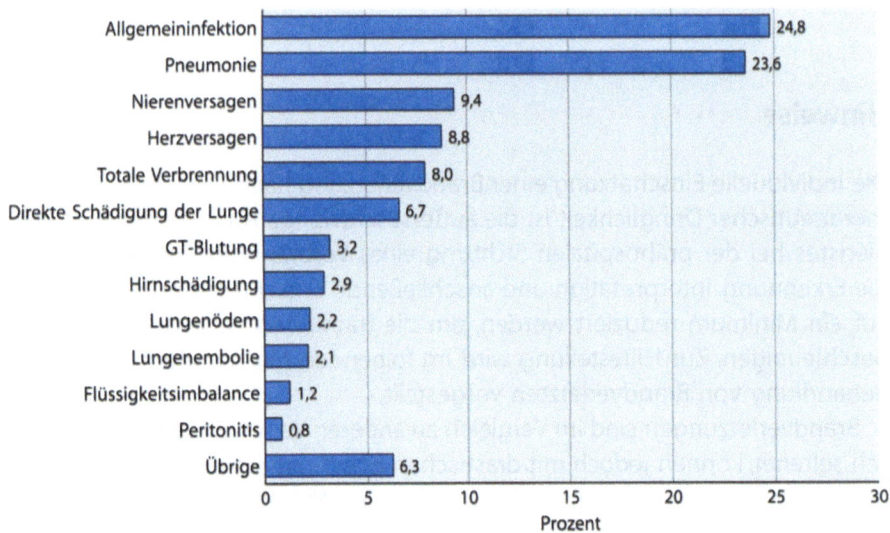

Abb. 1. Häufigkeit der Todesursachen im Verlauf von letal endenden Verbrennungstrau-
men (nach Feller u. Archambeault) n = 1974.

Verbrennungen der Haut in einer Größenordnung >25% führen rasch zu deut-
lichen Dysregulationen und Funktionsstörungen nahezu aller Organsysteme.
Folge ist oft ein Verbrennungsschock, welcher durch Flüssigkeitsverschiebun-
gen (Volumenmangel) und Freisetzung von Gewebsmediatoren bei Gewebs-
zerstörung ist. Dieser Schockzustand ist durch eine gesteigerte Permeabilität
von Zellenmembranen (Kapillarlecksyndrom) und eine Verbrennungshypopro-
teinämie gekennzeichnet, wodurch bei einer nötigen Volumensubstitution eine
generalisierte Ödembildung begünstigt wird.

Ungefähr 20–30% der Verbrennungsopfer erleiden ein Inhalationstrauma,
welches isoliert ein Letalität von etwa 10%, in Kombination mit einer mittleren
bis schweren Verbrennung jedoch nahezu 50% aufweist. Das Inhalationstrauma
und die daraus resultierenden pathophysiologischen Veränderungen stellen
eine weitere Hauptursache der Mortalität bei schwerverbrannten Patienten dar.
Brände führen in der Regel zu Mischschädigungen aus einer Exposition mit
Giftstoffen und Reizstoffen. Die Symptome sind oft ähnlich. Im Gegensatz dazu
werde im Rahmen von Chemie- oder Transportunfällen meist definierte (Ein-
zel-)Stoffe freigesetzt. Weniger die thermische Einwirkung als die Inhalation
chemisch-toxischer Substanzen (z.B. Aldehyde, Zyanide und Kohlenmonoxide)
führt zur Ausbildung eines Lungenödems, begleitet von einem „systemic in-
flamatory response syndrome" (SIRS). Diese Veränderungen haben häufig das
Auftreten eines „acute respiratory distress syndrome" (ARDS) zur Folge, welches
durch Zerstörung von Surfactantproteinen bedingt ist. Da für die Therapie keine
wissenschaftlich gesichert wirksamen Substanzen existieren, muß bereits beim
Verdacht auf ein Inhalationstrauma und dem noch Fehlen von „ARDS"-Zeichen
eine sorgfältige Lungenprotektion erfolgen.

Das Auftreten von Verbrennungsschäden wird allgemein durch Art der Behausung, Armut, Jahreszeit und Hektik beeinflußt. Neuere Studien zeigen, daß die Inzidenz von Brandverletzungen in den Industrieländern deutlich abnimmt. Dies wird auf verbesserte Hauskonstruktionen, vorbeugende Feuerschutzmaßnahmen, den Entwicklungen bzw. dem Einsatz von Brandmeldern sowie intensivere Aufklärungskampagnen zurückgeführt. Trotzdem sind ca. 80% der Verbrennungsunfälle selbstverschuldet.

Diese Aspekte veranschaulichen das enorme Präventionspotential für die Verbesserung des Outcome der Betroffenen im Umfeld von Verbrennungen und deren medizinischer Versorgung. Ein entscheidender Schritt neben der Umsetzung von präventiven Feuerschutzmaßnahmen ist aber die Etablierung von medizinischen Empfehlungen, Algorithmen und internationalen Leitlinien zur Sofortbehandlung des Verbrennungstraumas auf der Basis der besten aktuell verfügbaren wisseschaftliche Information.

Management von Brandverletzungen

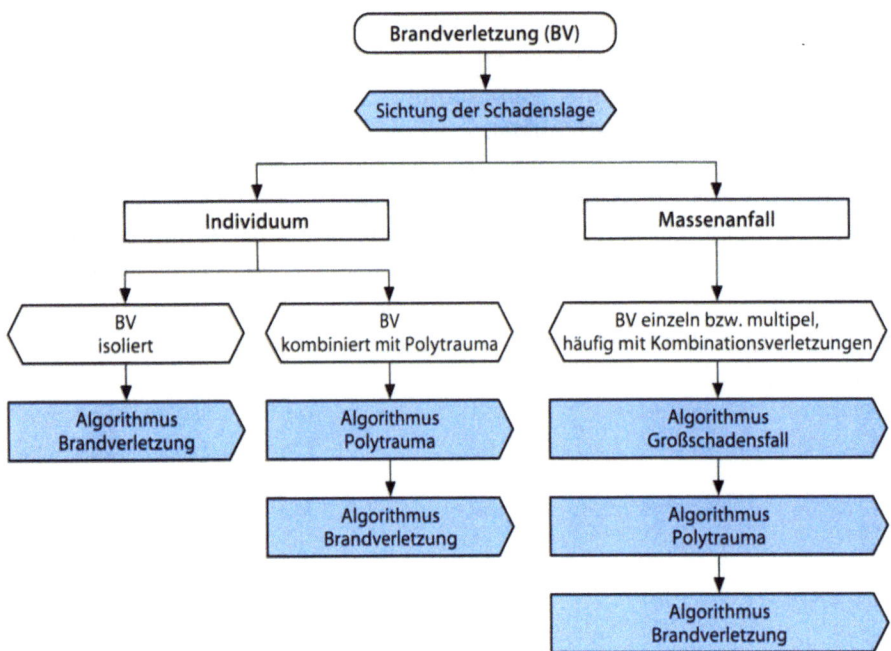

Erstbehandlung Brandverletzter II

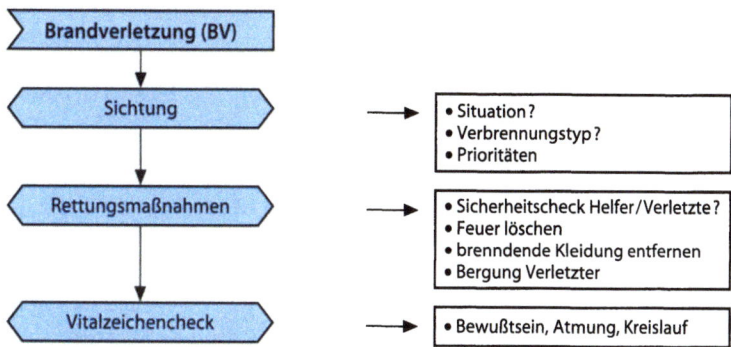

Erstbehandlung Brandverletzter II (präklinisch)

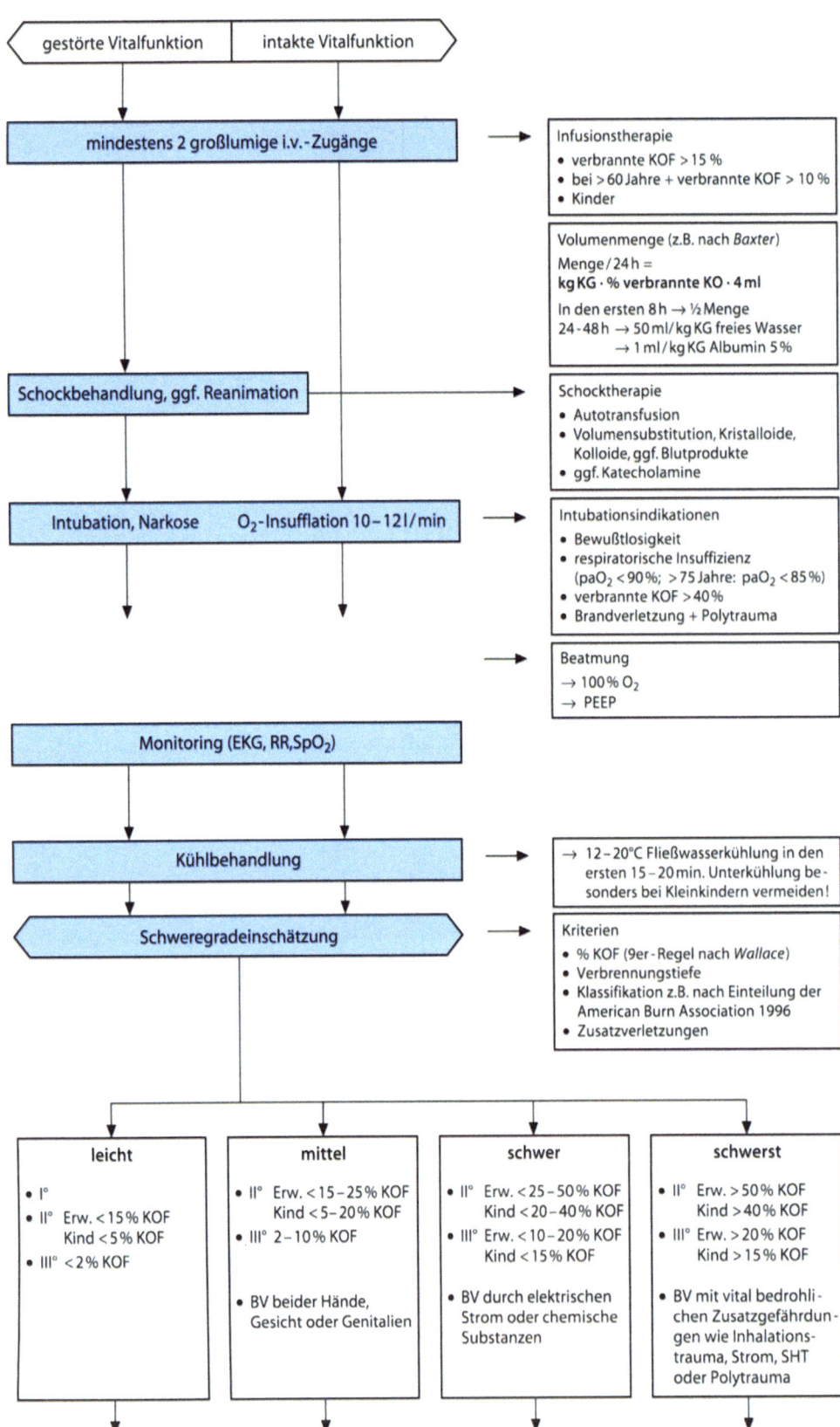

| gestörte Vitalfunktion | intakte Vitalfunktion |

mindestens 2 großlumige i.v.-Zugänge

Infusionstherapie
- verbrannte KOF > 15 %
- bei > 60 Jahre + verbrannte KOF > 10 %
- Kinder

Volumenmenge (z.B. nach *Baxter*)

Menge / 24 h =
kg KG · % verbrannte KO · 4 ml

In den ersten 8 h → ½ Menge
24 - 48 h → 50 ml / kg KG freies Wasser
→ 1 ml / kg KG Albumin 5 %

Schockbehandlung, ggf. Reanimation

Schocktherapie
- Autotransfusion
- Volumensubstitution, Kristalloide, Kolloide, ggf. Blutprodukte
- ggf. Katecholamine

Intubation, Narkose   O$_2$-Insufflation 10 – 12 l/min

Intubationsindikationen
- Bewußtlosigkeit
- respiratorische Insuffizienz
  (paO$_2$ < 90 %; > 75 Jahre: paO$_2$ < 85 %)
- verbrannte KOF > 40 %
- Brandverletzung + Polytrauma

Beatmung
→ 100 % O$_2$
→ PEEP

Monitoring (EKG, RR, SpO$_2$)

Kühlbehandlung

→ 12 – 20 °C Fließwasserkühlung in den ersten 15 – 20 min. Unterkühlung besonders bei Kleinkindern vermeiden!

Schweregradeinschätzung

Kriterien
- % KOF (9er-Regel nach *Wallace*)
- Verbrennungstiefe
- Klassifikation z.B. nach Einteilung der American Burn Association 1996
- Zusatzverletzungen

leicht	mittel	schwer	schwerst
• I°	• II° Erw. < 15 – 25 % KOF Kind < 5 – 20 % KOF	• II° Erw. < 25 – 50 % KOF Kind < 20 – 40 % KOF	• II° Erw. > 50 % KOF Kind > 40 % KOF
• II° Erw. < 15 % KOF Kind < 5 % KOF	• III° 2 – 10 % KOF	• III° Erw. < 10 – 20 % KOF Kind < 15 % KOF	• III° Erw. > 20 % KOF Kind > 15 % KOF
• III° < 2 % KOF			
	• BV beider Hände, Gesicht oder Genitalien	• BV durch elektrischen Strom oder chemische Substanzen	• BV mit vital bedrohlichen Zusatzgefährdungen wie Inhalationstrauma, Strom, SHT oder Polytrauma

Schweregradeinteilung von Verbrennungen

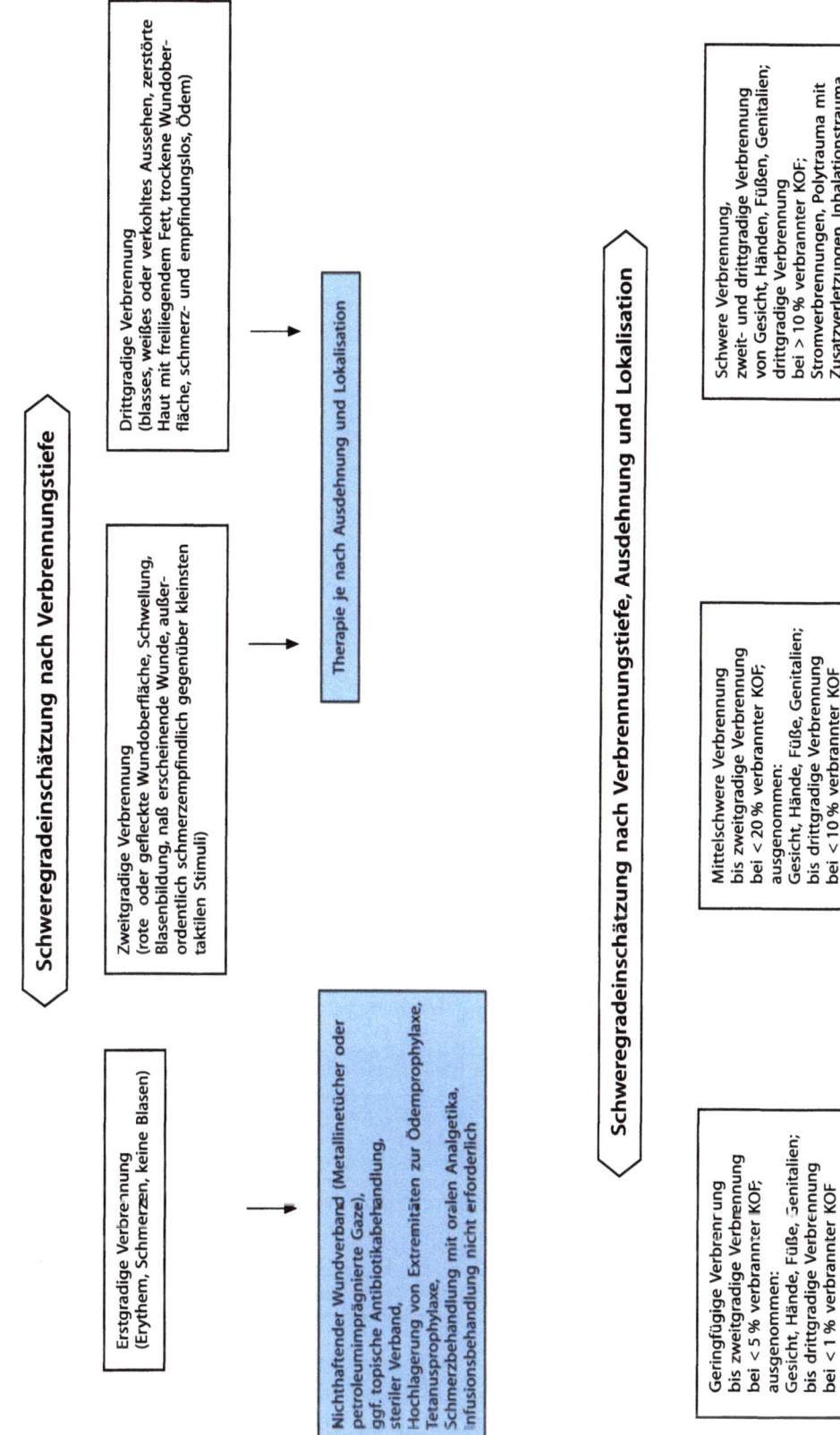

Schweregradeinschätzung nach Verbrennungstiefe

Erstgradige Verbrennung
(Erythem, Schmerzen, keine Blasen)

Zweitgradige Verbrennung
(rote oder gefleckte Wundoberfläche, Schwellung, Blasenbildung, naß erscheinende Wunde, außerordentlich schmerzempfindlich gegenüber kleinsten taktilen Stimuli)

Drittgradige Verbrennung
(blasses, weißes oder verkohltes Aussehen, zerstörte Haut mit freiliegendem Fett, trockene Wundoberfläche, schmerz- und empfindungslos, Ödem)

Nichthaftender Wundverband (Metallinetücher oder petroleumimprägnierte Gaze), ggf. topische Antibiotikabehandlung, steriler Verband, Hochlagerung von Extremitäten zur Ödemprophylaxe, Tetanusprophylaxe, Schmerzbehandlung mit oralen Analgetika, Infusionsbehandlung nicht erforderlich

Therapie je nach Ausdehnung und Lokalisation

Schweregradeinschätzung nach Verbrennungstiefe, Ausdehnung und Lokalisation

Geringfügige Verbrennung
bis zweitgradige Verbrennung
bei < 5 % verbrannter KOF;
ausgenommen:
Gesicht, Hände, Füße, Genitalien;
bis drittgradige Verbrennung
bei < 1 % verbrannter KOF

Mittelschwere Verbrennung
bis zweitgradige Verbrennung
bei < 20 % verbrannter KOF;
ausgenommen:
Gesicht, Hände, Füße, Genitalien;
bis drittgradige Verbrennung
bei < 10 % verbrannter KOF

Schwere Verbrennung,
zweit- und drittgradige Verbrennung
von Gesicht, Händen, Füßen, Genitalien;
drittgradige Verbrennung
bei > 10 % verbrannter KOF;
Stromverbrennungen, Polytrauma mit Zusatzverletzungen, Inhalationstrauma

Erstbehandlung Brandverletzter III (präklinisch)

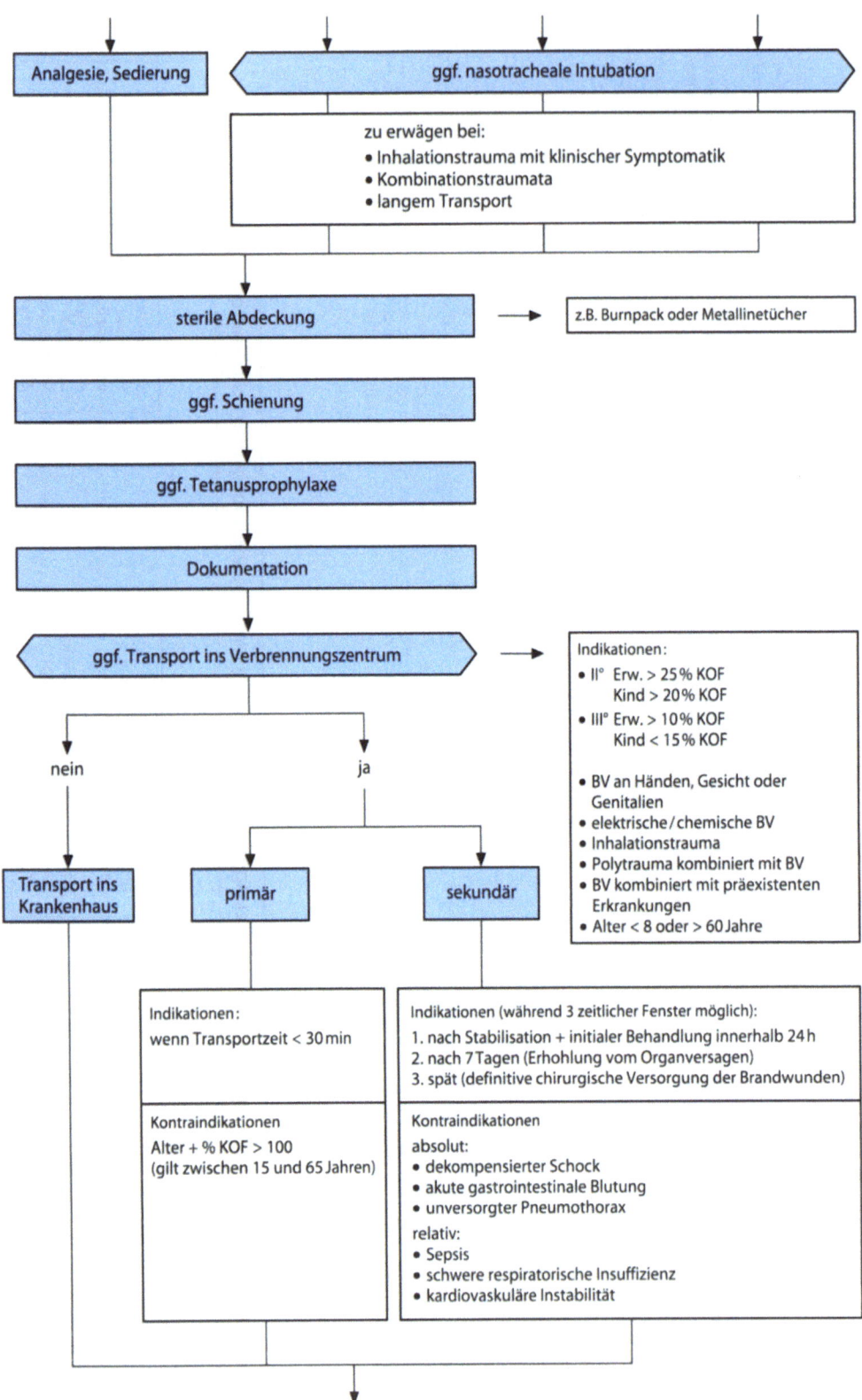

Erstbehandlung Brandverletzter IV (klinisch)

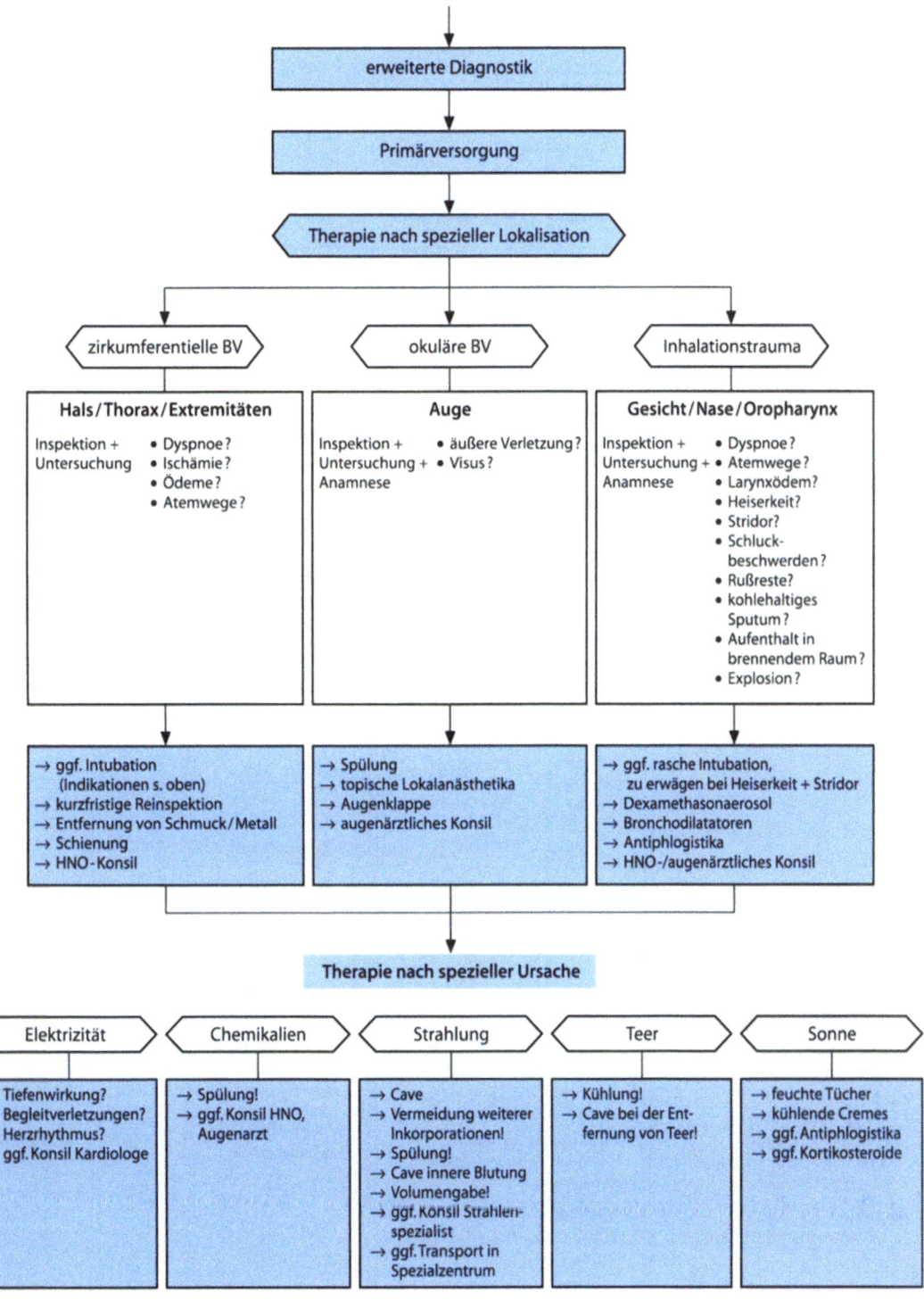

Erstbehandlung Brandverletzter V (Primärversorgung Inhalationstrauma)

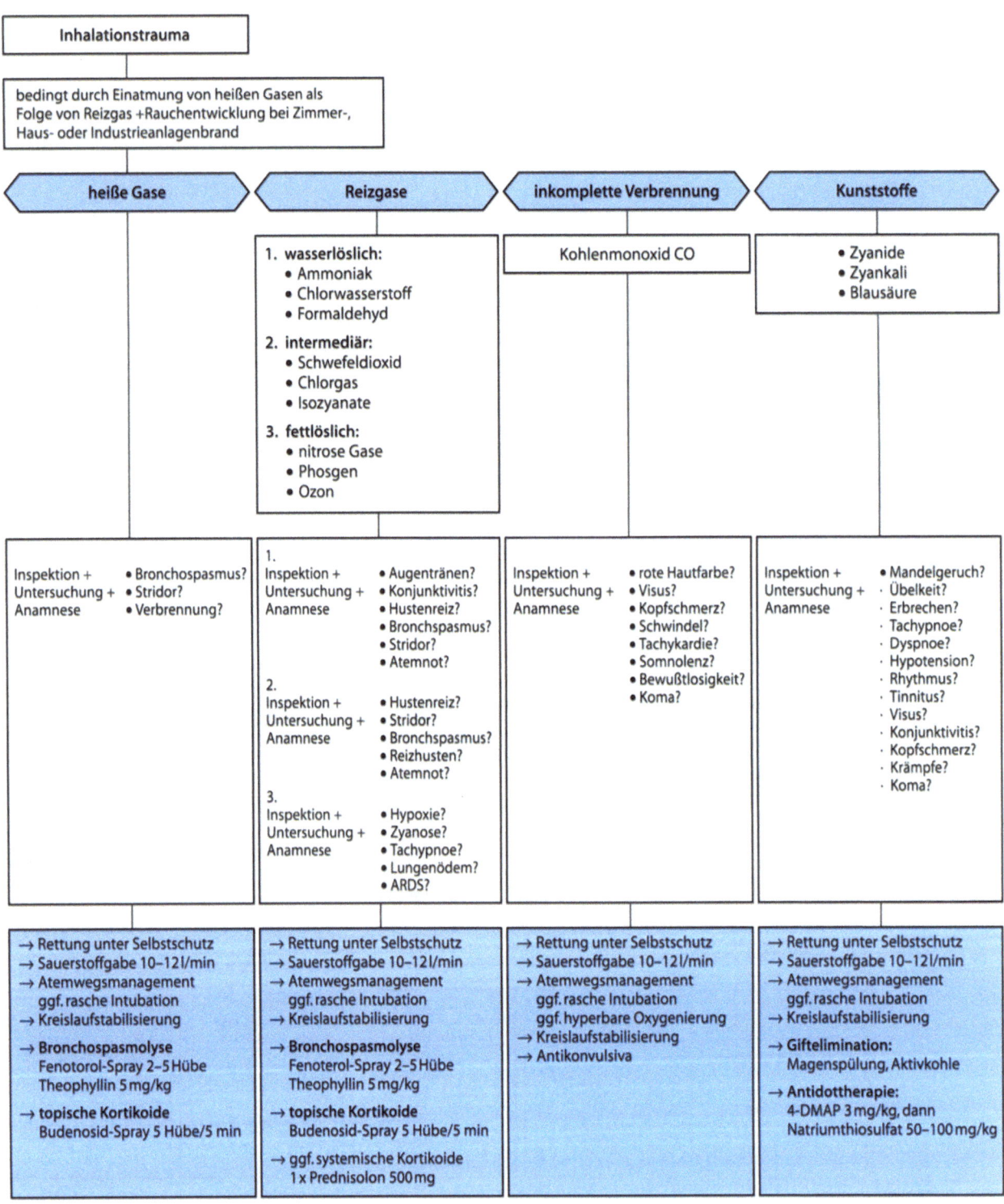

Inhalationstrauma

bedingt durch Einatmung von heißen Gasen als
Folge von Reizgas +Rauchentwicklung bei Zimmer-,
Haus- oder Industrieanlagenbrand

| heiße Gase | Reizgase | inkomplette Verbrennung | Kunststoffe |

Reizgase:

1. **wasserlöslich:**
   - Ammoniak
   - Chlorwasserstoff
   - Formaldehyd
2. **intermediär:**
   - Schwefeldioxid
   - Chlorgas
   - Isozyanate
3. **fettlöslich:**
   - nitrose Gase
   - Phosgen
   - Ozon

inkomplette Verbrennung:

Kohlenmonoxid CO

Kunststoffe:

- Zyanide
- Zyankali
- Blausäure

heiße Gase:

Inspektion +
Untersuchung +
Anamnese
- Bronchospasmus?
- Stridor?
- Verbrennung?

Reizgase:

1.
Inspektion +
Untersuchung +
Anamnese
- Augentränen?
- Konjunktivitis?
- Hustenreiz?
- Bronchspasmus?
- Stridor?
- Atemnot?

2.
Inspektion +
Untersuchung +
Anamnese
- Hustenreiz?
- Stridor?
- Bronchspasmus?
- Reizhusten?
- Atemnot?

3.
Inspektion +
Untersuchung +
Anamnese
- Hypoxie?
- Zyanose?
- Tachypnoe?
- Lungenödem?
- ARDS?

inkomplette Verbrennung:

Inspektion +
Untersuchung +
Anamnese
- rote Hautfarbe?
- Visus?
- Kopfschmerz?
- Schwindel?
- Tachykardie?
- Somnolenz?
- Bewußtlosigkeit?
- Koma?

Kunststoffe:

Inspektion +
Untersuchung +
Anamnese
- Mandelgeruch?
- Übelkeit?
- Erbrechen?
- Tachypnoe?
- Dyspnoe?
- Hypotension?
- Rhythmus?
- Tinnitus?
- Visus?
- Konjunktivitis?
- Kopfschmerz?
- Krämpfe?
- Koma?

heiße Gase:

→ Rettung unter Selbstschutz
→ Sauerstoffgabe 10–12 l/min
→ Atemwegsmanagement
   ggf. rasche Intubation
→ Kreislaufstabilisierung

→ Bronchospasmolyse
   Fenotorol-Spray 2–5 Hübe
   Theophyllin 5 mg/kg

→ topische Kortikoide
   Budenosid-Spray 5 Hübe/5 min

Reizgase:

→ Rettung unter Selbstschutz
→ Sauerstoffgabe 10–12 l/min
→ Atemwegsmanagement
   ggf. rasche Intubation
→ Kreislaufstabilisierung

→ Bronchospasmolyse
   Fenotorol-Spray 2–5 Hübe
   Theophyllin 5 mg/kg

→ topische Kortikoide
   Budenosid-Spray 5 Hübe/5 min

→ ggf. systemische Kortikoide
   1 x Prednisolon 500 mg

inkomplette Verbrennung:

→ Rettung unter Selbstschutz
→ Sauerstoffgabe 10–12 l/min
→ Atemwegsmanagement
   ggf. rasche Intubation
   ggf. hyperbare Oxygenierung
→ Kreislaufstabilisierung
→ Antikonvulsiva

Kunststoffe:

→ Rettung unter Selbstschutz
→ Sauerstoffgabe 10–12 l/min
→ Atemwegsmanagement
   ggf. rasche Intubation
→ Kreislaufstabilisierung

→ Giftelimination:
   Magenspülung, Aktivkohle

→ Antidottherapie:
   4-DMAP 3 mg/kg, dann
   Natriumthiosulfat 50–100 mg/kg

Dokumentation, Scores, Qualitäts-management im präklinischen und unmittelbar klinischen Bereich

Hp. MOECKE UND T. SCHLECHTRIEMEN

Dokumentation

Qualitätsmanagement und Dokumentation gehen Hand in Hand. Qualitätsmanagement stellt sicher, daß Dokumentation ihre Aufgabe erfüllt, und die Dokumentation ist eine Voraussetzung, um überhaupt Qualitätsmanagementmaßnahmen durchführen zu können.

Dokumentation in der Notfallmedizin setzt sich aus vielen verschiedenen Komponenten zusammen, deren Felder – folgt man der bildlichen Darstellung der Mengenlehre – durchaus überlappen.

Die Entwicklung eines Dokumentationssystems setzt voraus daß:
1. ein Dokumentationskonzept vorliegt,
2. die Dokumentationsinhalte geprüft sind und
3. die Datenqualität gesichert ist.

Dokumentationskonzept
Für die konzeptionelle Planung der Dokumentationserfassungs- und auswertungsinstrumente stehen 2 Kernfragen im Vordergrund:
1. Welches Ziel soll mit der Dokumentation erreicht werden?
2. Welche Informationen können unter den gegebenen Arbeitsbedingungen verläßlich erhoben werden?

Dokumentationsinhalte
Ziel der präklinischen Dokumentation ist:
* die strukturierte Information des weiterbehandelnden Teams in der Klinik über präklinische Diagnostik und Therapie
* auch zur medicolegalen Absicherung des notfallmedizinischen Teams
* und die Bereitstellung von Daten für das medizinische Qualitätsmanagement.

Primäre Aufgabe der Notfallmedizin ist jedoch die qualifizierte Versorgung des Notfallpatienten und nicht die Datenerhebung. Die Dokumentation darf diese primäre Aufgabe nicht gefährden. Würde man die Datenelemente der in der Bundesrepublik Deutschland benutzten Notarzteinsatzprotokolle in einem Protokoll vereinigen, so würde die Ausfüllzeit ein Mehrfaches der Einsatzzeit betragen 8. Das heißt, bei der Regeldokumentation muß der Umfang der Datenerhebung begrenzt sein. Die Auswahl der dokumentierten Daten muß auf der Relevanz der Information für die Notfallversorgung und der sicheren Merkmalserkennung in der präklinischen Situation basieren. Die Begrenzung hat auch zur Konsequenz, daß meist nur eine Summendokumentation, aber keine Ablaufdokumentation möglich ist.

Reichen die mit der Regeldokumentation erhobenen Daten nicht zur Beant-
wortung einer bestimmten wissenschaftlichen Fragestellung aus, ist der Einsatz
eines Zusatzprotokolls notwendig. Je nach Umfang der zusätzlichen Datenerhebung muß berücksichtigt werden, daß dies evtl. nicht vom Notarztteam geleistet werden kann und ein zusätzlicher Dokumentationsassistent den Einsatz
begleiten muß [22].

Datenqualität

Neben der sicheren Merkmalserkennung ist eine einheitliche Nomenklatur, eine
eindeutige Sprachregelung für die Datenqualität erforderlich. Schon das einfache Merkmal „Eingang der Notfallmeldung" wird in den verschiedenen Ret-
tungsdienstbereichen nicht nach einheitlichen Kriterien definiert.

Maio und Burney haben dieses Problem 1989/90 in Michigan untersucht.
Sie konnten nachweisen, daß erst nach Festlegung von Definitionen scheinbar
eindeutiger Sachverhalte, wie z.B. „Beobachteter Eintritt eines Herz-Kreislauf-
Stillstandes", die Übereinstimmung in der Beurteilung der gleichen Situation
durch verschiedene Beobachter einen akzeptablen Grad erreichte [17].

Dem gleichen Problem hat sich mit großer Sorgfalt die Utstein-Styl-Arbeits-
gruppe gewidmet, die Definitionen für bestimmte Zeitpunkte während des Re-
animationsablaufes festgelegt hat [4].

Auf dem Symposium „Methodology in cardiac arrest research" im April 1991
in Chicago war ein Hauptthema: „Moving toward uniform reporting and methodology". Dort wurde u.a. von Cummins zum wiederholten Male darauf hin-
gewiesen: „We can not compare results from different systems if these systems
use inconsistent terminology to describe imprecisely defined results" [5].

Aufgrund dieser Überlegungen kommt der eindeutigen Festlegung von notfallmedizinischen Begriffen – etwa in der DIN 13050 „Rettungswesen Begriffe"
[6] – oder der Definition von präklinisch relevanten Zeitpunkten und Zeiträu-
men [1] eine wichtige Bedeutung für die Datenqualität zu.

Eine weitere wichtige Determinante für die Qualität der erhobenen Daten
ist deren Vollständigkeit. Wird nur ein zufälliger Teil der vorhandenen Daten
erfaßt, bleibt jede Auswertung fragwürdig. Zwar kann das Design eines Daten-
erfassungsbogens oder Vollständigkeitskontrollen und Plausibilitätsnachfragen
in einer Datenerfassungssoftware den Anwender dabei unterstützen, in der
Arbeitshektik keine Merkmale zu vergessen, unverzichtbar ist aber eine positive
Einstellung jedes Mitarbeiters zur Notwendigkeit einer vollständigen Dokumentation in der Notfallmedizin.

DIVI-Notarzteinsatzprotokoll,
DIVI-Rettungsdienstprotokoll und
Intensivtransportprotokoll

Basierend auf diesen Überlegungen wurden das DIVI-Notarzteinsatz-, das DIVI-
Rettungsdienst- und das Intensivtransportprotokoll entwickelt (Abb. 1–4).

Das DIVI-Notarzteinsatzprotokoll ist 1999 überarbeitet worden und liegt jetzt
in der Version 4.0 vor. In der Version 4.0 ist der Mainz Emergency Evaluation
Score (MEES) für die Zeitpunkte „Erstbefund" und „Übergabe" integriert worden
[11, 21]. Außerdem trägt es den Erkenntnissen über die nicht unerheblichen
psychiatrischen Akutsituationen und deren Behandlung Rechnung [24]. Es glie-

dert sich in 10 Abschnitte, von denen 6 dem typischen Ablauf eines notfall-medizinischen Einsatzes folgen:

1. Anamnese,
2. Befund,
3. Diagnose,
4. Verlauf,
5. Maßnahmen,
6. Ergebnis.

Bei der Selektion der vorgegebenen Datenfelder standen neben dem interdisziplinären Anspruch die notfallmedizinische Relevanz und die sichere Merkmalserkennung im Vordergrund 13.

Hinzu kommen die Abschnitte:
- rettungstechnische Daten,
- Zwischenfälle/Ereignisse/Komplikationen.

Das DIVI-Rettungsdienstprotokoll [19] erlaubt die Dokumentation medizinischer Daten durch das Rettungsfachpersonal. Es stellt eine Teilmenge der Daten des DIVI-Notarzteinsatzprotokolls dar. Im Laufe des Jahres 2002 wird eine überarbeitet Version 2.0 veröffentlicht werden. Ob es 2 verschiedene rettungsdienstliche Protokolle für ärztliches Personal und Rettungsdienstfachpersonal geben soll, bleibt umstritten.

Das Intensivprotokoll ist eine gemeinsame Empfehlung der DIVI und des Bayerischen Staatsministerium des Innern. Es wurde entwickelt, da im DIVI-Notarzteinsatzprotokoll die medizinischen Leistungen beim Transport von Intensivpatienten – etwa die Parameter einer differenzierten Beatmung, die Versorgung des Patienten mit spezifischen Zugängen, das in der Regel umfangreiche Monitoring oder relevante Laborbefunde – nur unvollständig abgebildet werden [20]. Zudem muß insbesondere das Arzt-Arzt-Gespräch zur Indikationsstellung des Intensivtransportes dokumentiert werden können.

Datenerfassung

Für die EDV-Erfassung der mit dem DIVI-Notarzteinsatzprotokoll dokumentierten Daten stehen mehrere Konzepte zur Verfügung. Neben der konventionellen Datenerfassung über eine Bildschirmmaske am PC 25, 27 haben Messelken et al. 18 ein belegleserfähiges DIVI-Notarzteinsatzprotokoll mit entsprechender Software entwickelt. Diese Softwareprodukte werden zum Teil kostenlos abgegeben. Darüber hinaus wird an einigen Zentren die Direkteingabe der Daten in einen Laptop oder ein Notebook erprobt 3, 23.

Damit die durch unterschiedliche EDV-Applikation erfaßten Daten miteinander verglichen werden können, wurde 1996 der minimale Notarztdatensatz (MIND) von Friedrich und Messelken entwickelt und von der DIVI empfohlen 9. Eine Adaption des MIND an das aktuelle DIVI-Notarzteinsatzprotokoll mit Integration der Dokumentationsanforderungen der Utstein-Style-Arbeitsgruppe und des Intensivtransportprotokolls ist sinnvoll – Vorschläge hierzu wurden veröffentlicht [28].

NOTARZTEINSATZPROTOKOLL Empfehlung der DIVI 98   Version 4.0

AOK	LKK	BKK	IKK	VdAK	AEV	Knappschaft	UV

Name, Vorname des Versicherten   geb. am

Kassen-Nr.   Versicherungs-Nr.   Status

Vertragsarzt-Nr.   VK gültig bis   Datum

Geschlecht   01 ○ m
               02 ○ w   Geburtsjahr   -monat
               00 ○ unbekannt

Notarzt: 01 ○ Innere   02 ○ Chirurgie   03 ○ Anästhesie
           04 ○ Pädiatrie 99 ○ Andere Fachrichtung

Standort   Rettungsmittel   Einsatznummer
Typ: 01 ○ NEF   02 ○ NAW   03 ○ RTH   04 ○ ITH   05 ○ ITW   06 ○ RTW   07 ○ KTW

1. Rettungstechnische Daten

Einsatzdatum: Alarm:
Einsatzort: Ankunft:
Transportziel: Abfahrt:
Rettungs-Ass.:   Übergabe:
Notarzt: Einsatzbereit:
                                                 Ende:
                                                 km (gesamt):

Ausbildung: 01 ○ AiP   02 ○ Arzt in WB   00 ○ Fehlfahrt
             03 ○ Facharzt   (Einsatzabbruch/kein Patient)

2. Notfallgeschehen / Anamnese / Erstbefund (Beschwerdebeginn, Unfallzeitpunkt, Vormedikation, Vorbehandlung)

3. Erstbefund   Zeitpunkt

3.1. Neurologie   unauffällig 00 ○
Glasgow-Coma-Scale

Augen öffnen
 spontan   4
 auf Aufforderung   3
 auf Schmerzreiz   2
 kein   1

beste verbale Reaktion
konversationsfähig
 orientiert   5
 desorientiert   4
 inadäquate Äußerung   3
 (Wortsalat)
 unverständliche Laute   2
 keine   1

beste motor. Reaktion
 auf Aufforderung   6
 auf Schmerzreiz
  gezielt   5
  normale Beugeabwehr   4   re li
  abnorme Abwehr   3   Arm
  Strecksynergismen   2   Bein
 keine   1

Summe

Bewußtseinslage
narkotisiert/sediert   01 ○
orientiert   02 ○
getrübt   03 ○
bewußtlos   04 ○

Extremitäten-
bewegung   re li
normal   3   Arm
leicht vermindert   2   Bein
stark vermindert   1

Pupillenweite   re   li
eng   01 ○   02 ○
mittel   03 ○   04 ○
weit   05 ○   06 ○
entrundet   07 ○   08 ○
nicht beurteilbar 05 ○ 06 ○

Keine Lichtreaktion   01 ○ 02 ○
Meningismus   01 ○

3.2. Meßwerte   00 ○ keine   Temp.
RR   /   HF   regel-   01 ○ ja
                                       mäßig   02 ○ nein
BZ   Atem-   SpO₂   et CO₂
           frequenz
Schmerz: 01 ○ kein   02 ○ leicht   03 ○ stark   04 ○ entfällt

3.3. EKG   00 ○ kein
01 ○ Sinusrhythmus   06 ○ schmale QRS-Tachykardie
02 ○ absolute Arrhythmie   07 ○ breite QRS-Tachykardie
03 ○ AV-Block II° Typ Wenckebach 08 ○ Kammerflattern/-flimmern
04 ○ AV-Block II° Typ Mobitz 09 ○ elektromechanische Dissoziation
05 ○ AV-Block III°   10 ○ Asystolie
99 ○   11 ○ Schrittmacherrhythmus
Extrasystolen 01 ○ SVES
               02 ○ VES   03 ○ monomorph   04 ○ polymorph

3.4. Atmung   00 ○ nicht untersucht
01 ○ unauffällig   05 ○ Rasselgeräusche   09 ○ Apnoe
02 ○ Dyspnoe   06 ○ Stridor   10 ○ Beatmung/Tubus
03 ○ Zyanose   07 ○ Atemwegverlegung
04 ○ Spastik   08 ○ Schnappatmung   99 ○

4. Erstdiagnose

4.1. Erkrankung   00 ○ keine

ZNS
01 ○ TIA / Insult / intracranielle Blutung
02 ○ Krampf
99 ○

Herz-Kreislauf
01 ○ Angina Pectoris
02 ○ Herzinfarkt
03 ○ Rhythmusstörung
04 ○ Lungenembolie
05 ○ Lungenödem
06 ○ hypertensiver Notfall
07 ○ Orthostase
99 ○

Atmung
01 ○ Asthma
02 ○ Aspiration
03 ○ Pneumonie/Bronchitis
04 ○ Hyperventilations-Tetanie
99 ○

Abdomen
01 ○ akutes Abdomen
02 ○ gastrointestinale Blutung
03 ○ Kolik
99 ○

Psychiatrie
01 ○ Psychose / Depression / Manie
02 ○ Erregungszustand
03 ○ Intoxikation
     Alkohol / Drogen / Medikamente
04 ○ Entzug
     Alkohol / Drogen / Medikamente
05 ○ Suizidversuch
99 ○

Stoffwechsel
01 ○ Hypoglykämie
99 ○

Pädiatrie
01 ○ Fieberkrampf
02 ○ Pseudokrupp
03 ○ SIDS
99 ○

Gynäkologie / Geburtshilfe
01 ○ Geburt
02 ○ vaginale Blutung
99 ○

Sonstiges
01 ○ anaphylakt. Reaktion
02 ○ Unterkühlung
03 ○ Ertrinken
04 ○ sonstige Intoxikation
99 ○

4.2. Verletzungen   00 ○ keine

	keine	leicht	mittel	schwer
Schädel-Hirn	01 ○	02 ○	03 ○	04 ○
Gesicht	01 ○	02 ○	03 ○	04 ○
Thorax	01 ○	02 ○	03 ○	04 ○
Abdomen	01 ○	02 ○	03 ○	04 ○
Wirbelsäule	01 ○	02 ○	03 ○	04 ○
Becken	01 ○	02 ○	03 ○	04 ○
Obere Extremitäten	01 ○	02 ○	03 ○	04 ○
Untere Extremitäten	01 ○	02 ○	03 ○	04 ○
Weichteile	01 ○	02 ○	03 ○	

01 ○ Verbrennung/Verbrühung
___ Grades ___ %
___ Grades ___ %
02 ○ Inhalationstrauma
03 ○ Elektrounfall
99 ○ andere

Unfallmechanismus
Trauma: stumpf 01 ○   penetrierend 02 ○
Sturz > 3 m Höhe   03 ○
Verkehr: Fußgänger angefahren   04 ○
          PKW/LKW-Insasse   05 ○
          Zweiradfahrer   06 ○
          sonst.   99 ○

Erstdiagnose

ICD 1   ICD 2   ICD 3

Informationen über die Auswertung des MIND:
Institut für Med. Statistik der Universität Lübeck · Tel. 04 51 / 500 27 88 · Fax 04 51 / 500 29 99

3/99

Abb. 1a

Richard Scherpe Grafische Betriebe GmbH · Stormarnstraße 34 · 22844 Norderstedt
Fax 040 / 52 11 44 40
Tel. 040 / 52 11 44-0
Zu beziehen bei:

Abb. 1a,b. *DIVI-Notarzteinsatzprotokoll* (Version 4.0)

Rettungsdienst- und Notarzteinsatzprotokolle
Vertrieb: Druckhaus Engel · 23600 Bad Schwartau · Tel. 0451/2 80 99-0 · Fax 0451/20 89 32

Verordnung eines Krankentransports
(Benutzung eines öffentlichen Verkehrsmittels aus medizinischen Gründen nicht möglich)

M F R

Versorgungsleiden (BVG)

Unfall, Unfallfolgen

Ausstellungsdatum

Kassenarztstempel / Unterschrift des Arztes

| AOK | LKK | BKK | IKK | VdAK | AEV | Knappschaft |

Name des Versicherten
Vorname
Ehegatte / Kind
Vorname
Mitgl.-Nr.
Wohnung des Patienten

Transportmittel:
Taxi / Mietwagen
andere nach
Krankenwagen
Rettungswagen
Notarztwagen

fachliche Betreuung erforderlich
Wohnung
Arztpraxis
Krankenhaus
andere Transportwege
Wartezeit
Sammeltransport
Befreiungsbescheid lag vor

Geb.-Jahr des Pat.
Datum
Einsatz-Nr.
RettAss
Fahrer
Einsatzort
Transportziel
Sondersignal: 01 ○ zum Einsatzort 02 ○ Patientenfahrt

Geschlecht 01 ○ m 02 ○ w
Fahrzeug
Alarm
Ankunft beim Patienten
Abfahrt
Übergabe
Einsatzbereit
Ende
km

Verlauf	Puls ● ●	HDM	In/Extubation	○ Spontanatmung
	RR ▼ ▼ / ▲ ▲	Defibrillation	Transport T	◉ assistierte Beatmung
				● kontrollierte Beatmung

220 200 180 160 140 120 100 80 60 40
SpO2/Temp.

Uhrzeit — 15 30 45 — 15 30 45 — 15 30

Abb. 1b

RETTUNGSDIENSTPROTOKOLL
gem. Empfehlung der DIVI IX/93 · Version 1.0

NOTFALLSITUATION

EINSATZART
○ Krankentransport
○ Notfalltransport
○ Verlegung
○ Fehlfahrt
○ paralleler Notarztalarm
○ Versorgung ohne Trsprt.
○ Bereitstellung
○ Inkubatortransport
○ sonstiger Notfall
○ Verkehrsunfall
○ Arbeitsunfall
○ sonstiger Unfall

ERSTBEFUND

BEWUSSTSEINSLAGE
○ orientiert
○ getrübt
○ bewußtlos

KREISLAUF
○ Schock
○ Kreislaufstillstand
○ Puls regelmäßig
○ Puls unregelmäßig

MESSWERTE ○ keine

RR syst
RR diast
Puls
AF
SpO
BZ

PUPILLENFUNKTION
links   rechts
○ eng ○
○ mittel ○
○ weit ○
○ entrundet ○
○ Lichtreaktion ○

EKG
○ Sinusrhythmus
○ Rhythmusstörung
○ Kammerflimmern
○ Asystolie

ATMUNG
○ spontan/frei
○ Atemnot
○ Hyperventilation
○ Atemstillstand

SCHMERZEN
○ keine
○ mittelstarke
○ starke

ERKRANKUNG ○ keine
○ Atmung
○ Kreislauf
○ Abdomen
○ Stoffwechsel
○ Intoxikation
○ Hypothermie
○ Gynäkologie
○ Geburtshilfe
○ Pädiatrie
○ Neurologie
○ Psychiatrie
○ sonstige

VERLETZUNG ○ keine
○ Prellung/Fraktur
○ Wunde
○ Verbrennung
○ Elektrounfall
○ sonstige

LOKALISATION
○ Kopf
○ Hals
○ Thorax
○ Abdomen
○ Becken
○ Wirbelsäule
○ Arme
○ Beine

MASSNAHMEN RettAss/RS ○ keine
○ stabile Seitenlage
○ Oberkörperhochlage
○ Flachlagerung
○ Schocklagerung
○ Vakuummatratze
○ HWS-Stützkragen
○ Medikamente :
○ Extremitätenschienung
○ Wundversorgung
○ EKG-Monitoring
○ venöser Zugang
○ Infusion
○ Atemwege freimachen
○ Sauerstoffgabe
○ Intubation
○ Beatmung
○ Herzdruckmassage
○ Erstdefibrillation
○ sonstige

ERSTHELFERMASSNAHMEN
○ suffizient
○ insuffizient
○ keine

ERGEBNIS/ÜBERGABE:
○ Zustand verbessert
○ Zustand unverändert
○ Zust. verschlechtert
○ Notarzt nachgefordert
○ Notarzt abbestellt
○ Patient lehnt Trsp. ab
○ Tod am Notfallort
○ Tod während Trsp

BEMERKUNGEN

Unterschrift RettAss/RS

Zwischenfälle / Ereignisse / Komplikationen

ZEK - Art

Atemwege, Gasaustausch

01 Dekonnektion
02 Tubus verlegt / abgeknickt
03 Akzidentelle Extubation
04 Nicht vorhergesehene schwierige Intubation
05 Intubation nicht möglich
06 Fehlintubation
07 Einseitige Intubation
09 Laryngospasmus
10 Bronchospasmus
11 Aspiration
12 Hypoventilation/Hypoxämie
15 Andere respiratorische Störungen

Herz-Kreislaufsystem

18 Hypotension
19 Hypertension
20 Arrhythmie
21 Tachykardie
22 Bradykardie
23 Hypovolämie
26 Kreislaufstillstand
29 Venenzugang nicht möglich
30 Andere Störungen des Herz-Kreislaufsystems

Allgemeine Reaktionen

40 Anaphylaktisch-allergische Reaktion
42 Hypothermie
48 Andere allgemeine Reaktionen

Zentrales Nervensystem

60 Krampfanfall
61 Verwirrtheitszustand
64 Andere zentrale neurologische Störungen

Medizintechnik

67 Narkosegerät/Beatmungsgerät
68 EKG-Überwachungsgerät
69 automatische Blutdruckmessung
70 externer Schrittmacher
71 Defibrillator
72 Pulsoximetrie
73 Intubationsbesteck
74 Medikamentenzufuhr (Infusionssysteme/Pumpen)
75 Andere Störungen Medizintechnik

Läsionen

78 Fehl-/Mehrfachpunktion Gefäße
79 Zähne
80 Gefäße
81 Muskel/Weichteile
82 Haut
83 Atemwege
84 Augen
85 Epistaxis
86 Pneumo-/Hämatothorax
87 Nerven
88 Verletzung durch HDM
89 Andere Läsionen

Organisation

92 Fehlerhafte Einsatzmeldung
93 Nächstgelegenes, geeignetes Rettungsmittel nicht verfügbar
94 Nächstgelegenes, geeignetes Krankenhaus nicht aufnahmebereit für den Patienten
95 Übergabeproblem im aufnehmenden Krankenhaus
96 Zusätzlich erforderliche Rettungsmittel waren nicht zeitgerecht verfügbar
97 Einsatz unter Leitung eines LNA
98 Sonstiges

ZEK - Zeitpunkt

0 Anfahrt
1 Versorgung
2 Transport
3 Übergabe

ZEK - Relevanz

0 ZEK ohne Auswirkung auf den klinischen Zustand
1 ZEK klinisch bedeutsam, aber ohne Einfluß auf den weiteren Krankheitsverlauf
2 ZEK klinisch bedeutsam mit Einfluß auf den weiteren Krankheitsverlauf
3 ZEK klinisch bedeutsam mit zusätzlicher Schädigung des Patienten, die Tod oder Dauerschaden zur Folge hat.

Abb. 2. ZEK-Codierungsliste

Dokumenation im Notaufnahmebereich

Die Dokumentation im Notaufnahmebereich ist bisher nicht standardisiert. Diese Aufgabe könnte von einem gering modifizierten DIVI-Notarzteinsatzprotokoll wahrgenommen werden. Für die Beurteilung der präklinischen medizinischen Leistungen ist ein Datenrücklauf aus dem Zielkrankenhaus essentiell; insbesondere die Übermittlung der Diagnose der Zielklinik ermöglicht eine differenzierte Einschätzung der präklinisch getroffenen Maßnahmen. Der Datenrücklauf aus der Zielklinik scheitert zumeist am notwendigen organisatorischen Aufwand oder an datenschutzrechtlichen Bedenken.

Leitstellendokumentation

Auch für die Leitstellendokumentation haben sich bisher keine Standards durchgesetzt. Betrachtet man das Zeitraster der Hilfeleistung, wären folgende Daten unverzichtbar:

1. Symptombeginn,
2. Anrufeingang Leitstelle,
3. Fahrzeugzuordnung,
4. Einsatzübernahme,
5. Eintreffen beim Patienten,
6. Beginn Patiententransport,
7. Eintreffen in der Klinik,
8. Wiederherstellung der Einsatzbereitschaft,
9. Einsatzende
   sowie
10. das Einsatzstichwort (Diagnose der Leitstelle)

Die Auswahl des Einsatzstichwortes durch die Leitstelle entscheidet über die eingesetzten Rettungsmittel und damit über das Versorgungsniveau in dem jeweiligen Einsatz. Hierbei kommt einer klaren Definition von Einsatzindikationen für den Notarzt [2, 12] ebenso große Bedeutung zu wie der Überprüfung von Sensitivität und Prädiktion der Leitstellendiagnose durch ein Qualitätsmanagementsystem der Leitstelle [16].

Die genannten Zeitdefinitionen müßten anhand einheitlicher Vorgaben, basierend auf den Empfehlungen der Utstein-Style-Arbeitsgruppe, erhoben werden.

Wie wichtig die Verwendung einheitlicher Definitionen ist, zeigt sich z. B. am scheinbar eindeutigen Begriff „Hilfsfrist". Je nach Leitstelle beginnt die Hilfsfrist mit dem Anrufeingang, der Fahrzeugzuordnung oder der Einsatzübernahme. Unter diesen Bedingungen ist ein Vergleich von Hilfsfristen sehr fragwürdig.

Scores

Scores in der Notfallmedizin sollen Schweregrade von Erkrankungen oder Verletzungen klassifizieren, um sie vergleichbar machen zu können. Bestimmte notfallmedizinische Untersuchungen können nur dann durchgeführt werden, wenn sie gleiche oder vergleichbare Scores verwenden.

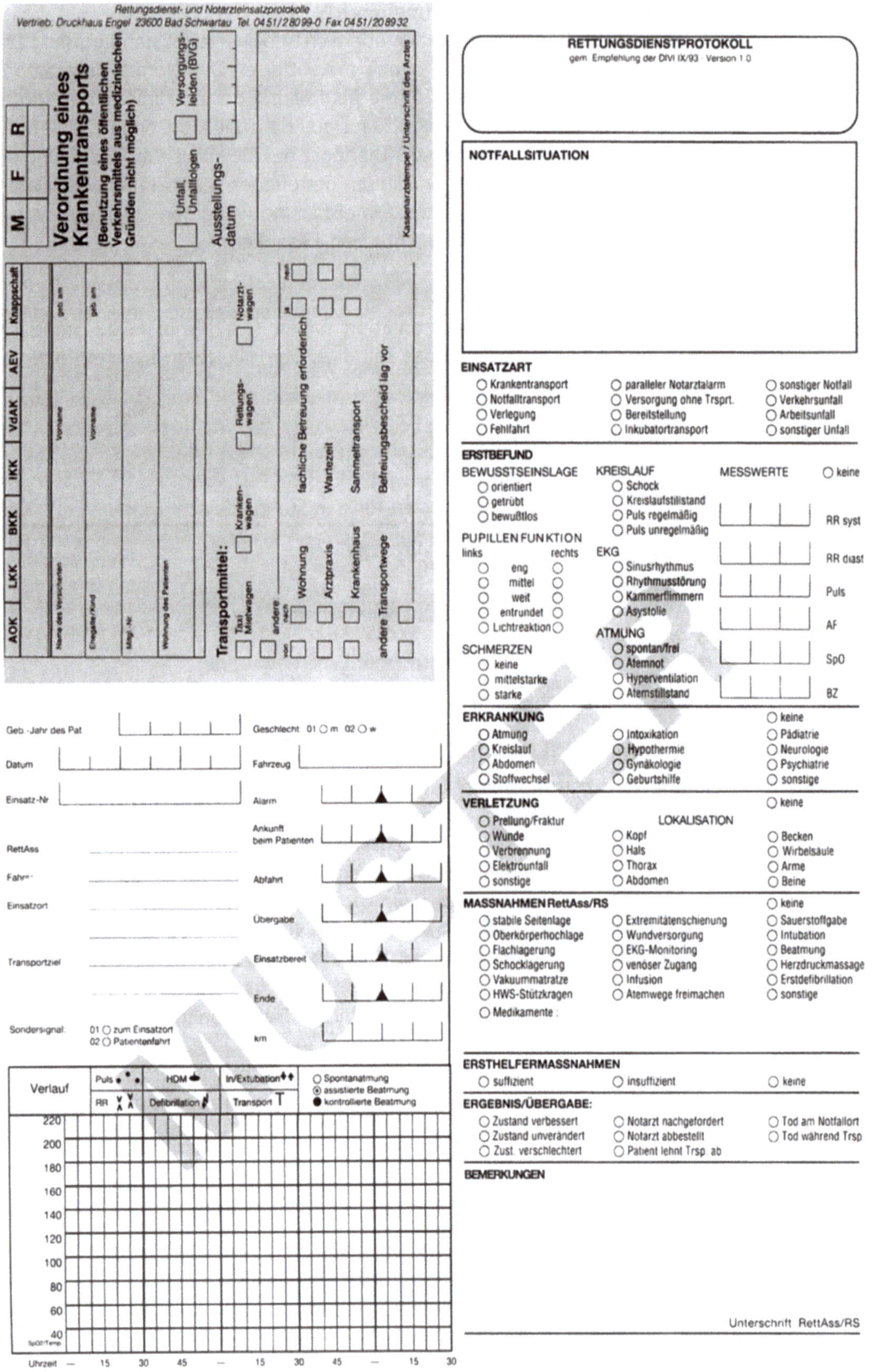

Abb. 3. a DIVI-Rettungsprotokoll. **b** ZEK-Rubrik

TRANSPORTVERWEIGERUNG

Erklärung

Hiermit erkläre ich (Name _____, Vorname_____), daß ich heute vom Rettungsdienst (Herrn/

Frau_____) über meine Erkrankung bzw. Verletzung und deren Konsequenzen aufgeklärt worden bin und eine Behand-

lung bzw. Beförderung in's Krankenhaus entgegen der Belehrung ablehne.

Für hieraus entstandene Schäden trage ich selbst die volle Verantwortung.

_____ _____ _____   _____
Ort   Datum   Unterschrift Patient   Unterschrift Zeugen

MATERIALVERBRAUCH

Schlüssel

Menge

Schlüssel

Menge

ZWISCHENFÄLLE / EREIGNISSE / KOMPLIKATIONEN (ZEK)

ZEK - Zeitpunkt
0 Anfahrt   2 Transport
1 Versorgung   3 Übergabe

ZEK - Relevanz
0 ZEK ohne Auswirkung auf den klinischen Zustand
1 ZEK klinisch bedeutsam, aber ohne Einfluß auf den weiteren Krankheitsverlauf
2 ZEK klinisch bedeutsam, mit Einfluß auf den weiteren Krankheitsverlauf
3 ZEK klinisch bedeutsam, mit zusätzlicher Schädigung des Patienten, die Tod oder Dauerschaden zur Folge hat

ZEK's	1.	2.
Zeitpunkt		
Relevanz		
Art		

ZEK - Art

Atemwege, Gasaustausch)*

10 Bronchospasmus
11 Aspiration
12 Hypoventilation / Hypoxämie
15 Andere respiratorische Störungen

Herz-Kreislaufsystem)*

18 Hypotension
19 Hypertension
20 Arrhythmie
21 Tachykardie
22 Bradykardie
23 Hypovolämie
26 Kreislaufstillstand
29 Venenzugang nicht möglich
30 Andere Störungen Herz-Kreislaufsystem

Allgemeine Reaktionen)*

40 Anaphylaktisch-allergische Reaktion
42 Hypothermie
48 Andere allgemeine Reaktionen

Zentrales Nervensystem)*

60 Krampfanfall
61 Verwirrtheitszustand
64 Andere zentrale neurologische Störungen

Medizintechnik

67 Beatmungsgerät
71 Defibrillator, halbautomatischer
72 Pulsoximetrie
73 Intubationsbesteck
74 Medikamentenzufuhr (Infusionssysteme/Pumpen)
75 Andere Störungen Medizintechnik

Organisation

92 Fehlerhafte Einsatzmeldung
93 Nächstgelegenes, geeignetes Rettungsmittel (RTW) nicht verfügbar
94 Nächstgelegenes, geeignetes Krankenhaus nicht aufnahmebereit für Patienten
95 Übergabeproblem im aufnehmenden Krankenhaus
96 Zusätzlich erforderliche Rettungsmittel waren nicht zeitgerecht verfügbar
97 Einsatz unter Leitung eines LNA
98 Sonstiges

Abb. 3b   )* nur bei ZEK - Zeitpunkt 1 und 2

Es erscheint sinnvoll, für alle Notfallpatienten - unabhängig von der Ursache des Notfalls – anhand eines einfachen Scores eine Zustandsbeschreibung durchzuführen. An diese kann sich dann nach Art eines Entscheidungsbaumes eine zusätzliche Beschreibung der Traumen oder internen Erkrankungen anschließen.

Der im März 1992 von Hennes et al. veröffentlichte „Mainz Emergency Evaluation Score (MEES)" 11 benutzt 7 Kriterien, die präklinisch sicher bestimmt werden können und den Zustand der Vitalfunktionen charakterisieren. Sie können aus dem Datensatz des DIVI-Notarzteinsatzprotokolls (Version 4.0) übernommen werden (Checkliste 17). Interessant erscheint auch der Ansatz, durch eine zweite Bestimmung der Scores zum Zeitpunkt der Klinikaufnahme die Veränderung des Patientenzustandes – optimalerweise aufgrund der notfallmedizinischen Intervention – objektiv zu klassifizieren.

Weitere Scores der Regeldokumentation sind die Glasgow Coma Scale (integriert in den MEES), der NACA-Score und der Revised Trauma Score (s. Checkliste 19). Im Intensivtransportprotokoll können spezielle Scores (SAPS II, TISS 28) erfaßt werden.

Die Verwendung von Outcome-Scores scheint für die Regeldokumentation in der Notfallmedizin nicht sinnvoll. Nach der zeitlich beschränkten Intervention des Rettungsdienstes schließt sich in der Regel eine längere, nicht standardisierte klinische Behandlung an. Hier Zusammenhänge zwischen Behandlungsergebnis und der präklinischen Intervention aufzustellen, ist zweifelhaft. Zur Beurteilung des Gesamtsystems der medizinischen Versorgung ist eine Outcomeanalyse jedoch sinnvoll.

Qualitätsmanagement

Der Begriff Qualitätsmanagement weckt häufig falsche Erwartungen. Ziel aller Maßnahmen des Qualitätsmanagements ist es nicht, auf eine imaginäre Perfektion hinzuarbeiten. Ziel ist vielmehr zu garantieren, daß auf definierte medizinische Probleme mit konstanter Regelmäßigkeit reagiert wird.

Das Deutsche Institut für Normung hat Regelwerke zu den Begriffen im Rettungsdienst und der Ausstattung von Rettungswagen oder -hubschraubern vorgelegt, die allgemein akzeptiert werden. In der Notfallmedizin aber noch weitgehend unbekannt ist, daß die gleiche Institution bereits 1987 Normen zum Qualitätsmanagement unter dem Stichwort ISO 9000 bis ISO 9004 entwickelt hat, die auf der europäischen Norm EN 29000 basieren. Dieses Regelwerk enthält detailliert das Konzept des Qualitätsmanagements. Weitere Normen, die sich mit dieser Problematik beschäftigen, sind Teile der DIN 55350 sowie DIN ISO 8402 und DIN ISO 8402 A 1 (s. Checkliste 20).

In der DIN ISO 9000 wird u.a. ausgeführt: „Der grundlegende Faktor für die Leistungsfähigkeit einer Organisation ist die Qualität ihrer Produkte oder Dienstleistungen" und weiter „oft sind kontinuierliche Qualitätsverbesserungen nötig, um eine gute wirtschaftliche Leistungsfähigkeit zu erreichen und aufrecht zu erhalten".

In dem Normenwerk wird unmißverständlich herausgearbeitet, daß zwar die oberste Führungsstufe für die Qualitätspolitik des Unternehmens verantwortlich ist, aber alle Mitarbeiter verpflichtet sind, daran mitzuarbeiten, daß die gewünschte Qualität erreicht wird. Qualitätsmanagement ist Chefsache; man kann es jedoch nicht verordnen, sondern muß die Mitarbeiter von seiner Notwendigkeit überzeugen.

In diesem Konzept umfaßt „Qualitätsmanagement" die strategische Planung, die Zuteilung der Mittel an andere, systematische qualitätsbezogene Tätigkeiten wie Qualitätsbewertung. Dazu muß ein Qualitätssicherungssystem aufgebaut werden, mit dem die Sicherstellung der Erfüllung der festgelegten Qualitätsforderungen nachgewiesen wird.

Erfüllt ein Unternehmen die Anforderung des Normenwerkes, kann es sich nach ISO 9000 zertifizieren lassen. Verschiedene Rettungsdienstorganisationen haben dies bereits getan [10]. Die Problematik in der Zertifizierung von ISO 9000 ist systembedingt, da das Unternehmen in der Definition der Qualitätsziele autonom ist, soweit sie nicht durch Normen festgelegt sind. Die medizinische Qualität der Behandlung ist durch das Regelwerk nicht erfaßt.

Effiziente Systeme strukturieren den Weg zum Erreichen dieses Ziels, um die Vergeudung von Ressourcen durch „trial and error" oder Zufälligkeiten zu verhindern. Dabei wird, um ein Beispiel aus der Sprache des Golfsports zu benutzen, nicht erwartet, daß jedes Loch mit einem Schlag erreicht wird. Allerdings wird von einem guten Spieler erwartet, daß er „Par" spielt.

Um Qualität messen zu können, müssen Leitlinien oder Empfehlungen [7] definiert sein. Leitlinien sind Direktiven, die ein erwartetes Verhalten oder ein bestimmtes Outcome beschreiben, die Verbindlichkeit von Empfehlungen ist geringer, was aus medicolegalen Überlegungen heraus sinnvoll sein kann.

Leitlinien haben allgemein 6 Charakteristika:
- Sie definieren ein erwartetes Verhalten.
- Sie reflektieren den Konsensus einer Expertengruppe.
- Sie werden in pragmatischen Begriffen formuliert und orientieren sich an realistischen Zielen.
- Sie entsprechen dem aktuellen wissenschaftlichen Erkenntnisstand.
- Sie unterliegen einem dynamischen Prozeß der Revision und Neudefinition.
- Sie ermöglichen die Messung der Compliance mit der Leitlinie.

Zur Beurteilung der Compliance des Notarztsystems mit einer Leitlinie müssen sowohl ein oder mehrere klinische Indikatoren als auch ein Grenzwert festgelegt werden. Ein Grenzwert beschreibt dabei den Prozentsatz, in dem erwartet werden kann, daß das vorgegebene Verhalten auch mit dem tatsächlichen übereinstimmt. Behandlungsalgorithmen sind Leitlinien auf denen ein Qualitätsmanagementsystem u.a. basiert.

Qualitätsmanagement hat 3 Zeitebenen:
- prospektiv,
- zeitgleich,
- retrospektiv.

Die Entwicklung von Algorithmen ist ein typisches Beispiel für ein prospektives Qualitätsmanagement. Ein retrospektives Qualitätsmanagement ist z.B. die Prüfung anhand der Einsatzprotokolle, inwieweit die Algorithmen tatsächlich befolgt werden.

INTENSIVTRANSPORT-PROTOKOLL Empfehlung der DIVI 2000 Version 1.0

AOK	LKK	BKK	IKK	VdAK	AEV	Knappschaft	UV

Standort _____ Einsatznummer | | | | | | |

Typ:
O ITH   O RTW (& KH-Arzt)   O RTH   O LFlzg.
O ITW   O KTW (% KH-Arzt)   O NAW   O AFlzg.

Transportmittel _____

Name, Vorname des Versicherten

geb. am

Kassen-Nr.   Versicherungs-Nr.   Status

Geschlecht   O m   O w | | | | | |
Geburtsjahr   Monat

O Intensivtransport   O Teamtrsp.   O Gerätetrsp.   O Organtrsp.

1. Einsatztaktische Daten

Ärzteteam _____

Fachrichtung   O Anästhesie   O Chirurgie   O Innere
O Pädiatrie   O Andere Fachrichtung

Qualifikation   O Facharzt   O Arzt in WB

Assistenzpersonal _____

Qualifikation   O Rettass.   O Pflegepersonal

Einsatzdatum | | | | | |
Auftragsvergabe | | | |
Abfahrt/Abflug Standort | | | |
Ankunft beim Patienten | | | |
Transportbeginn | | | |
Übergabe Zielklinik | | | |
Einsatzende | | | |

2. Arzt-Arzt-Gespräch

Name des anfordernden Arztes   Telefon   Telefax   Quellklinik   Station

Name des annehmenden Arztes   Telefon   Telefax   Zielklinik   Station

Verlegungsgrund

von   zur
O   Diagnostik   O
O   Intensivtherapie   O
O   Operation / Intervention   O
O _____   O
sonstiger Grund

Dringlichkeit

Nicht disponibler Transport
O Transport in < 30 min (sofort)
O Transport in < 2 h (dringend)
Disponibler Transport
O Transport in < 24 h (Tagesverlauf)
O Transport in > 24 h (Folgetag/-e)

Quellklinik   Zielklinik
O   Notaufnahme   O
O   OP   O
O   Intensivstation   O
O   Allgemeinstation   O
O   Grund-/Regelversorgung   O
O   Schwerpunktversorgung   O
O   Maximalversorgung   O
O   Reha-Klinik   O
O   Übernahme/Zwischentrsp.   O
O _____ O
sonstiges

Patienten-Kategorie   O Hochrisikopatient   O Intensivpatient   O keine vitale Gefährdung

Arzt/Arztgespräch vor Übernahme   O nicht stattgefunden
_____
_____
_____
_____
_____
_____

3. Patientenstatus bei Ankunft/Übernahmestatus

Neurologie   O unauffällig

Pupillenfunktion
li   re
O   eng   O
O   mittel   O
O   weit   O
O   entrundet   O
O   positive LR   O

Bewußtseinslage
O orientiert
O getrübt
O bewußtlos
O (analgo-) sediert

Glasgow-Coma-Scale
Summe GCS | | |

Meningismus   Lähmungen
O ja   O ja
O nein   O nein

Schmerz   O kein   O leicht   O stark   O nicht beurteilbar

Kreislauf

RR | | | | / | | | | mmHg   HF | | | | /min

Kreislauf   O stabil   O instabil   O katecholaminpflichtig

EKG
O SR oder PM (intakt)   O supraventr. ES / AV-Bl. II / VESmono
O QRS-Tachyk. / VESpoly / VHF / AV-Bl. III   O VT / VF / EMD

Atmung   O Spontanatmung
O Zyanose   O CMV   O PCV
O Dyspnoe   O PRV   O BIPAP
O Stridor / Spastik   O ASB   O CPAP
O Rasselgeräusche   O Inversed   O PEEP>8
O

O₂-Sonde | | | | l/min   sonst. Beatmungsform

SaO₂ | | | | %   etCO₂ | | | | mmHg

Blutgasanalyse
pO₂ | | | | mmHg   pH | | | |
pCO₂ | | | | mmHg   S-Bic | | | | mmol/l

Bemerkungen / Besonderheiten / Labor
_____
_____
_____
_____
_____
_____
_____
_____

Ventilation vor Transport
AF | | | | /min
AMV | | | | l/min
FiO₂ | | | |
I:E | | | | : | | | |
PEEP | | | | cm H₂O
PIP | | | | cm H₂O
Druckunterstützung | | | | cm H₂O

Temp. | | | | °C

Scores   O erhoben   O übernommen

NACA		keine Funktions-Einschr.	Funktions-einschr. konv. Ther.	Funktions-einschr.komp. max. Ther.	Funktions-einschr. dekomp. max. Ther.	Funktions-einschr. infaust
ZNS		O	O	O	O	O
Herz		O	O	O	O	O
Gefäße		O	O	O	O	O
Lunge		O	O	O	O	O
Blut/Gerinnung		O	O	O	O	O
Leber		O	O	O	O	O
Niere/Urog.		O	O	O	O	O

SAPS II | | |

TISS 28 | | |

4. Diagnosen

Hauptdiagnosen (ICD 10) _____ | | | | , | | | | | | | , | | |

Zusatzdiagnosen (ICD 10) _____ | | | | , | | | | | | | , | | |

Operation/Intervention (ICPM) _____ | | - | | | | . | | | | - | | | | . | |

Mitgegeben: CT-/Röntgenbilder, Befunde, Wertsachen: _____

Abb. 4a

Abb. 4 a,b. Intensivtransport-Protokoll (Version 1.0)

5. Verlauf

Monitoring

Ereignis

Puls ·
RR]
Defi ≠
Intub. ♦
HDM ☐
Transport T-T

HF / RR

200 — 200
160 — 160
120 — 120
80 — 80
40 — 40

AF / AMV
PIP / PEEP
I : E
O$_2$ / FiO$_2$
SaO$_2$ / etCO$_2$

Einfuhr

Medikamente

Inf./Trans.

Ausfuhr

Urin
Drainagen

Bemerkungen

6. Maßnahmen/Geräte

Maßnahmen

Herz/Kreislauf

vorh. neu
O O PVK | Anzahl

Ört
vorh. neu
O O ZVK | Anzahl

Ört
vorh. neu
O O AK

Ört
vorh. neu
O O PAK

Ört
vorh. neu
O O Notfallpacer
O O REA/HDM
O O 12-Kanal-EKG

Monitoring
vorh. neu
O O EKG-Monitoring
O O non inv. RR-Messung
O O invasive RR-Messung
O O Pulsoximetrie
O O ZVD-Monitoring
O O PAP-Monitoring
O O Kapnometrie
O O ICP-Monitoring
O O Temperaturmessung
O O Blutgasanalyse

Atmung
vorh. neu
O O O$_2$-Inhalation
O O Intubation
　O oral
　O nasal
　O tracheotom.
Größe

Tubustiefe/ -fixierung
O O Absaugung

Weitere Maßnahmen
vorh. neu
O O Magensonde
O O Thoraxdrainage
　O re
　O li
Größe

Position
vorh. neu
O O Harnableitung

Geräteeinsatz
vorh. neu
O O Stiffneck
O O Vakuummatratze
O O Spritzenpumpe
O O IABP
O O Notfallrespirator
O O Intensivrespirator
O O ECLA / NO
O O Inkubator

Medikamente
vorh. neu
O O Analgetika
O O Antiarrhythmika
O O Antiemetika
O O Antiepileptika
O O Antihypertensiva
O O Antikoagulantien
O O Bronchodilatantien
O O Diuretika
O O Glucose

vorh. neu
O O Katecholamine
O O Kortikosteroide
O O Muskelrelaxantien
O O Narkotika
O O Pufferlösung
O O Sedativa
O O Vasodilatantien
O O Thrombolytika
O O Sonstige

Infusionen
vorh. neu
O O Blutprodukte
O O Kristalloide

vorh. neu
O O Kolloide
O O Sonstige

7. Übergabestatus

Neurologie O unauffällig

Pupillenfunktion
li　re
O　eng　O
O　mittel　O
O　weit　O
O　entrundet　O
O　positive LR　O

Bewußtseinslage
O orientiert
O getrübt
O bewußtlos
O (analgo-) sediert

Glasgow-Coma-Scale
Summe GCS | | | |

Meningismus
O ja
O nein

Lähmungen
O ja
O nein

Schmerz　O kein　O leicht　O stark　O nicht beurteilbar

Kreislauf

RR | | | | / | | | | mmHg　HF | | | | /min

Kreislauf　O stabil　O instabil　O katecholaminpflichtig

EKG
O SR oder PM (intakt)
O QRS-Tachyk. / VESpoly / VHF / AV-Bl. III
O supraventr. ES / AV-Bl. II / VESmono
O VT / VF / EMD

Atmung
O Zyanose
O Dyspnoe
O Stridor / Spastik
O Rasselgeräusche

O Spontanatmung
O CMV
O PRV
O ASB
O Inversed
O

O PCV
O BIPAP
O CPAP
O PEEP>8

O$_2$-Sonde | | | | l/min

SaO$_2$ | | | | %

Blutgasanalyse

PO$_2$ | | | | mmHg　pH | | | |

PCO$_2$ | | | | mmHg　S-Bic | | | | mmol/l

etCO$_2$ | | | | mmHg

sonst. Beatmungsform

Bemerkungen:

Ventilation nach Transport
AF | | | | /min
AMV | | | | l/min
FiO$_2$ | | | |
I:E | | | | : | | | |
PEEP | | | | cm H$_2$O
PIP | | | | cm H$_2$O
Druckunterstützung | | | | cm H$_2$O

Temp. | | | | °C

8. Ergebnis

Transportmittel medizinisch indiziert
O ja
O nein
Details auf Durchschlag

Einsatzbeschreibung
O Trsp. ins Krankenhaus
O Überg./Übern. an anderes Rettungsmittel
O Fehleinsatz
O Patient nicht transportfähig
O Tod auf dem Transport

AVB
Art　Relevanz　Zeitpunkt

übernehmende Station / Arzt

Telefon / Telefax-Nr.

Stempel / Unterschrift des Arztes

Abb. 4b

Für das DIVI-Notarzteinsatzprotokoll gilt, daß mit diesem Instrument nur eine „Summendokumentation" und keine Ablaufdokumentation „automatisiert" überprüft werden kann. Es gehen weder die Reihenfolge der Maßnahmen noch die Patientenreaktionen auf das Tätigwerden des Notarztes in den zur Auswertung aufgenommenen Datensatz ein. Somit ist die Abprüfung differenzierter Algorithmen wie z.B. der Richtlinien der American Heart Association zur kardiopulmonalen Reanimation bei Kammerflimmern nicht möglich.

Dies würde den Einsatz differenzierterer Dokumentationsmethoden erforderlich machen, als sie für die Regeldokumentation möglich sind.

Der Algorithmus des Qaulitätsmanagement orientiert sich an dem „Dealer-Konzept" [15]:

D „delineate the problems identified",
E „elaborate the cause(s) of a problem",
A „aid the problem and develop a remedy",
L „lay out a plan to correct the problem",
E „enforce the plan",
R „reexamine the problem".

Das „Dealer-Konzept" geht davon aus, daß zunächst die identifizierten Probleme sorgfältig beschrieben werden müssen und dann auf ihre Ursachen hin analysiert werden. Es ist dann akut Abhilfe zu schaffen und ein Plan zu entwickeln, wie das Problem nach gegebener Zeit erneut untersucht und festgestellt werden kann ob die Maßnahmen gegriffen haben.

Ryan hat den Mechanismus eines notfallmedizinischen Qualitätsmanagementkonzepts in einem Algorithmus dargestellt (Algorithmus 68 [26]):

- Entwicklung von Systemspezifikationen und Handlungsanweisungen,
- Monitoring, Dokumentation und Analyse, inwieweit sich tatsächlich an dieses Vorgehen gehalten wird,
- positives Feedback für standardentsprechendes Verhalten und bei abweichendem Verhalten Prüfung, ob diese Verhaltensabweichung richtig oder falsch war. Für beide Alternativen müssen entsprechende Konsequenzen gezogen werden, z.B. die Änderung des Algorithmus oder verstärkte Berücksichtigung dieser Thematik in der Aus- und Fortbildung,
- Effizienzmessung,
- Überprüfung von Hypothesen aufgrund dieser Analysen, um den Systemstandard weiterzuentwickeln.

Eine Checkliste zum Qualitätsmanagement ist von der Joint Commission on Accreditation of Health Care Organisations vorgelegt worden (Checkliste 18 [14]).

Notfallmedizin kann nicht als imaginäres Ganzes auf Qualität geprüft werden. Nachdem Leitlinien, Indikatoren und Grenzwerte festgelegt und die Arbeitsmittel für Dokumentation, Datensammlung und Analyse installiert sind, müssen Bereiche festgelegt werden, deren Prüfung zu diesem Zeitpunkt wichtig erscheint. Es kann verschiedene Gründe für diese Auswahl geben, z.B. Kosten, hohes Risikopotential, notfallmedizinische Relevanz und Häufigkeit der Diagnose, schwierige Diagnose oder Therapie. So decken beispielsweise die vier Diagnosen „akutes Koronarsyndrom", „akuter Schlaganfall", „schweres Schädel-Hirn-Trauma" und „Polytrauma" 40,2% aller 19.431 Primäreinsätze der ADAC-Luftrettung im Jahr 2000 ab [29] eine Konzentration des medizinischen Qualitätsmanagements auf diese Diagnosen mit hoher notfallmedizinischer Relevanz und gleichzeitig eindeutigen diagnostischen und therapeutischen Empfehlungen der jeweiligen medizinischen Fachgesellschaften scheint daher sinnvoll.

Nachdem das Thema festgelegt ist, muß überlegt werden, welche Indikatoren zur Messung geeignet sind und welcher Grenzwert zugrunde gelegt werden soll.

Der Qualitätsmanagementprozeß basiert also auf 5 Überlegungen:
- Indentifikation der Systemkomponente, die untersucht werden soll.

  Handelt es sich um eine klinische, Ausbildungs- oder administrative Komponente?
- Methodenauswahl. In welchem Umfang müssen Daten erfaßt werden?

  Benötigen wir qualitative oder quantitative Methoden?
- Analyse und Bericht.
  Besteht ein Problem? Welcher Handlungsplan wird vorgeschlagen?
- Empfehlungen, um Korrektur einzuleiten.
- Beurteilung, ob Korrekturmaßnahmen Abhilfe geschaffen haben.

Zusammenfassung

Das Qualitätsmanagement geht von der Prämisse aus, daß alle Mitarbeiter des Rettungsdienstes gute Arbeit leisten wollen. Das Qualitätsmanagement evaluiert das System, um Strukturen zu finden, die dazu beitragen, daß dieses Ziel erreicht wird. Dabei geht es nicht nur um das, was nicht richtig läuft. Auch aus dem, was richtig gemacht wird, lassen sich wichtige Konsequenzen ziehen.

Qualitätssicherungsmechanismus
für die Notfallmedizin (nach [26])

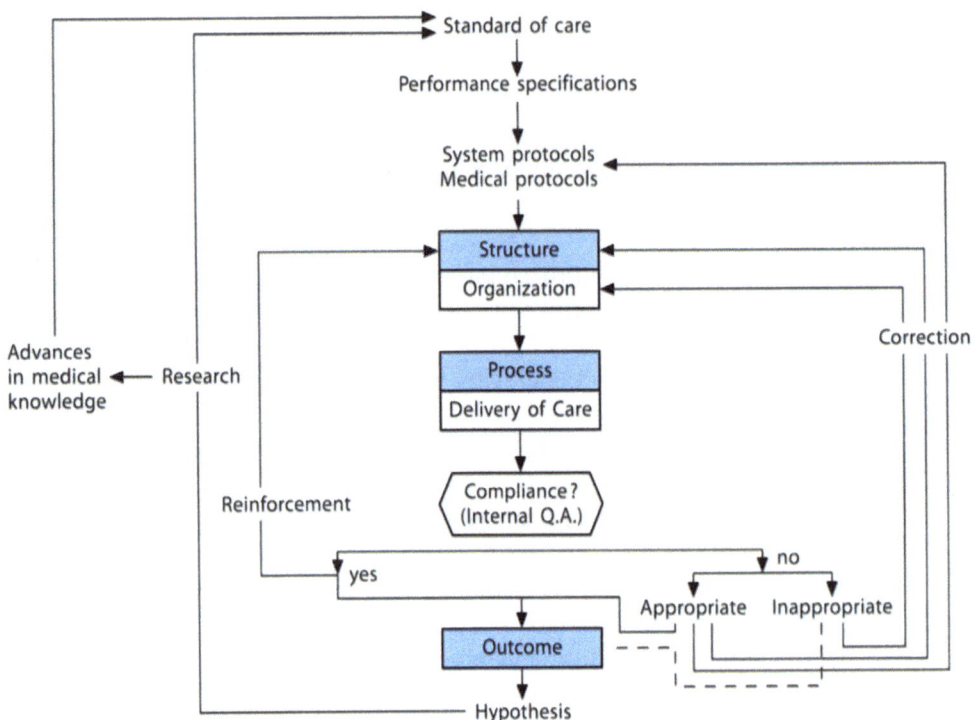

Vitalparameter, Bewertungsstufen und Wertegrenzen des Mainz Emergency Evaluation Score (MEES) (nach [11])

Glasgow- Coma- Scale:	4: 3: 2: 1:	15 14–12 11–8 ≤ 7	
Herz- freuenz:	4: 3: 2: 1:	60–100 50–59, 101–130 40–49, 131–160 $\leq 39, \geq 161$	
Atem- frequenz:	4: 3: 2: 1:	12–18 8–11, 19–24 5–7, 25–30 $\leq 4, \geq 31$	
Rhythmus:	4: 3: 2: 1:	SR SVES, VES_{mona} ABSARRH, VES_{poly} VT, VF, ASY	
Schmerz:	4: 3: 2: 1:	kein Schmerz leichter Schmerz starker Schmerz entfällt	
Blutdruck:	4: 3: 2: 1:	120/80–140/90 100/70–119/79, 141/91–159/94 80/60–99/69, 160/95–229/119 $\leq 79/59, \geq 230/120$	
S_aO_2:	4: 3: 2: 1:	100–96 95–91 90–86 ≤ 85 <div align="right">MEES-Wert:</div>	

10-Stufen-Plan der Qualitätssicherung
der Joint Commission on Accrediation of Health Care Organizations (nach [14])

1. Festlegung von Verantwortung.
2. Definition der Aufgaben (des Rettungsdienstes).
3. Identifizierung von Bereichen mit hohem Risiko, großer Inzidenz oder besonderen Problemen.
4. Entwicklung von Indikatoren.
5. Festlegung von Grenzwerten,
6. Datenerfassung.
7. Datenanalyse,
8. Entwicklung eines Handlungsplanes.
9. Überprüfung der Effektivität des Behandlungsplanes.
10. Kommunikation der relevanten Informationen mit allen Beteiligten.

Revised
Trauma-Score

Glasgow Coma Scale	Blutdruck systolisch (mmHg)	Atemfrequenz (min^{-1})	Punktwert
13–15	>89	10–29	4
9–12	76–89	>29	3
6–8	50–75	6–9	2
4–5	1–49	1–5	1
1	0	0	0

Qualitätsmanagement nach DIN EN ISO 9001

1. Verantwortung der Leistung
2. Qualitätsmanagementsystem
3. Vertragsprüfung
4. Designlenkung
5. Lenkung der Dokumente und Daten
6. Beschaffung
7. Lenkung der vom Kunden beigestellten Produkte
8. Kennzeichnung und Rückverfolgbarkeit von Produkten
9. Prozeßlenkung
10. Prüfungen
11. Überwachung
12. Prüfstatus
13. Lenkung fehlerhafter Produkte
14. Korrektur- und Vorbeugungsmaßnahmen
15. Handhabung, Lagerung, Verpackung, Konservierung und Versand
16. Lenkung von Qualitätsaufzeichnungen
17. Interne Qualitätsaudits
18. Schulung
19. Wartung
20. Statistische Methoden

Literatur

1. BAND (2001) Stellungnahme zur „Hilfsfrist" im Rettungsdienst (Notfallrettung). Notarzt 17: A33–34
2. BAND (2001) Empfehlungen der BAND für einen Notarztindikationskatalog. Notarzt 17: A 31
3. Böllinger CH, Feldker W, Andreas M, Nerlich M (1995) Zeitgewinn durch Notepad-Einsatz und Datenfernübertragung in der Notfallmedizin. Intensivmed 32 Suppl 1:91
4. Cummins RO, Chamberlain DA, Abramson et al. (1991) Recommended guidelines for uniform reporting of data from out-of-hospital cardiac arrest: The Utstein Style. Circulation 84: 960–974
5. Cummins RO (1993) The Utstein Style of uniform reporting of data from out-of-hospital cardiac arrest. Ann Emerg Med 22: 37–40
6. Deutsches Institut für Normung (2000) DIN 13050 Rettungswesen Begriffe (Aktualisierung, Entwurf: Stand 04/2000)
7. Dick WF (1995) Standards in der Notfallmedizin – Normenfindung, Konsensus, State of the Art,. In: Moecke Hp, Ahnefeld FW (Hrsg): Qualitätsmanagement in der Notfallmedizin. Blackwell, Berlin, S 15–21
8. Friedrich HJ (1991) Probleme bei der Erstellung und Auswertung des bundeseinheitlichen Notarzteinsatzprotokolls und deren Lösung, in: Herden H-N, Moecke Hp (Hrsg): Qualitätssicherung in der Notfallmedizin. Blackwell, Berlin, S 11–21
9. Friedrich HJ, Messelken M (1996) Der minimale Notarztdatensatz (MIND). Anästh Intensivmed 37: 352–358
10. Grabe V, Topp S (1997) Die DIN EN ISO 9001 am Beispiel des Rettungsdienstes. Dt. Rotes Kreuz, Beschaffungs- und Vertriebs-GmbH Nottuln
11. Hennes HJ, Reinhardt TH, Dick W (1992) Beurteilung des Notfallpatienten mit dem Mainz Emergency Evaluation Score. Notfallmedizin 18: 130–136
12. Hennes HJ, Lang C (2000) Notarzt-Indikationskatalog Neu konzipiert und konsensusgeprüft für Rheinland-Pfalz. Notfall- und Rettungsmedizin 3: 81–82
13. Herden HN, Moecke HP (1991) Bundeseinheitliches Notarzteinsatzprotokoll. Anästh Intensivmed 33: 166–169
14. ICAHO (1988) Examples of monitoring and evaluation in emergency medical services. Chicago, pp 13–32
15. Johnson J (1992) Introduction to Quality Improvement, in: Polsky SS (eds) Continuous quality improvement in EMS. ACEP, Dallas, pp 1–18
16. Lenz W, Luderer M, Seitz G, Lipp M (2000) Die Dispositionsqualität einer Rettungsleitstelle Qualitätsmanagement mit der „Rückmeldezahl". Notfall- und Rettungsmedizin 3: 72–80
17. Maio RF, Burney R (1991) Improving reliability of abstracted prehospital care data: use of decision rules. Prehospital and Disaster Medicine 6: 15–20
18. Messelken M, Martin J, Milewski P (1997) Notärztliche Dokumentation und Datenerfassung – Stand 1996. Anästh Intensivmed 38: 22–29
19. Moecke HP, Schäfer J, Herden HN, Dörges V, Friedrich HJ (1994) Das Bundeseinheitliche Rettungsdienstprotokoll – Empfehlung der DIVI. Intensivmed 29: S 450–455
20. Moecke Hp, Anding K (2000) Intensivtransportprotokoll – Empfehlung der DIVI und des Bayerischen Staatsministerium des Innern. Notfall & Rettungsmedizin 3:441–444
21. Moecke Hp, Dirks D, Friedrich HL et al. (2000) DIVI-Notarzteinsatzprotokoll Version 4.0 (korrigierte Fassung). Anästh Intensivmed 41: 46–49
22. Neumann A, Waydhas C, Schneider K (1991) Die Münchner Reanimationsstudie. In Herden HN, Moecke HP (Hrsg) Qualitätssicherung in der Notfallmedizin. Blackwell, Berlin, S 34–43

23. Nogler M, Baubin M (1996) Einsatz der Notepad-Technologie zur Dokumentation in der prähospitalen Notfallmedizin. Notarzt 12: 181–185

24. Pajonk FG, Biberthaler P, Cordes O, Moecke Hp, (1998) Psychiatrische Notfälle aus der Sicht von Notärzten: Anästhesist 47: 588–594

25. Reng CM, Grüne S, Paulus HP, Friedrich HJ, Moecke HP, Schölmerich J (1997) NAWdat-Programm zur Erfassung der Daten des Bundeseinheitlichen Notarzteinsatzprotokolles mit zahlreichen Zusatzfunktionen. Notarzt 13: 147–149

26. Ryan J (1989) Quality assurance in emergency medical services systems. In: Kuehl AE (ed): EMS Medical Directors Handbook. Mosby St. Louis, pp 213–229

27. Schlechtriemen T (2000) The LIKS deployment documentation system as a basic for air med service quality management. Scand J Traumatol Emerg Med 7: 24

28. Schlechtriemen T, Bradschetl G, Stolpe E, Altemeyer KH (2001) Entwicklung eines erweiterten Mindestdatensatzes Notfallmedizin für die Luftrettung. Notfall- und Rettungsmedizin 4: 76–89

29. Schlechtriemen T (2001) Datenauswertung 2000. ADAC-Luftrettung München

Kapitel 13

Pädiatrische Notfälle im präklinischen und klinischen Bereich

T. NICOLAI

Hinweise

Die Texte und Algorithmen stellen eine Analyse der Situation bei der präklinischen Notfallversorgung, d.h. in der Regel außerhalb der Klinik oder Kinderklinik, dar und sollen dem Verständnis der Abläufe dienen. Sie gelten jeweils für den allgemeinen Fall, seltene einzelne Sonderfälle können nicht einem Algorithmus erfaßt werden, ohne die Übersichtlichkeit zu opfern.

In solchen Sonderfällen wird der behandelnde Arzt vom Schema abweichen. Ein typischer Fall wäre z. B. bei dem Schema „Reanimation beim Kind", das bereits intubiert und beatmet ist und einen normofrequenten oder tachykarden Rhythmus ohne ausreichenden Puls hat und bei dem anamnestisch der Verdacht auf eine Hyperkaliämie besteht. Hier würde nach dem Algorithmus unter Umständen die Interpretation als breite Kammerkomplexe erfolgen, und dann wäre nach der normalen Reanimationsliste Amiodarom zu geben und bei Mißerfolg eine Defibrillation zu versuchen. Hier würde bei entsprechendem Verdacht das sonst in der Reanimation nicht unbedingt erforderliche Kalziumglukonat (1 ml/kg KG) einen sinnvollen Versuch darstellen. Das gleiche gilt, wenn anamnestisch z. B. der Verdacht auf eine Vergiftung mit einem Kalziumantagonisten – wie Isoptin – gegeben ist.

Atemnot

Hier wird immer als erstes Sauerstoff gegeben. Sodann wird nach Vorhandensein eines inspiratorischen Stridors entschieden. Der inspiratorische Stridor wird in der linken Hälfte des Algorithmus weiter behandelt. Hier muß zunächst geklärt werden, ob eine perakute Aspiration vorliegt oder ob eine subakute Atemnot aufgetreten ist. Bei subakuter Atemnot mit inspiratorischem Stridor wird im mittleren Teil des Algorithmus entschieden, ob eher die Verdachtsdiagnose Pseudokrupp oder die Verdachtsdiagnose Epiglottitis in Betracht kommt.

Im rechten Teil des Algorithmus wird die Atemnot ohne inspiratorischen Stridor behandelt. Wenn die Lunge auskultatorisch frei ist, muß diffentialdiagnostisch an eine metabolische Azidose oder an einen Kreislaufschock gedacht werden. Wenn eine exspiratorische Komponente erkennbar ist, wird bei Kleinkindern an den bronchialen Fremdkörper oder die Bronchiolitis gedacht. Bei älteren Kindern lautet die Verdachtsdiagnose Asthma, die schon auf dem Transport und vor Ort eine wiederholte Inhalation mit Bronchodilatatoren erfordert.

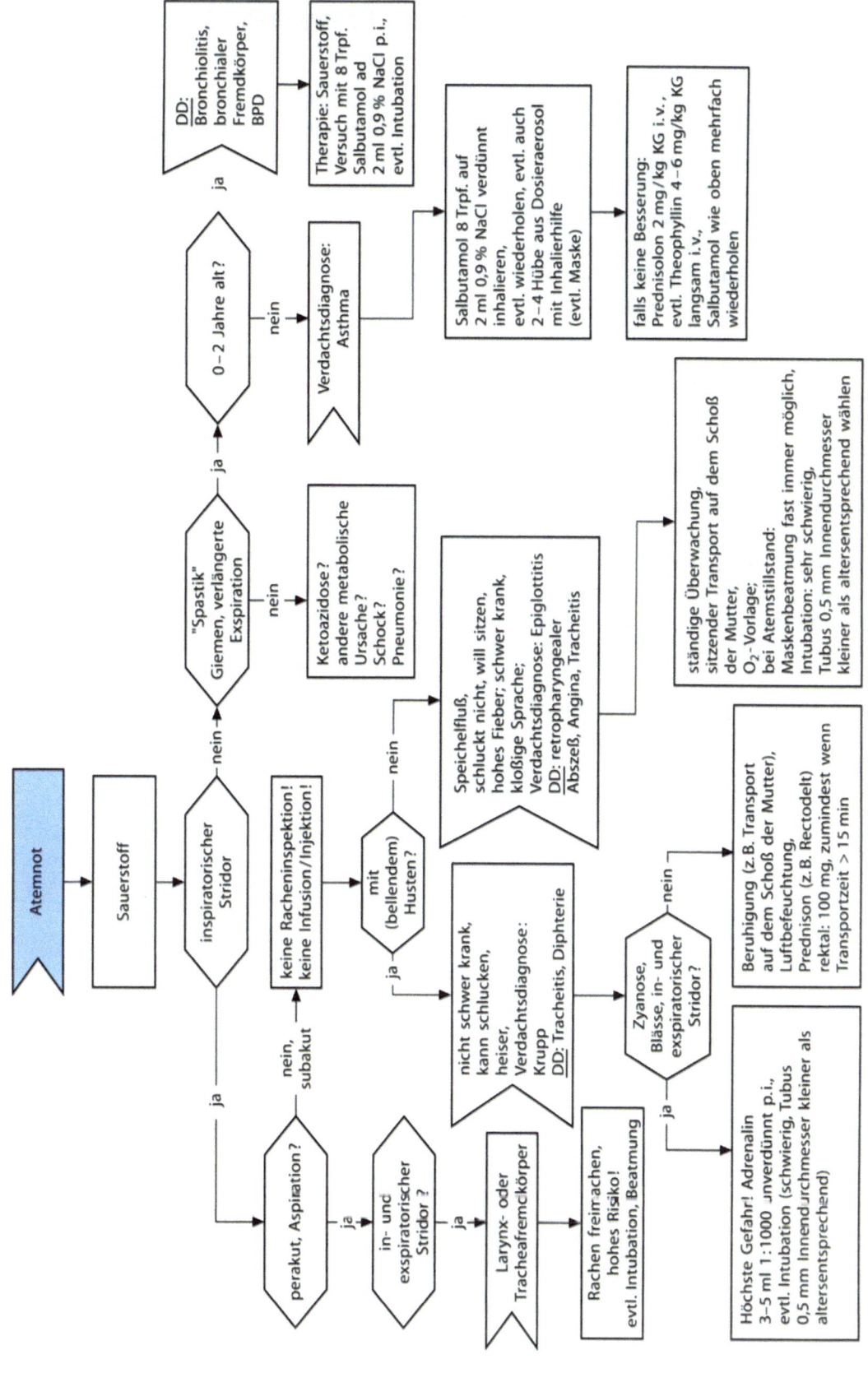

Bewußtseinsstörungen (ohne Apnoe, Bradykardie)

Im Algorithmus „Bewußtseinsstörungen" erfolgt die Unterteilung je nachdem ob ein Krampfanfall vorliegt oder nicht. Bei instabilem Kreislauf und Bewußtseinsstörung ohne Krampfanfall kommen neben dem häufigen plötzlichen Kindstod auch schwere Infektionen in Betracht. Je nachdem, ob ein Kreislaufstillstand vorliegt, wird eine Reanimation erforderlich werden (s. Algorithmus 63, Reanimation) oder Volumentherapie und O_2-Gabe, gefolgt von Intubation, wenn die Bewußtseinslage sich nicht bessert. Bei stabilem Kreislauf ohne Krampfanfall ist in der Regel mit einer infektiös oder metabolisch bedingten Störung des ZNS zu rechnen, so daß dann die Intubation indiziert ist, wenn entweder die Komatiefe diesem entspricht oder wenn die Eigenatmung nicht suffizient ist. Handelt es sich um einen der relativ häufigen Zustände bei Krampfanfall, dann erfolgt ein Durchbrechen desselben. Meist ist keine Intubation erforderlich. Wenn kein Krampfanfall vorliegt, ist zu entscheiden, ob es sich um einen postiktischen Zustand handelt, wobei der Patient dann bei ausreichender Eigenatmung und stabilem Kreislauf in die Klinik transportiert wird. Wenn die Bewußtlosigkeit bei ausreichendem Kreislauf ohne Krampfanfall und bei ausreichender Atmung weiter besteht, muß an Hypoglykämie gedacht werden. Deswegen wird Glukose gegeben. Bewirkt dies nichts, kommt eine Reihe von anderen toxischen, metabolischen oder infektiösen zentralnervösen Affektionen in Betracht. Vor dem Transport in die Klinik muß noch auf Hinweise für ein akutes zerebrales Einklemmungssyndrom (weiche, lichtstarre Pupillen) untersucht und ggf. entsprechend therapiert werden.

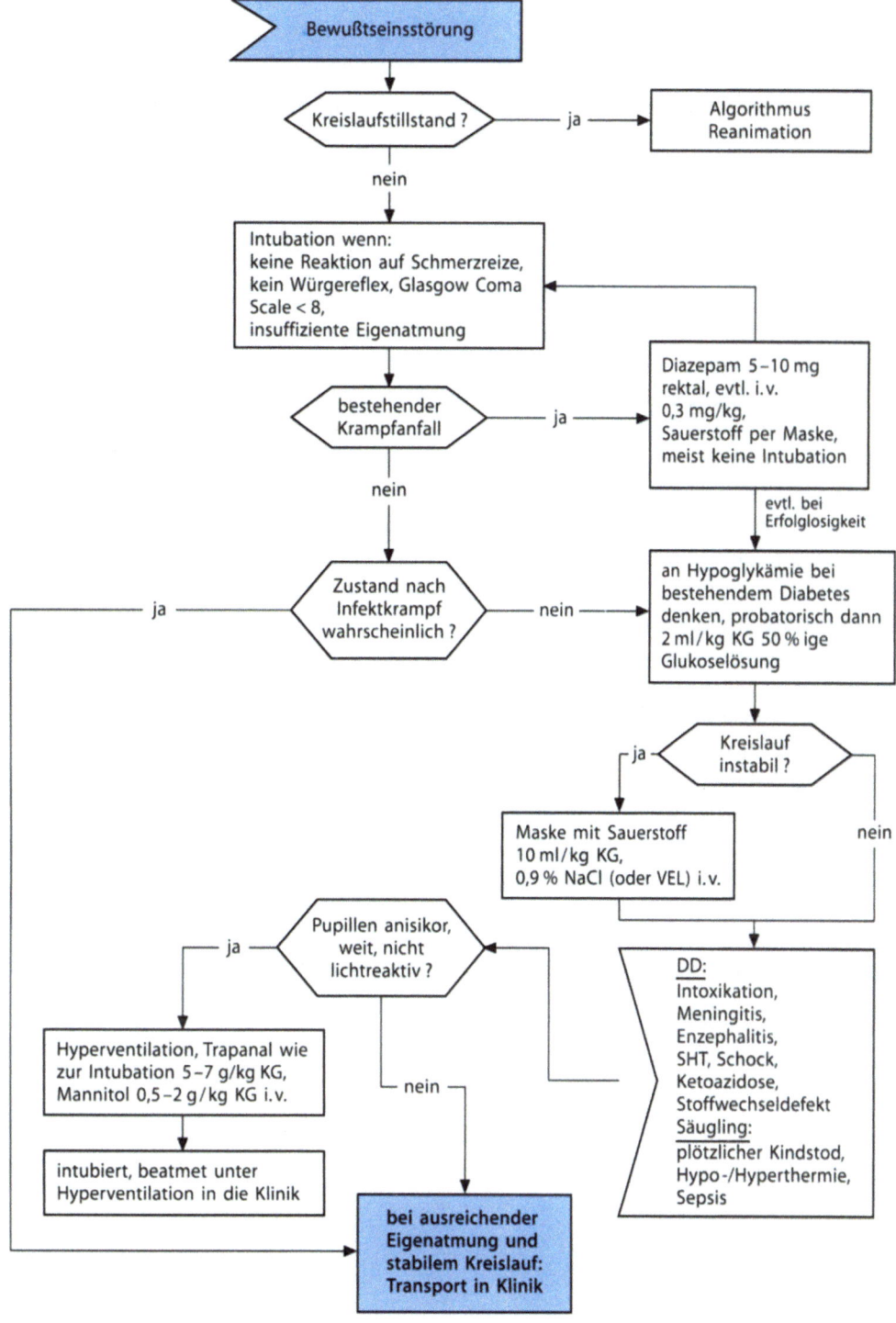

Reanimation beim Kind

Die typische Reanimationssituation beim Kind hat primär einen Atemstillstand mit sekundärer Kreislaufinsuffizienz zur Ursache (umgekehrter zeitlicher Ablauf wie beim Erwachsenen). Infolgedessen dient der erste Teil der Entscheidungs- und Handlungsabfolge (Algorithmus 71) im wesentlichen der Sicherstellung einer ausreichenden Atmung oder Beatmung und der Verhinderung akut auftretender Zwischenfälle. Wenn es in diesem Ablauf gelingt, eine ausreichende Maskenbeatmung bei weiter bestehendem gutem Kreislauf ohne Thoraxkompression zu erreichen, jedoch keine ausreichende Eigenatmung besteht, gilt der Hinweis, daß die Indikation zum Transport in die Klinik mit ausreichendem Puls und ausreichender Beatmung erfolgen soll. Ist dies nicht der Fall, wird die formale Reanimation um die Thoraxkompression erweitert, die während des restlichen schematischen Ablaufs unablässig weiterzuführen ist.

In den nächsten Algorithmen erfolgt eine Etablierung des Monitorings durch EKG, Sättigung und RR-Messung, um genauere Informationen über die adäquaten Kreislauf- und Ventilationsverhältnisse zu erhalten. Hier erfolgt auch die Entscheidung zur Intubation. Bei stabilen Verhältnissen nach Intubation erfolgt der Transport in die Klinik.

Bei weiterer instabiler Situation muß entschieden werden, ob ein vaskulärer Zugang notwendig ist, bzw. ob er aus personellen Gründen durchgeführt werden kann, bevor der Transport in die Klinik beginnt. Gleichzeitig wird anhand des EKG geprüft, ob die Kreislaufverhältnisse tatsächlich ausreichen, oder, wenn nicht, ob eine Herzrhythmusstörung besteht, die einer Therapie durch Adrenalin oder Amiodaron bedarf, bzw. ob eine normo- oder tachykarde Herzfrequenz mit nicht ausreichendem Puls vorliegt, die am ehesten einer Volumentherapie zu- gänglich ist. Wenn die Sicherstellung eines ausreichenden Rhythmus und Blutdrucks daraufhin möglich ist, erfolgt der Transport unter Beatmung in die Klinik. Gelingt dies nicht und ist keine weitere Stabilisierung zu erwarten, erfolgt der Transport unter laufender Reanimation.

Basisreanimation

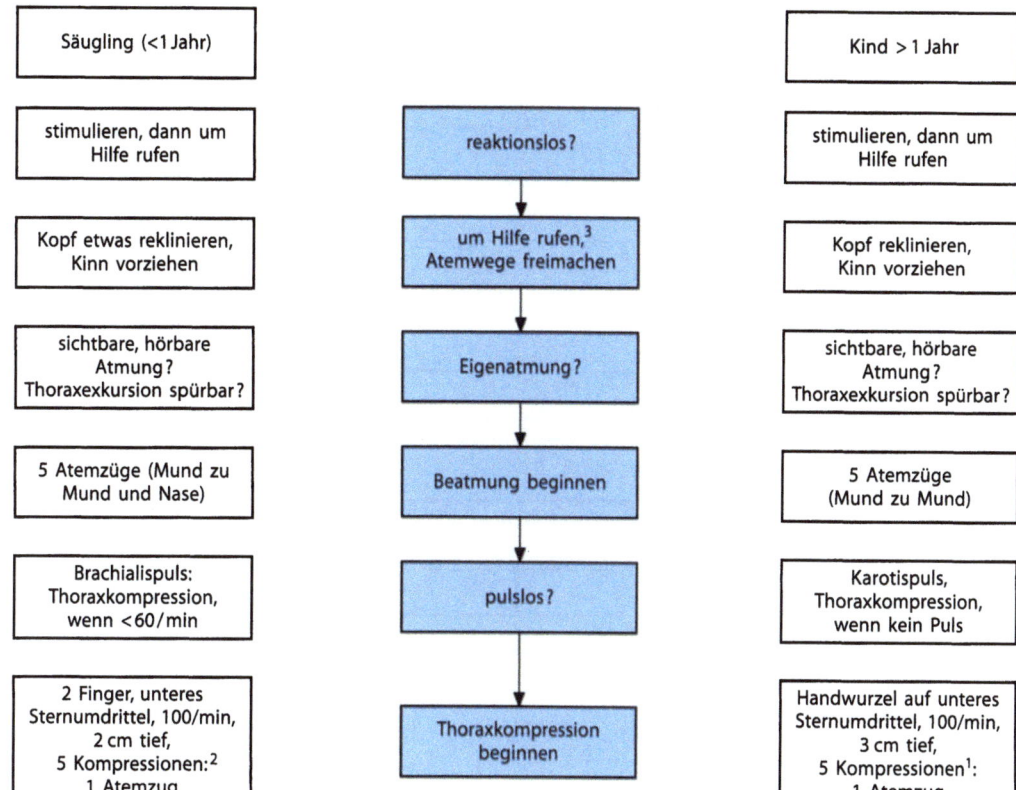

Säugling (<1 Jahr)		Kind > 1 Jahr
stimulieren, dann um Hilfe rufen	reaktionslos?	stimulieren, dann um Hilfe rufen
Kopf etwas reklinieren, Kinn vorziehen	um Hilfe rufen,[3] Atemwege freimachen	Kopf reklinieren, Kinn vorziehen
sichtbare, hörbare Atmung? Thoraxexkursion spürbar?	Eigenatmung?	sichtbare, hörbare Atmung? Thoraxexkursion spürbar?
5 Atemzüge (Mund zu Mund und Nase)	Beatmung beginnen	5 Atemzüge (Mund zu Mund)
Brachialispuls: Thoraxkompression, wenn <60/min	pulslos?	Karotispuls, Thoraxkompression, wenn kein Puls
2 Finger, unteres Sternumdrittel, 100/min, 2 cm tief, 5 Kompressionen:[2] 1 Atemzug	Thoraxkompression beginnen	Handwurzel auf unteres Sternumdrittel, 100/min, 3 cm tief, 5 Kompressionen[1]: 1 Atemzug

---

[1] Kind >8 Jahre → 15 Kompressionen : 2 Atemzüge

[2] Neugeborenes: 3 : 1

[3] Patient < 8 Jahre: Erst Beatmung, dann Hilferuf („phone fast")

Patient > 8 Jahre: Erst Hilferuf („phone first")

Erweiterte lebensrettende Sofortmaßnahmen

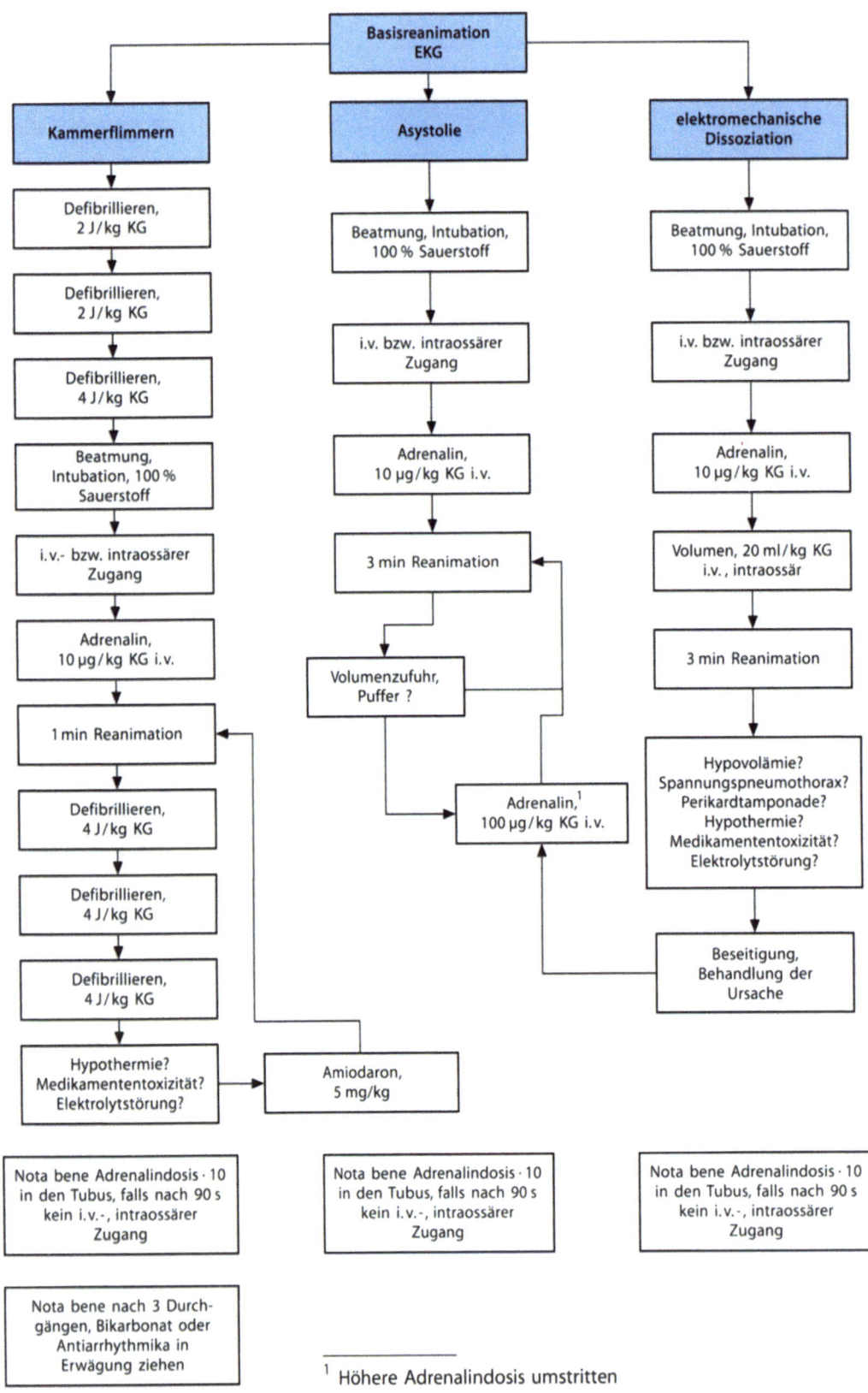

Nota bene Adrenalindosis · 10 in den Tubus, falls nach 90 s kein i.v.-, intraossärer Zugang

Nota bene nach 3 Durchgängen, Bikarbonat oder Antiarrhythmika in Erwägung ziehen

Nota bene Adrenalindosis · 10 in den Tubus, falls nach 90 s kein i.v.-, intraossärer Zugang

Nota bene Adrenalindosis · 10 in den Tubus, falls nach 90 s kein i.v.-, intraossärer Zugang

[1] Höhere Adrenalindosis umstritten

Reanimation beim Kind (Zusammenfassung)

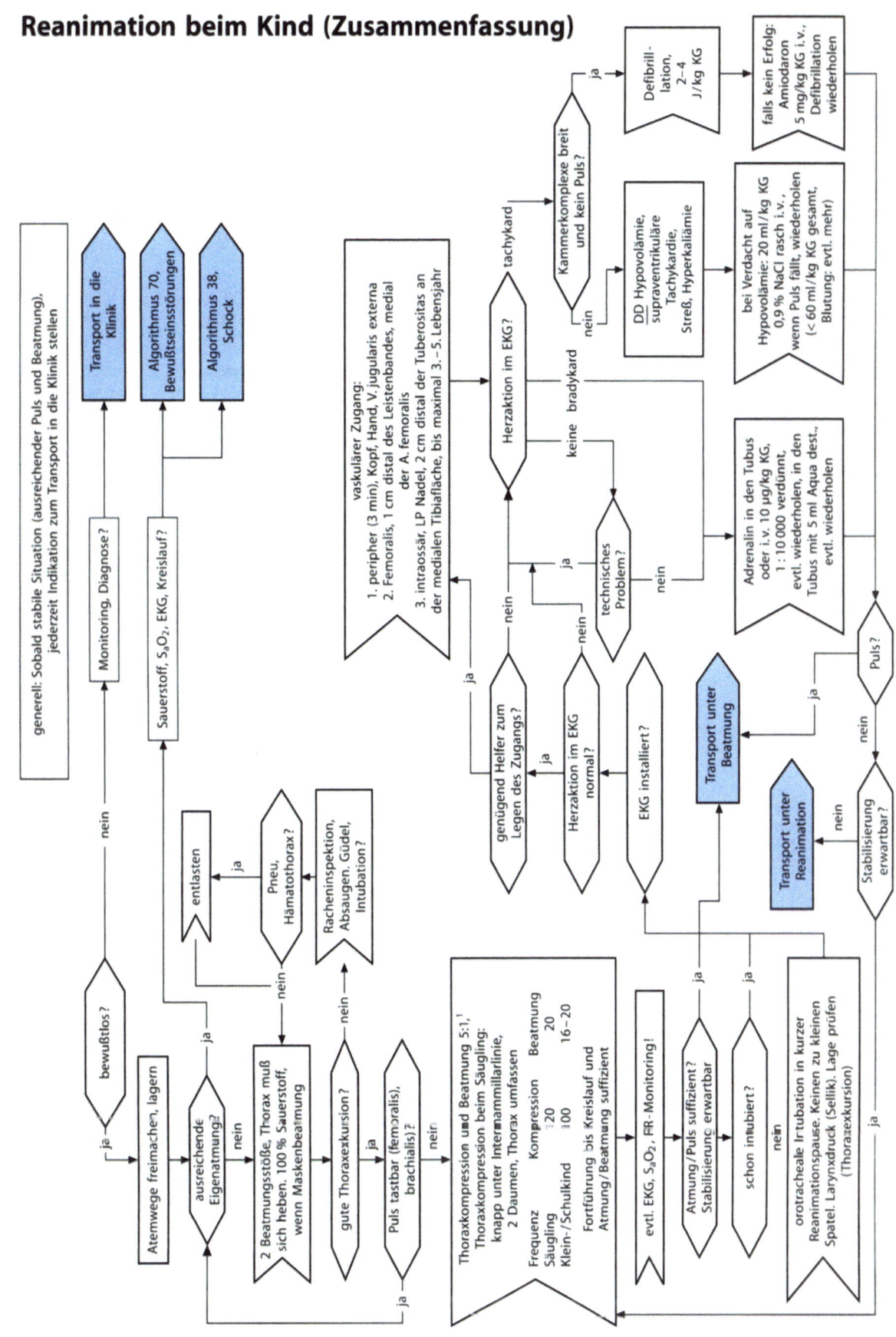

Kindliches Polytrauma

Auch hier erfolgt zuerst die Sicherstellung der ausreichenden Beatmung – evtl. mit Beseitigung von Hindernissen, wie Pneumothorax, und Indikationsstellung zur Intubation. Dann erfolgt die Klärung, ob ein Kreislaufstillstand vorliegt, und entsprechend die Einführung der Herzdruckmassage, wobei gleichzeitig hier bessonders das Vorliegen einer Hypovolämie durch Blutung erkannt und die Blutung nach Möglichkeit durch Kompression gestillt werden muß. Gleichzeitig erfolgt die Volumenrestitution, die u. U. ständig weitergeführt werden muß.

Darauf erfolgt die Klärung, ob andere Ursachen für eine Intubationsindikation vorliegen, insbesondere Bewußtseinsstörungen nach Schädel-Hirn-Trauma. Schließlich wird entschieden, ob die Transportzeit ausreichend kurz ist, um einen Transport mit dem Notarztwagen zu erlauben, oder ob der Transport per Hubschrauber erfolgen muß.

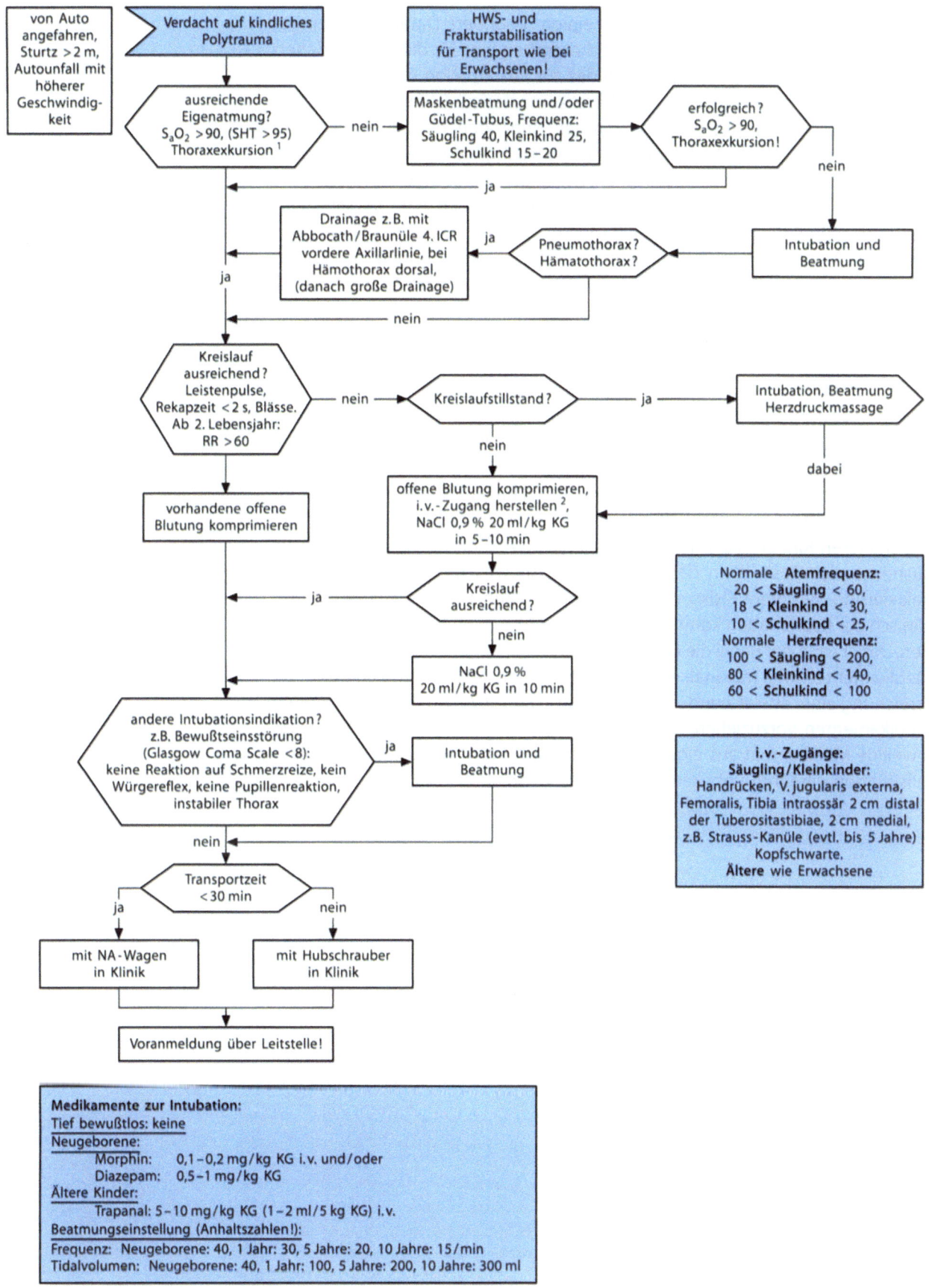

von Auto angefahren, Sturtz > 2 m, Autounfall mit höherer Geschwindigkeit

Verdacht auf kindliches Polytrauma

HWS- und Frakturstabilisation für Transport wie bei Erwachsenen!

ausreichende Eigenatmung? $S_aO_2 > 90$, (SHT > 95) Thoraxexkursion [1]

Maskenbeatmung und/oder Güdel-Tubus, Frequenz: Säugling 40, Kleinkind 25, Schulkind 15–20

erfolgreich? $S_aO_2 > 90$, Thoraxexkursion!

nein

ja

nein

Drainage z.B. mit Abbocath/Braunüle 4. ICR vordere Axillarlinie, bei Hämothorax dorsal, (danach große Drainage)

ja

Pneumothorax? Hämatothorax?

Intubation und Beatmung

ja

nein

Kreislauf ausreichend? Leistenpulse, Rekapzeit < 2 s, Blässe. Ab 2. Lebensjahr: RR > 60

nein

Kreislaufstillstand?

ja

Intubation, Beatmung Herzdruckmassage

nein

dabei

vorhandene offene Blutung komprimieren

offene Blutung komprimieren, i.v.-Zugang herstellen [2], NaCl 0,9 % 20 ml/kg KG in 5–10 min

ja

Kreislauf ausreichend?

nein

NaCl 0,9 % 20 ml/kg KG in 10 min

andere Intubationsindikation? z.B. Bewußtseinsstörung (Glasgow Coma Scale < 8): keine Reaktion auf Schmerzreize, kein Würgereflex, keine Pupillenreaktion, instabiler Thorax

ja

Intubation und Beatmung

nein

Transportzeit < 30 min

ja

nein

mit NA-Wagen in Klinik

mit Hubschrauber in Klinik

Voranmeldung über Leitstelle!

Normale Atemfrequenz:
20 < **Säugling** < 60,
18 < **Kleinkind** < 30,
10 < **Schulkind** < 25,
Normale Herzfrequenz:
100 < **Säugling** < 200,
80 < **Kleinkind** < 140,
60 < **Schulkind** < 100

i.v.-Zugänge:
Säugling/Kleinkinder:
Handrücken, V. jugularis externa, Femoralis, Tibia intraossär 2 cm distal der Tuberositastibiae, 2 cm medial, z.B. Strauss-Kanüle (evtl. bis 5 Jahre) Kopfschwarte.
Ältere wie Erwachsene

Medikamente zur Intubation:
Tief bewußtlos: keine
Neugeborene:
      Morphin: 0,1–0,2 mg/kg KG i.v. und/oder
      Diazepam: 0,5–1 mg/kg KG
Ältere Kinder:
      Trapanal: 5–10 mg/kg KG (1–2 ml/5 kg KG) i.v.
Beatmungseinstellung (Anhaltszahlen!):
Frequenz: Neugeborene: 40, 1 Jahr: 30, 5 Jahre: 20, 10 Jahre: 15/min
Tidalvolumen: Neugeborene: 40, 1 Jahr: 100, 5 Jahre: 200, 10 Jahre: 300 ml

Zusätzlich sind auf diesem Algorithmus einige besondere Datenblätter eingefügt zunächst Normalwerte für Herz- und Atemfrequenz für die verschiedenen
Altersklassen sowie eine Wiederholung des zur Reanimation üblichen Verhält-
nisses von Atmung, Beatmung und Thoraxkompression. Es folgen technische
Hinweise zur Möglichkeit von intravenösen Zugängen bei Säuglingen und
Kleinkindern. Unterhalb des Algorithmus sind noch Medikamente zur Intubation und Reanimation, einschließlich Dosisangaben, beigefügt.

Im Datenblatt „Medikamente zur Intubation" ist auch eine initiale Beatmungseinstellung vorgeschlagen. Hier müssen natürlich je nach Vorliegen von
zusätzlichen Beatmungsschwierigkeiten erhebliche Änderungen vorgenommen werden. Richtschnur bleibt, daß eine in der Regel für das Alter normofre-
quente oder etwas darüberliegende Atemfrequenz gewählt wird und daß die
Thoraxexkursion gut sichtbar sein muß. Die dazu notwendigen Beatmungsdrük-
ke können je nach vorliegendem Grundproblem zwischen 15 cm H_2O und 50
cm H_2O variieren. Hebt sich der Thorax zu gering, muß u.U. der Beatmungsdruck
erhöht oder die Tubuslage überprüft werden. Absaugen und Spülen des Tubus
kann ebenfalls entscheidend sein. Bei der Wahl der Medikamente zur Intubation
ist zu beachten, daß eine zu niedrige Dosierung u. U. für den Patienten kom-
plikationsreicher sein kann als eine ausreichend hohe, weil die erschwerte Intubation zur Hypoxie führen kann.

Bei älteren Kindern kann man Trapanal nach Wirkung titriert i. v. geben. Bei
ausreichender Dosis ist in der Regel die Glottis weit offen, so daß auf eine
Relaxierung mit ihrem Risiko verzichtet werden kann. Fast alle Kinder, die präklinisch zur Reanimation kommen, leiden nicht primär an einem Myokardscha-
den. Daher ist in der Regel die Gabe eines kurzzeitig negativ–inotrop wirkenden
Medikamentes, wie Trapanal, nicht bedenklich und wegen der Sicherheit der
Erreichung einer ausreichenden Narkosetiefe in kurzer Zeit in der Regel anderen
Medikamenten vorzuziehen. Entscheidend ist jedoch, daß der Anwender das
jeweilige Medikament aus eigener Erfahrung gut kennt und nicht in der Notfallsituation eine ihm unbekannte Substanz verwendet.

Pädiatrische Notaufnahme

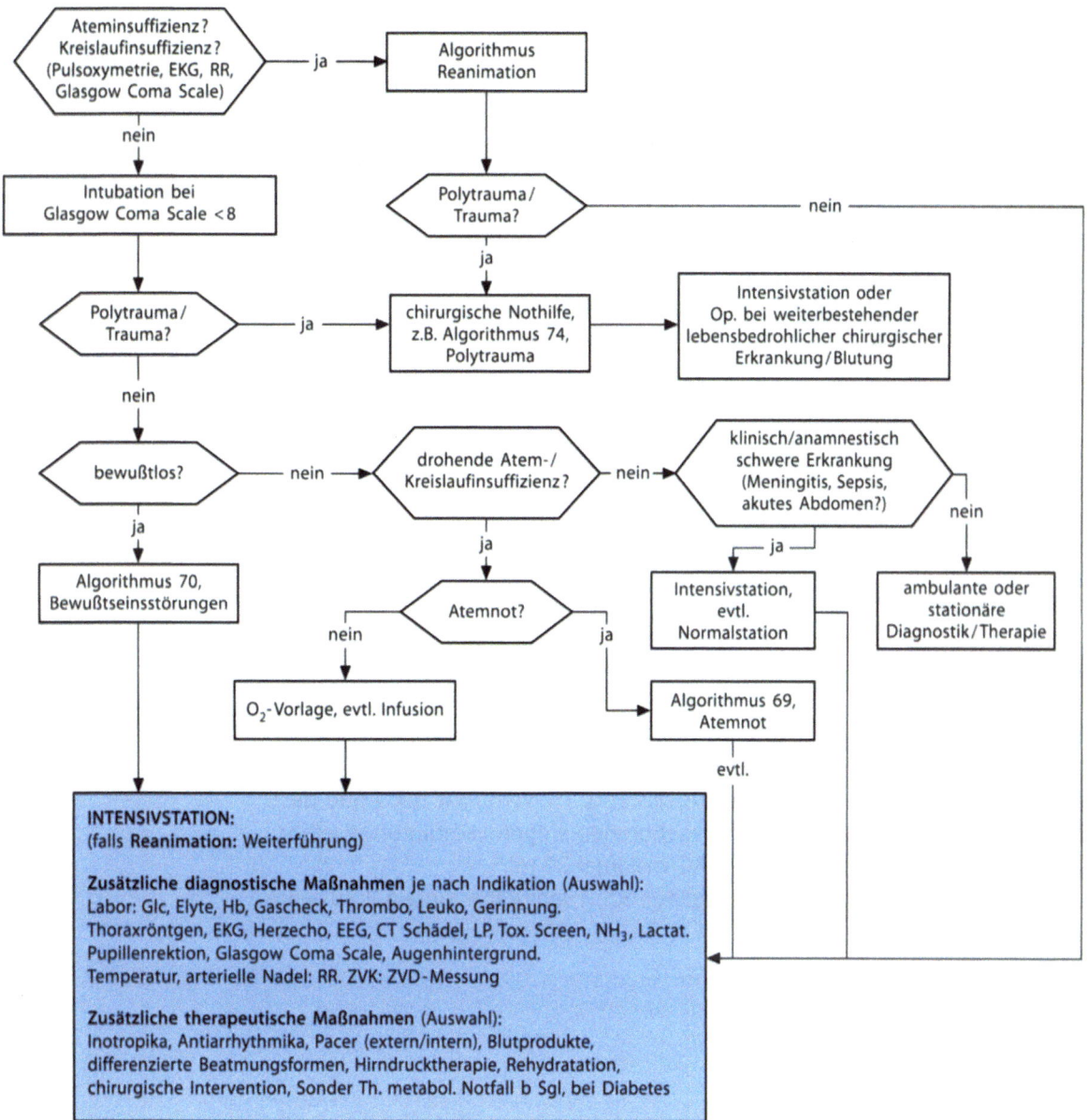

Anhang: Zusatzdaten für Kinder

Rsyst., Untergrenze

1. Monat	60 mm Hg,
1–12 Monate:	70 mm Hg,
älter:	70 + 2mal Alter in Jahren,

machmal schwer zu messen!
Rekap.-Zeit, Pulsfüllung peripherer/zentral,
Hauttemperatur peripherer/Stamm beachten!

	Tubusgröße: (mm ID)	Länge (Zahnreihe)
Neugeborene	3,0	10
Säuglinge	3,5	11
1 Jahr	4,0	12
4 Jahre	5,0	14
7 Jahre	6,0	15
12 Jahre	7,0	18

Medikamente

Adrenalin 1: 10000 0,1ml/kg KG i.v. (1 ml/kg in den Tubus), evtl. bis zu 1 ml/kg KG/Dosis i.v., wenn kein Effekt.
Atropin: 0,02 mg/kg KG/Dosis.
Volumen: 10 ml/kg KG 0,9 % NaCl in 5-10 min i.v., intraossär.
Defibrillation atrial: (0,5)-1 (-5) J/kg KG; ventrikulär: 2 (-5) J/kg KG.
NaHCO$_3$ evtl. 1 ml/kg/10 min Kreislaufstillstand, 1:1 verdünnt mit Aqua dest. Oder Glukose 5% i.v. Vorsicht bei Neugeborenen wegen Hirnblutungsgefahr.
Kalziumglukonat 10% evtl. 0,5 ml/kg KG maximal 20 ml.
Tubus (mmID): Neugeborene 3,0; Säuglinge 3,5; 1 Jahr 4,0; 4 Jahre 5,0; 10 Jahre 6,5.
Amiodaron: 5 mg/kg.

Kapitel 14

Großschadensereignisse im präklinischen Bereich

D. STRATMANN

Hinweise

Gerade bei der notfallmedizinischen Bewältigung eines größeren Schadensereignisses mit mehreren Verletzten und/oder akut Erkrankten muß der Verfahrensgrundsatz „Erst die gesamte Situation beurteilen, dann gezielt handeln" besonders gelten, um nicht Patienten im Hinblick auf eine zeit- und sachgerechte Versorgung zu benachteiligen, die „übersehen" oder in ihrer Gefährdung falsch eingeschätzt wurden.

Schließlich muß die zunächst nur begrenzte Behandlungs-/Transportkapazität des Rettungsdienstes so ver- oder aufgeteilt werden, daß sie möglichst rasch und adäquat für mehrere Patienten genutzt und nicht nur auf einzelne – wie bei der notärztlichen Individualversorgung – konzentriert wird.

Das vorliegende Schema ist als Hilfestellung für den ersteintreffenden Notarzt konzipiert. Auch wenn es in seiner Grundkonzeption der Aufgabenstellung des „Leitenden Notarztes" (Lagebeurteilung und Lagebewältigung) gleicht, sind dessen erweiterte und spezielle sowie insbesondere koordinierende Aufgaben und Überlegungen hier nicht berücksichtigt. Eine rechtzeitige Anforderung des LNA durch den Notarzt ist daher besonders zu berücksichtigen, spätestens, wenn bei der ersten Übersicht des Schadensereignisses eine Diskrepanz zwischen vorhandenen und erforderlichen rettungsdienstlichen Kapazitäten und/oder eine Koordination der notfallmedizinischen Maßnahmen erforderlich ist.

Die Algorithmen zum Ablauf der medizinischen Versorgung müssen zwar einem starren Grundschema folgen, die einzelnen Bereiche können jedoch bei einem größeren Schadensereignis je nach Umfang, Art und vorhandenen Kapazitäten zeitlich und inhaltlich erheblich variieren.

Beurteilung der Schadenslage

Nach Feststellung der Schadensart sind mögliche Gefährdungen für Betroffene wie für das rettungsdienstliche Personal auszuschließen [Rücksprache Einsatzleitung (Feuerwehr)], die eine weitere medizinische Beurteilung erheblich erschweren und eine Behandlung nur außerhalb des Gefährdungsbereiches ermöglichen werden.

Zur Beurteilung der Schadenslage gehört auch die Berücksichtigung einer möglichen Schadensausbreitung (Feuer, Explosion, Einsturz etc.) und evtl. Zusatzgefährdungen (z.B. gefährliche Stoffe und Güter). Bei unübersichtlichem/größerem Schadensgebiet ist zu überlegen, ob Abschnitte gebildet werden können und dann die Beurteilung mit einem anderen Notarzt geteilt wird.

Beurteilung der Verletzten/Erkrankten

Das Grundprinzip der Sichtung muß sein, so schnell wie möglich (zunächst nur Kontrolle der Vitalfunktionen) einen Überblick über alle Betroffenen zu erhalten und besondere Verletzungen/Erkrankungen zu registrieren (z. B. Polytrauma, SHT, Rauchgasinhalation).

Bei Störung der Vitalfunktionen sollten zunächst Rettungsassistenten/-sanitäter lebensrettende Sofortmaßnahmen durchführen und der Notarzt selbst erst dann tätig werden, wenn er sicher sein kann, daß seine Maßnahmen dem/den meistgefährdeten Patienten zugute kommen.

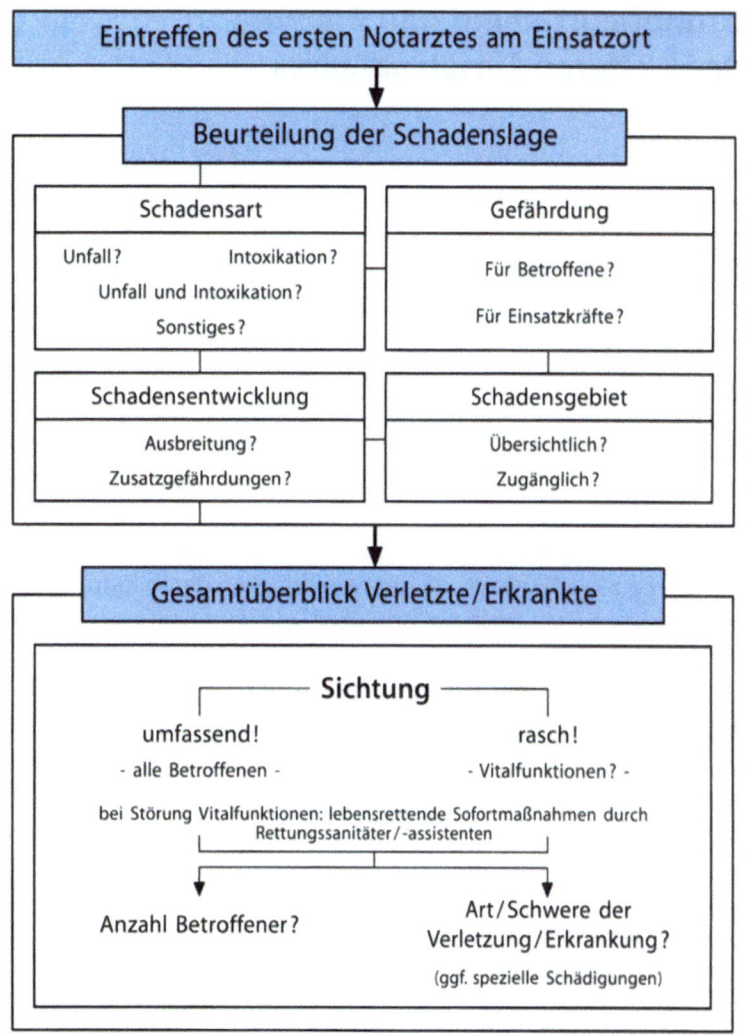

Grundbeurteilung und Planung des weiteren Einsatzablaufes

Im Hinblick auf das Sichtungsergebnis ist zu beurteilen, ob die vorhandenen rettungsdienstlichen Kapazitäten für eine Versorgung (inklusive des Transportes in geeignete Kliniken) ausreichen.

Das Sichtungsergebnis muß knapp zusammengefaßt (Anzahl, Schweregrad der Verletzungen/Erkrankungen) der Leitstelle für den Rettungsdienst ebenso mitgeteilt werden wie die erforderlich erscheinenden zusätzlichen Rettungsmittel; hierzu gehört spätestens jetzt auch das Alarmieren des LNA.

Nach abgeschlossener erster Beurteilung der Schadens- und Versorgungslage und Weitergabe an die Leitstelle ist festzulegen, wer vom vorhandenen rettungsdienstlichen Personal wo mit wem und welchem Material tätig werden soll.

Befinden sich Patienten in einer Zwangslage (eingeklemmte Personen) ist mit der Feuerwehr abzusprechen, wie dringlich deren Rettung ist und, bei mehreren, wessen Rettung in Abhängigkeit von Verletzungsart und möglichem Verlauf zuerst erfolgen sollte.

Bei der Festlegung des Versorgungsziels muß berücksichtigt werden, daß die damit vorgegebene Reihenfolge dem Gefährdungsgrad und der Behandlungsdringlichkeit der Betroffenen entspricht (Prioritäten) und die medizinischen Maßnahmen zunächst weder zu zeitaufwendig sind noch möglicherweise vorhersehbar ineffektiv sein könnten. Letzteres ist insbesondere im Hinblick auf aufwendige, aber frustrane Reanimationsversuche bei Schwerstverletzten zu beachten. Denn die erste Versorgungsphase beim Großunfall wird immer von einem Mangel an adäquaten Behandlungskapazitäten für die Betroffenen gekennzeichnet sein. Daher kann nur ein effektiver Einsatz der geringen Kapazitäten möglichst vielen Betroffenen das Überleben sichern.

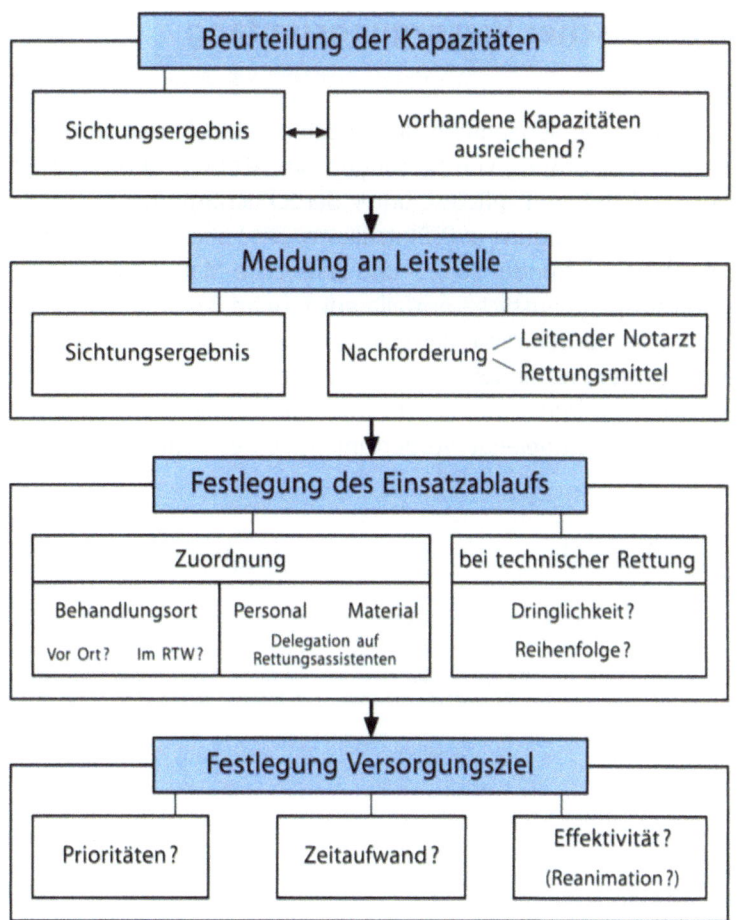

Medizinischer Versorgungsumfang

Die individuelle Behandlung des einzelnen Betroffenen wird sich zunächst auf eine Basisversorgung von Störungen der Atmung und des Herz-Kreislauf-Systems beschränken müssen, unter Berücksichtigung der möglicherweise ursächlichen Schädigung (z. B. Blutstillung). Dies bedeutet eine „Renaissance" einfacher lebensrettender Sofort- und Erste-Hilfe-Maßnahmen, ergänzt durch einfache rettungsdienstliche-notfallmedizinische Basismaßnahmen.

Erst wenn durch diese Basistherapie bei allen Betroffenen vitale Störungen beseitigt oder verhindert werden konnen, sollten zeit-, material- und peronalintensive erweiterte notärztlliche Therapiemaßnahmen – wie in der Individualversorgung – eingeleitet werden, inklusive des dann erweiterten Monitorings.

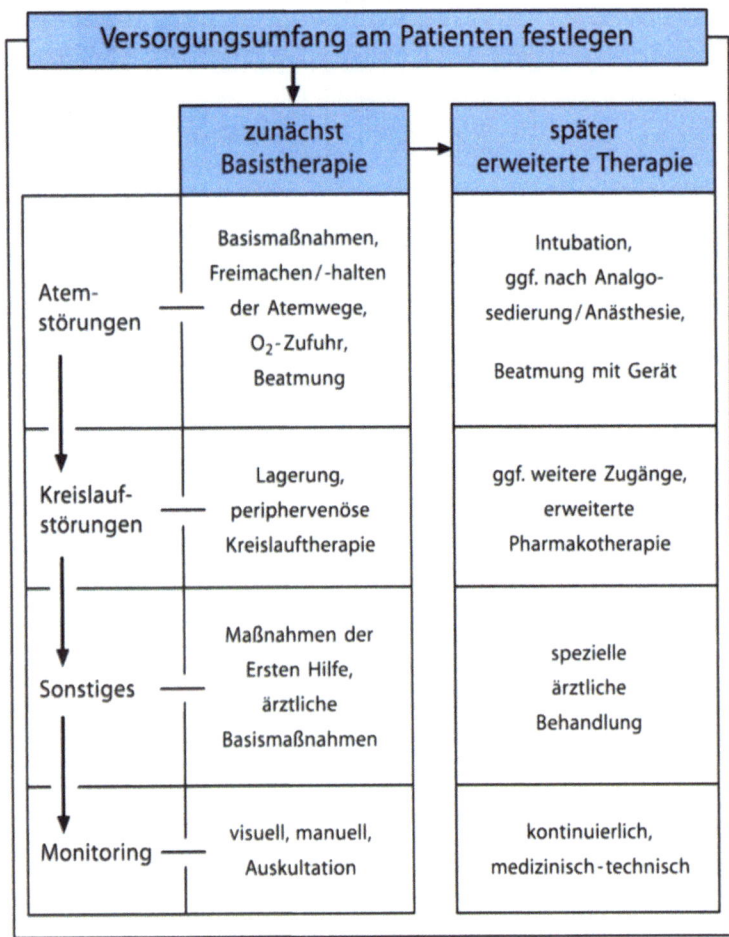

Transportorganisation

Von herausragender Bedeutung bei der Transportorganisation ist, daß Patienten, die vital bedrohliche Verletzungen erlitten haben, die nur in der Klinik therapiert werden können, dieser auch rasch zugeführt werden. Das klassische Beispiel ist die – intraabdominelle – unstillbare Blutung. Diese Patienten müssen – nach Einleitung einer Schocktherapie – schnell dem nächstgelegenen geeigneten Krankenhaus zugeführt werden (ggf. mit KTW, um qualifizierte Rettungsmittel am Einsatzort weiter nutzen zu können).

Für nahezu alle anderen Patienten muß die Transportorganisation gezielt nach Gefährdungsgrad und Behandlungsdringlichkeit – unter Berücksichtigung besonderer Therapiekapazitäten in speziellen Kliniken – erfolgen.

Zu vermeiden ist eine Überlastung der nächstgelegenen Klinik(en), auch durch zu viele Leichtverletzte. Eine großzügige Dislozierung sollte auch unter dem Aspekt erfolgen, das „freie Betten" nicht automatisch auch adäquate – operative/intensivmedizinische – Versorgungskapazitäten beinhalten.

Bei geeigneten Flug- und Landebedingungen müssen insbesondere – neben der Mithilfe bei der notärztlichen Erstversorgung bereits zu einem früheren Zeitpunkt – die Möglichkeiten der Luftrettungsmittel sowohl für eine Dislozierung als auch für Transporte zu besonderen Behandlungseinrichtungen genutzt werden, um die sonst häufig kurz nach Bewältigung der Versorgung am Einsatzort auftretenden „dringlichen Sekundärtransporte" aus naheliegenden Krankenhäusern schon primär zu verhindern.

Die Besetzung aller Rettungsmittel der Notfallversorgung mit Notärzten wird kaum möglich sein. Bei gleichem Zielkrankenhaus kann dann u. U. ein Notarzt meherer gemeinsam abfahrende Rettungsmittel begleiten..

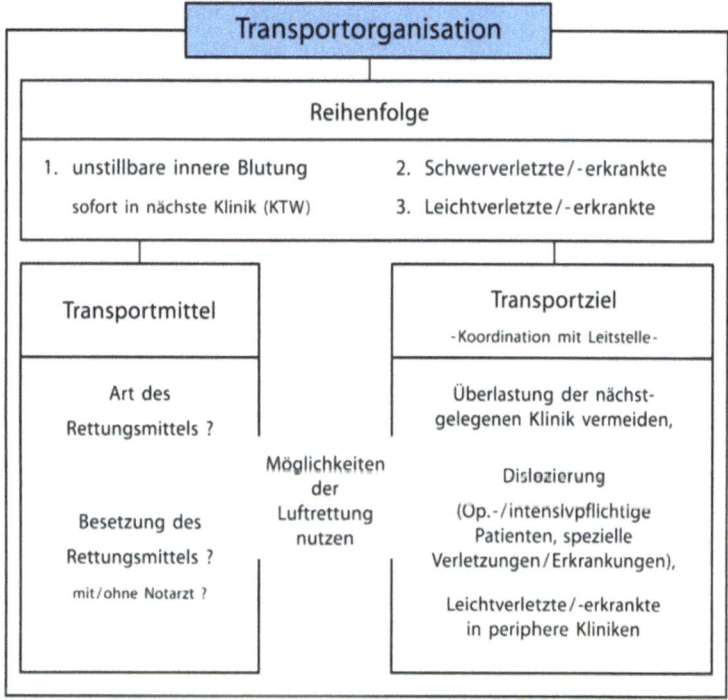

Einsatzüberprüfung

Um bei der Vielzahl der dargestellten Aufgaben bei Großschadenereignissen, die immer zunächst unter Zeitdruck erledigt werden müssen, wesentliche Kriterien zu berücksichtigen, werden in der Checkliste 9 solche Aufgabenprobleme aufgelistet, deren wiederholte Überprüfung für die notfallmedizinische Versorgung insgesamt von Bedeutung sind.

So ist z. B. bei der Sichtung zu berücksichtigen, daß es sich bei der erstmaligen Feststellung von Gefährdungen immer nur um eine vorläufige Beurteilung handelt, deren Dynamik für einzelne Betroffene nicht vorhersehbar ist. Wurden Prioritäten falsch gesetzt, sind die erforderlichen Reserven dann nicht mehr verfügbar, wenn die erste Versorgung anderer zeitlich wie vom Umfang her zu aufwendig geplant wurde. Gerade die Überlastung des nächstgelegenen Krankenhauses kann nur dann vermieden werden, wenn Transportmittel, insbesondere mit mehreren Leichtverletzten, nicht unkoordiniert und frühzeitig eben die nächstgelegene Klinik anfahren.

Eine effektive und umfassende notfallmedizinische Versorgung bei Großschadensereignissen setzt immer voraus, daß die Kommunikation und Koordination mit den anderen am Einsatzort tätigen Diensten und der für den Rettungsdienst zuständigen Leitstelle (Transportorganisation) gewährleistet sind.

Sichtung	Umfassend?	Keinen Patienten „übersehen"
		Gesamtüberblick erhalten?
	Rasch?	Nur vitale Funktionen?
	Dynamik?	Sichtungsergebnis kontrolliert?
Versorgung	Prioritäten?	Korrekt gesetzt?
	Aufwand?	Zeitlich (medizinisch-technisch) adäquat?
		Ausreichend für alle Betroffenen?
Transport	Mittel	Voreiligen Abtransport verhindert?
	Ziel	Überlastung vermieden?
Koordination	Vor Ort	Absprachen mit dem Rettungsdienst?
		Kommunikation mit der Einsatzleitung?
	Leitstelle	Rechtzeitige Meldung(en)
		und Nachforderung(en)?
		Koordination der Transportziel(e)?

Zusammenfassung

Auch wenn Algorithmen und Checklisten eine Vielzahl von Aufgabenbereichen für den (ersteintreffenden) Notarzt zusammenfassen, ist die Einhaltung der Reihenfolge und des Umfangs gerade beim Großschadensfall von besonderer Bedeutung, da ein „Übersehen" für Betroffene u. U. letale Folgen haben kann.

Je nach Schadensart und -umfang können in der Praxis jedoch viele Beurteilungs- und Aufgabenbereiche rasch erledigt werden, so daß der Notarzt sich seiner primären Aufgabe, der notfallmedizinischen Versorgung, widmen kann.

Bei der im Hinblick auf die tatsächlich vorhandenen Kapazitäten individuell in jedem Rettungsdienstbereich sehr unterschiedliche Schwelle zum Großschadensereignis sollte der Notarzt frühzeitig den Einsatz des Leitenden Notarztes, der speziell für diese Aufgabe fortgebildet und institutionalisiert wurde, veranlassen, wenn dies noch nicht durch die Leitstelle geschehen ist.

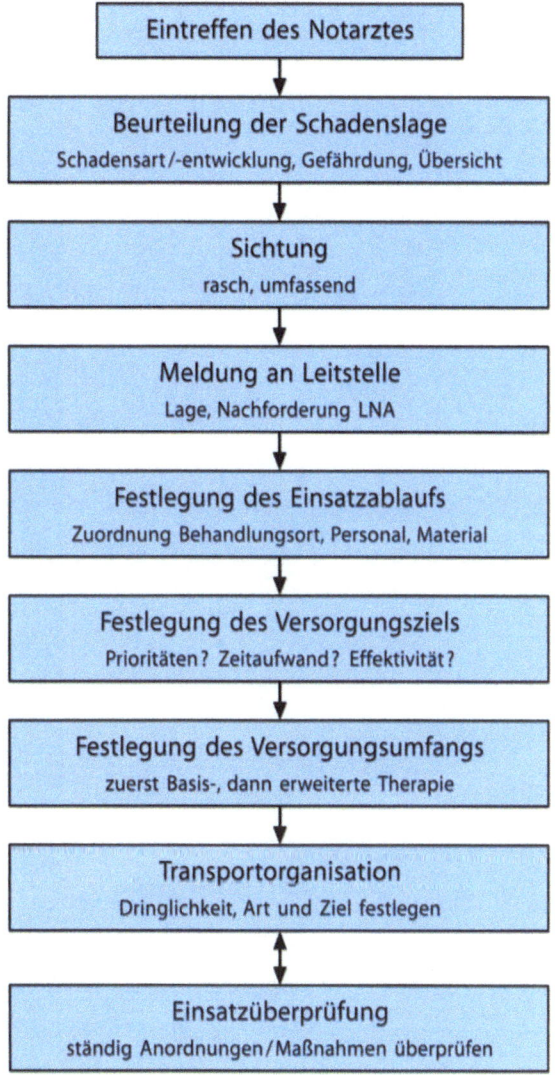

Kapitel 15

Großschadensereignisse im klinischen Bereich

A. Thierbach und M. Lipp

Aufstellung eines Alarmplans

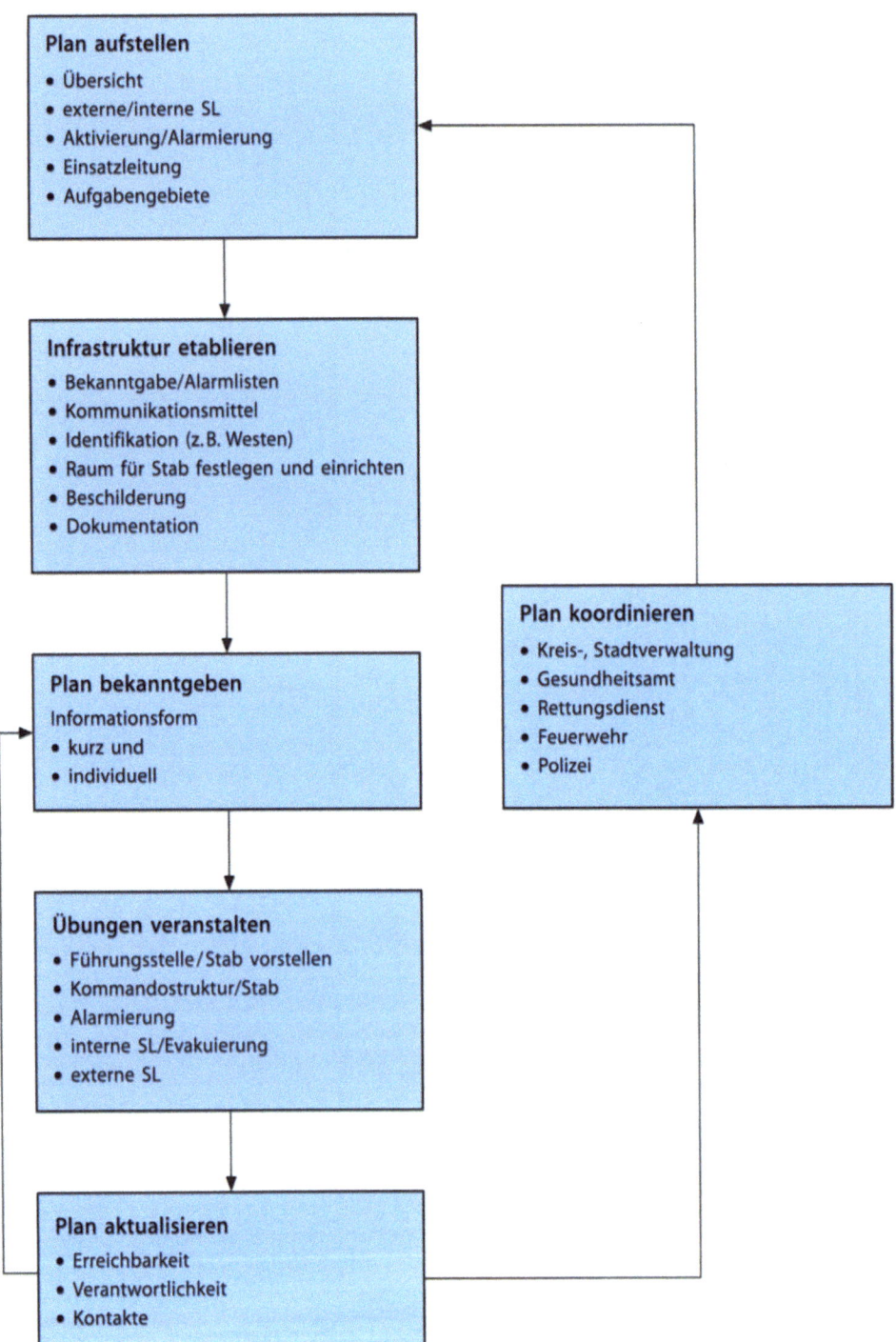

Plan aufstellen
- Übersicht
- externe/interne SL
- Aktivierung/Alarmierung
- Einsatzleitung
- Aufgabengebiete

Infrastruktur etablieren
- Bekanntgabe/Alarmlisten
- Kommunikationsmittel
- Identifikation (z.B. Westen)
- Raum für Stab festlegen und einrichten
- Beschilderung
- Dokumentation

Plan bekanntgeben
Informationsform
- kurz und
- individuell

Plan koordinieren
- Kreis-, Stadtverwaltung
- Gesundheitsamt
- Rettungsdienst
- Feuerwehr
- Polizei

Übungen veranstalten
- Führungsstelle/Stab vorstellen
- Kommandostruktur/Stab
- Alarmierung
- interne SL/Evakuierung
- externe SL

Plan aktualisieren
- Erreichbarkeit
- Verantwortlichkeit
- Kontakte

Struktur eines Alarmplanes

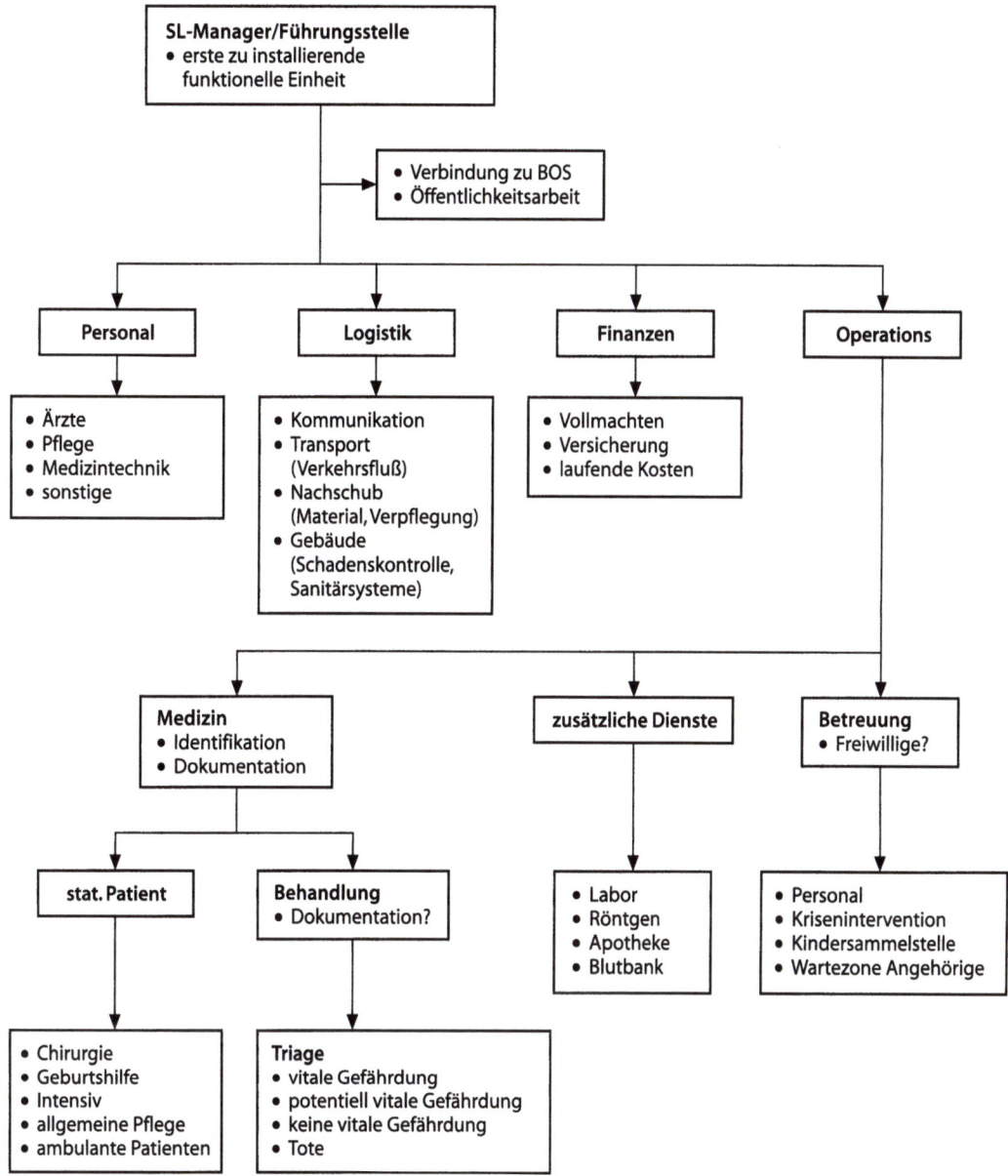

BOS Behörden und Organisationen mit Sicherheitsaufgaben

Abläufe nach Alarm

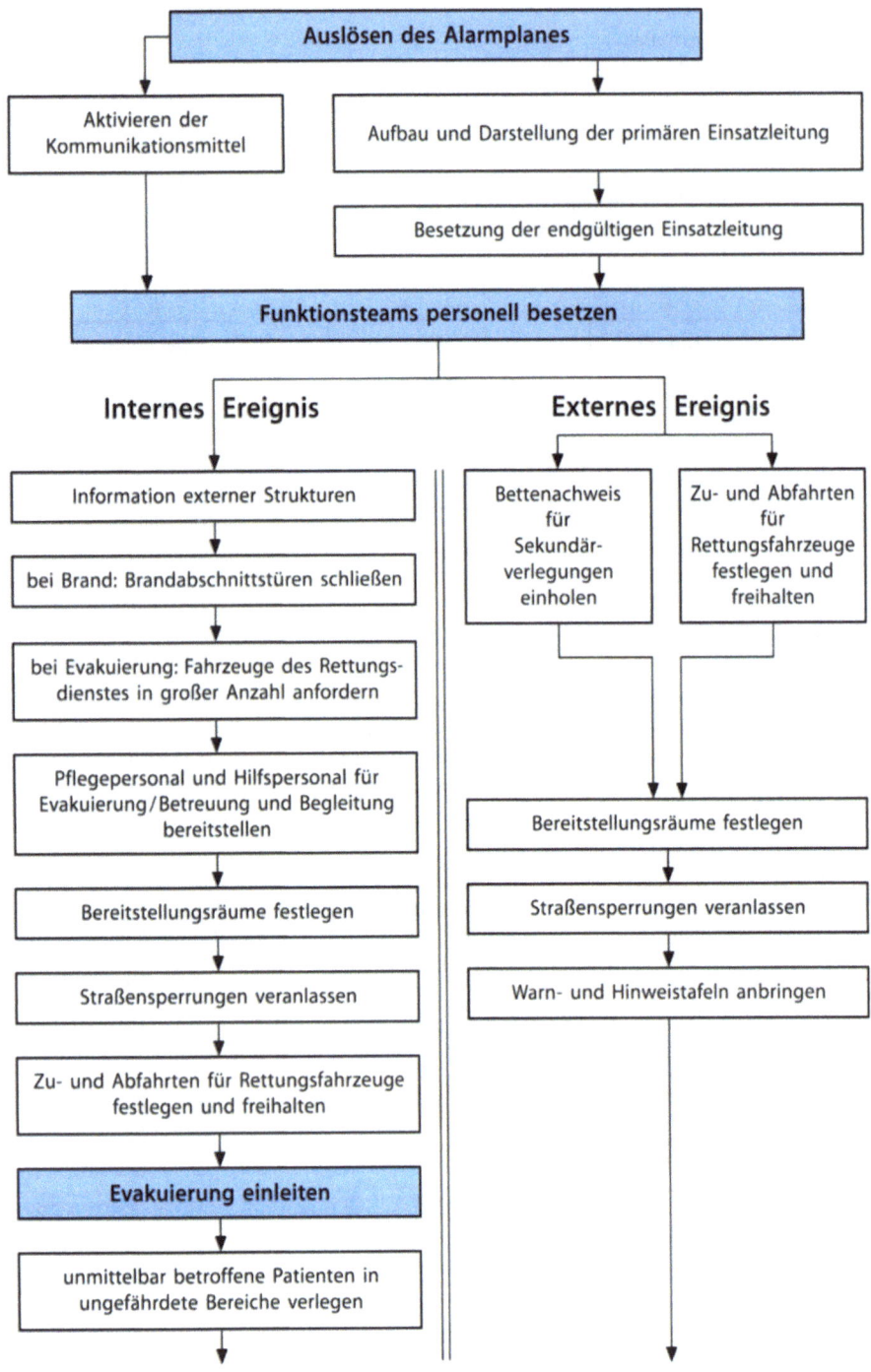

Algorithmus 82 (*Fortsetzung*)

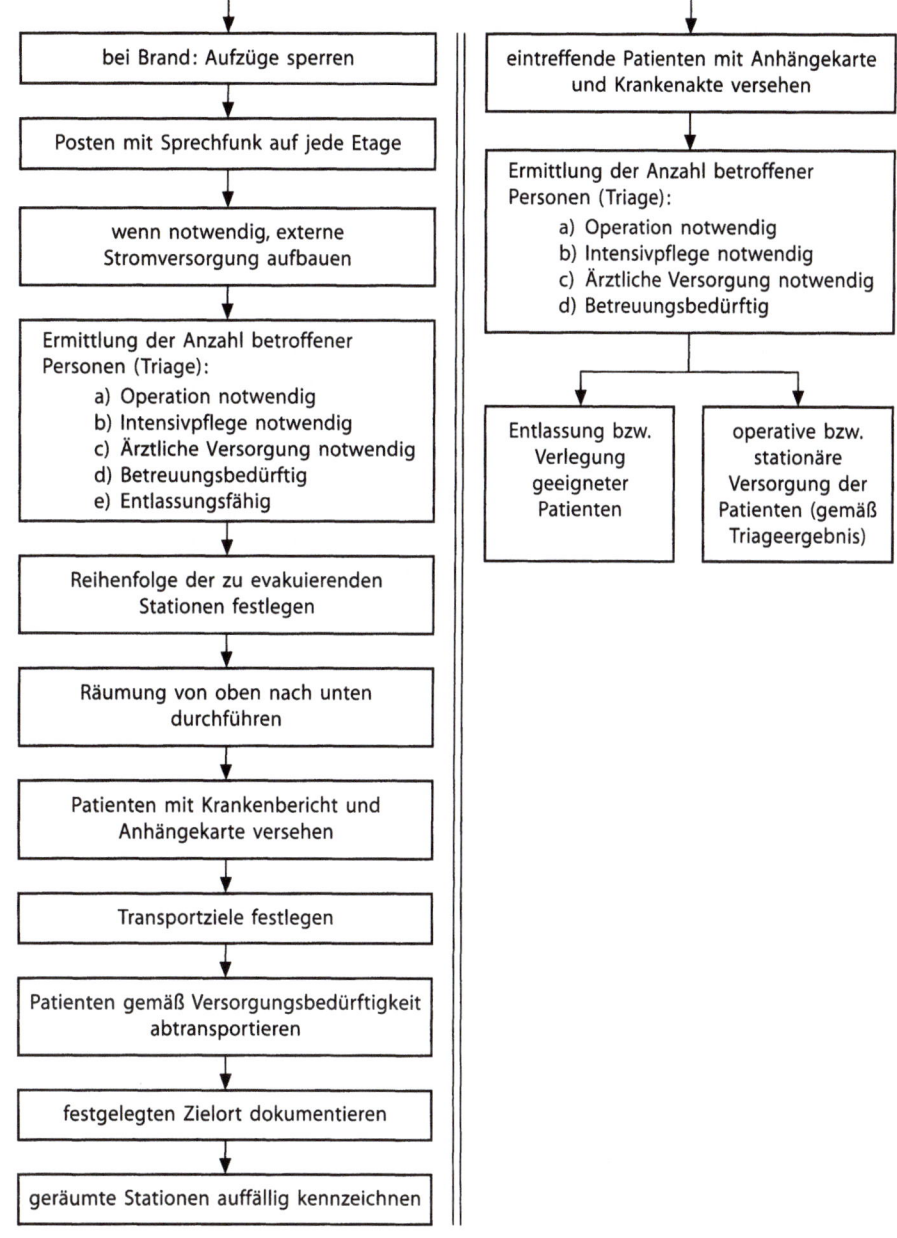

Literatur

1. Aghababian R, Lewis CP, Gans L, Curley FJ (1994) Disasters within hospitals. Ann Emerg Med 23: 771–777

2. Auf der Heide E (1996) Disaster planning. Part II: Disaster problems, issues, and challenges identified in the research literature. Emerg Med Clin North Am 14: 453–474

3. Christen H, Maniscalco PM (1988) Response agency management systems. In: Christen H, Maniscalco PM (eds) The EMS Incident Management System. Prentice Hall, Upper Saddle River, New Jersey, 116–131.

4. Kirk MA, Cisek J, Rose SR (1994) Emergency department response to hazardous material incidents. Emerg Med Clin North Am 12: 461–481

5. Levitin HW, Siegelson HJ (1996) Hazardous materials. Disaster medical planning and response. Emerg Med Clin North Am 14: 327–348

6. Lewis CP, Aghababian RV (1996) Disaster planning, Part I. Overview of hospital and emergency department planning for internal and external disasters. Emerg Med Clin North Am 14: 439–452

7. Londorf D (1995) Hospital Application of the Incident Management System. Prehosp Disaster Med 10: 184–188

8. Noji, EK (1992) Disaster planning and operations in the emergency department. In: Schwartz GR, Cayen CG, Mangelsen MA, Mayer TA, Hanke BK (eds) Emergency Medical Services (EMS) System. Lea & Febiger, Philadelphia London, 3170–3188.

9. Sheehy SB, Burkle FMJr, Kinney ML (1993) The personalized disaster plan narrative: an effective teaching tool for hospitals. J Emerg Nurs. 19: 254–257

Sachverzeichnis

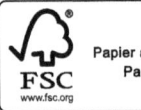

MIX
Papier aus verantwortungsvollen Quellen
Paper from responsible sources
FSC® C105338

If you have any concerns about our products,
you can contact us on
ProductSafety@springernature.com

In case Publisher is established outside the EU,
the EU authorized representative is:
Springer Nature Customer Service Center GmbH
Europaplatz 3, 69115 Heidelberg, Germany

Printed by Libri Plureos GmbH
in Hamburg, Germany